心理治疗经典与前沿译丛

Treating the Adolescent in Family Therapy:
A Developmental and Narrative Approach

青少年家庭治疗

发展与叙事的方法

作者：[美]安妮·费舍尔
译者：姚玉红 魏珊丽
译校：刘翠莲
译审：赖杞丰

华东师范大学出版社
·上海·

Treating the Adolescent in Family Therapy: A Developmental and Narrative Approach
By Anne K. Fishel
Simplified Chinese translation copyright © 2017
by East China Normal University Press Ltd.
Published by arrangement with Rowman & Littlefield Publishing Group through Chinese Connection Agency, a division of The Yao Enterprises, LLC
ALL RIGHTS RESERVED.

上海市版权局著作权合同登记　图字:09 - 2015 - 149 号

"心之源"丛书编委会

顾问：[美国]哈琳·安德森(Harlene Anderson)
　　　[中国香港]李维榕
主任：赵旭东　陈向一

编委：[中国台湾]吴熙琄　[中国台湾]王浩威
　　　[美国]约翰·K·米勒(John K. Miller)
　　　孟　馥　王　焰　张俊玲　龚海燕
　　　刘翠莲　姚玉红　刘　亮　鲍立铣

心理治疗经典与前沿译丛

主编　陈向一

本书作者及译校者介绍

作者

安妮·费舍尔（Anne K. Fishel）博士，哈佛大学医学院副教授，麻省总医院（Massachusetts General Hospital，简称 MGH）家庭与婚姻治疗项目主任。她多年来致力于临床，与夫妻和家庭的广范议题工作：电子科技对家庭的影响、家庭晚餐、医学疾病、婚姻冲突、初为父母、不孕不育和其他正常家庭发展过程中的各种主题，具体工作包括咨询、演讲和著书。她的社会兼职包括：美国家庭治疗学术委员会科技与家庭治疗委员会主席，"家庭晚餐项目"（一个帮助家庭借晚餐来开展有意义的谈话的网站）的主要发起人及顾问，《哈佛精神卫生通讯》的编委。

译者

姚玉红博士，同济大学副教授，哈佛大学医学院及麻省总医院（MGH）研究员（2014.7—2015.2），上海高校心理咨询协会理事，中国心理卫生协会心理咨询与治疗专业委员会委员暨家庭治疗学组上海区域组长，博士研究方向为家庭治疗，接受过结构班、系统式、策略式以及萨提亚模式系统的家庭治疗系统培训，曾赴美国布朗大学进修家庭治疗。长期接受孟馥和盛晓春老师的家庭治疗督导；先后多次担任中德家庭治疗班、策略家庭治疗班、萨提亚课程的专业翻译和助教。现为中德家庭治疗连续培训项目中方教员。

魏珊丽，英语本科专业，同济大学职业技术教育学院心理健康与心理咨询专业方向硕士研究生，已通过英语专业八级（良好），高级口译笔试。

译审者

赖杞丰
台湾心理治疗学会国际组副秘书长
北京心理卫生协会理事/专家委员
上海高校心理咨询协会萨提亚模式研究与发展中心临床督导
台湾华人心理治疗研究发展基金会顾问

心灵工坊文化事业股份有限公司董事/咨询顾问

译校者

刘翠莲

华东师范大学心理与认知科学学院临床心理学博士生,同济大学心理健康教育与咨询中心副主任,华东师大出版社"心之源"丛书特约编辑,主持上海同馨济慈健康咨询中心,完成结构式、系统式、萨提亚模式等家庭治疗专业项目的连续培训,多年持续接受孟馥、李维榕、玛瑞亚·葛茉莉、约翰·贝曼等的督导训练,担任孟馥家庭治疗督导班及玛瑞亚家庭治疗基础课教员;接受依恋理论与心理病理、成人依恋评估及儿童关爱指数项目的连续培训。曾赴台湾彰化师范大学辅导与咨商学系、婚姻与家庭研究所访问学习。

致我的父亲、母亲
詹姆斯·费舍尔　伊迪丝·费舍尔

目录

"心之源"丛书总序
"心理治疗经典与前沿译丛"序
推荐序 1
推荐序 2　青少年家庭治疗师的整合和创造：扎实和令人兴奋的对话
本书中文版序
前言：我怎么开始写作这本书的
致谢
本书简介

第一部分　与青少年工作的家庭治疗概览：一例个案的七种治疗方法
第一章　精神动力、体验式、行为取向、结构式及策略派五种取向 / 3
第二章　系统式和叙事性方法 / 21

第二部分　临床治疗的实践
第三章　如何开启治疗工作 / 37
第四章　家庭治疗的中间阶段：对青少年及其父母进行心理干预 / 58
第五章　长程心理治疗及咨询中的心理干预 / 77

第三部分　发展性的变化
第六章　永远的青少年：困在青春期的家庭，或"我们是不想长大的一家人" / 91
第七章　缺席的青少年：如何在青少年缺席时进行婚姻治疗 / 107

第四部分　专业人士的生活故事
第八章　理解与青少年及其家庭工作的治疗师们的故事 / 127
第九章　有关青春期的文化和科学故事 / 143

附录　为致力于服务青少年及其家庭的治疗师准备的问题 / 160
参考文献 / 161

「心之源」丛书总序
赵旭东

一个学科的发展,不仅需要概论性及技术性的书,更需要梳理这个学科的里程碑式的奠基之作,以及介绍当今最新发展的重要著作。心理治疗在当今世界的发展,早已超越经典的各门各派的独立发展,而趋于后现代与本土的整合,在技术上百花齐放的同时,具有越来越多理论的共识。在这样的背景下,发挥华东师范大学出版社在教育心理出版方面的深远影响,以经典和专业为宗旨,带着研究开发的心态,认真整理,出经典,出精品;专业著作和大众成长类同时推出,以大众类图书普及知识,提供自助信息,以专业著作深化学科发展;翻译上细心打磨、多重审校,保证品质——这些都不失为回应现实需要、指导实践和引领学科发展的重要举措。

"心之源书系"的选书、出书是个浩大工程。在选书过程中,不仅各位编委们认真研究、积极梳理,家庭治疗的老前辈哈琳·安德森、李维榕博士大力推荐经典书目,约翰·米勒博士提供美国心理治疗领域百读不厌、经久不衰及最新的重要著作,来自中国台湾的吴熙琄老师、王浩威老师贡献多年合作选书出书的经验并推荐本土书目,身居加拿大的鲍立铣博士也积极参与。在众多学者、专家推荐的基础上,我们选择了重复推荐次数最多的书目先行出版,并且很荣幸地按计划推出第一批心理治疗的重要著作。在与多位不同年龄、资历的同道一起迎接这个初步成果的时刻,我想跟大家分享一下参与者们辛勤务实的匠心背后应该告诉人们的心愿、动机,以及他们在学理上对于心理治疗之"道"的领悟。

心理治疗在中国是一个既古老又年轻的学术技术领域,人们对它既感到熟悉,又觉得陌生。作为一种文化现象,利用情绪安抚、励志教化、行为规训等方法来改变人的心身健康状况,一直是我们中国的人文及医药传统的长项。可是,作为一个单独学科的心理治疗在中国并没有得到充分的发展,时至今日还没有合适的地位,其对社会、民众的作用也未得到认可。没有几本好书可看,就是这个学科孱弱的标志。

没书可看的局面,与心理学的发展历程以及在中国的坎坷命运有关。说到此处,一般就会有人提到具体的社会运动的影响。但我在此更想说有关认识论、方法论的问题。

自从西方的心理学在19世纪从哲学中"离家出走",努力把自己当作自然科学的一个分支发展以来,心理治疗由于其与人文的密切关联而成为一个纷争不断的问题领域。科学主义者用自然科学实证研究方法,力图将心理治疗里面的混杂因素甩干净,意图发现可观察的现象与事实之间的清晰的因果联系;而人文主义者恰恰顽强抵制着非人化的尝试,继续靠感悟、体验和思辨的方法,死守由心理学的哲学传统围起来的意义的王国。前者走的是"解释心理学"的路,后者走的是"理解心理学"的道。

例如,号称现代心理治疗鼻祖的弗洛伊德及其追随者们,用了科学的概念、术语,串起神话、催眠、自由联想、释梦、心理防御机制、客体关系、依恋等内涵丰富的人类体验,发展了庞大的理论与实践体系,曾经在西方占过心理治疗大半壁江山,也影响了心理学、医学及其他许多学科,但到现在也不被科学认可。相比之下,以巴甫洛夫条件反射学说为基础的行为主义,沾了前者的光,一路昂首挺胸走来,几乎所向披靡。不过,即使这个比较符合唯物主义、自然科学研究范式的心理学流派，其主要用途是用于"解释高级神经活动"，也并没有在改革开放之前的中国促成临床上的行为治疗的开展，因为一旦用于活生生的临床患者，心理治疗就不是像训练狗、鸽子、小鼠那么简单，一定是人文的实践了，而这又是极左时期不可能得到鼓励或支持的工作。

也就是说，片面强调科学性的解释心理学与重视人文的理解心理学之间的"方法之争"一直持续了百余年，加上我国社会的一些历史原因，二者结合以致显著影响了心理治疗的引进、传播与发展。这是近百年来的积弊沉疴，应该尽力革除、矫治。对此最有效的办法之一，就是引进出版国外的经典及重要的著作，并致力于及时整理、出版蕴含本土文化理论与实践的成果。

心理治疗与咨询方面的著作虽在近30年来有很多出版，但仍然存在以下问题：(1)不够全面，缺乏深度和系统性——或偏于概论性的基础读物，或重于实践导向的技术引进，或立足于某一流派的引介，缺乏整体的考虑，尤其是缺乏经典著作和理论发展源头的整理；(2)在专业与应用之间，科普与大众需求之间存在很大差距；(3)许多著作的学术价值不高，既不科学也缺乏人文精神与境界，有的著作翻译质量还有待提高。

除了精神分析和行为治疗，世界上还有很多其他行之有效的心理治疗形式和流派在中国的知晓率更低。在这些鲜为人知的流派中，有的比精神分析还偏向人文，如基于系统思想的心理治疗、基于后现代主义的心理治疗，以及各种表达心理治疗。相反，有一些心理治疗比经典的行为治疗更贴近冷峻的神经科学，如强调用简单躯体性运动来诱导神经活动调节的生物反馈、眼动脱敏治疗等。如果我们对于"理解心理学"有更加宽容、好奇的心态，如果对神经科学与心理治疗结合的应用现状及前景有更强的兴趣，就会发现，其实心理治疗领域十分宽广，前景无限。从出版书籍的角度说，我们就有了非常大的选择范围。

本丛书既选择了涵盖以往心理咨询与治疗的经典著作，又发掘表现当代的前沿理论和本土实践进展之重要著作，同时还推出大众成长类的优秀科普著作。丛书分为三个分部，包括：心理治疗经典与前沿译丛(陈向一主编)，华人心理治疗与咨询精粹丛书(王浩威主编)，七彩虹心理成长系列(孟馥主编)。书系中，可谓是经典与精品汇集、理论与实践结合、专业与科普共享，满足各层次读者的需求。"问渠哪得清如许，为有源头活水来"，希望这个丛书系列真正成为心理治疗领域里的清冽、甘甜之源泉，启发中国同道的澎湃创造力，滋养、培育出有本土文化内涵的、接地气的心理治疗理论和技术。

"心理治疗经典与前沿译丛"序

为了让心理咨询与治疗学界更加清晰地了解国外本学科发展的情况，华东师范大学出版社利用本身出版经典系列的优势与功力，开始编辑出版这一整套丛书。作为"心之源"丛书之一的"心理治疗经典与前沿译丛"的主编，出版社邀请我来写序。反思自己走过的心理咨询与治疗专业历程，从时间上来看，正好经历了一段它在国内发展的风云变幻时期。尤其在专业书籍的翻译出版介绍方面，自己也有一些参与的经历和体会，应该也有必要把它们写出来，为先行者留名，为后学者铺路。因为书系的跨度要求很大，它既要涵盖以往心理咨询与治疗的经典著作，又要有表现当代的理论和实践进展之重要著作，承前启后，为将来本专业的发展趋势作一些推演。面对如此重大的使命，一己之力总是太过微薄，难免挂一漏万。希望本文能够抛砖引玉，引发更多的人来反思和总结，继而扩展这段历程。

先说说我所了解的过去。西方心理治疗和咨询最初被引入国内是在20世纪30年代，从高觉敷先生翻译的《精神分析引论》起，国内心理学和精神病学界就开始了对西方心理治疗的介绍以及零星的实践工作。心理学方面早期能见到的资料多与心理测量和知识普及有关。从我较熟悉的精神病学领域来看，粟宗华先生创办了上海精神病院，其后夏镇夷等人在发展上海精神卫生事业上都功勋卓绝。在我国南方，凌敏猷教授从1944年起在湘雅医学院担任精神病学教授，同时开始教授和介绍精神分析等心理治疗的方法。在此阶段，先行者们较多的是翻译和撰写一些西方心理治疗理论流派的介绍性材料，少见自己独立撰写的相关著作。

1952年，国内大学和学科的院系有一翻天覆地的调整，之后社会学和心理学专业基本被取消了，相关的理论和实践探讨也销声匿迹了。只有精神病学界还存留些许声响，可能当时被归于"自然科学"才得以留存下来。在20世纪60年代，四川医学院的刘昌永教授编写了全国高等医学院校教材《精神病学》。后来在80年代，国内翻译出版了牛津精神病学教科书，它们是国内较少见的介绍心理咨询与治疗的专业书籍。

"文革"过后，劫后余生，湘雅医学院的左成业教授从狱中回校工作，这位从教会小学就开始钻研英文的学者（同期还有许又新、刘协和等校友），主持《国外医学：精神病学分册》的编辑工作后，学校罕见地为他订阅了几十种国外的精神病学和心理治疗的原版杂志，以便及时了解国外最新进展。想当年，医院图书馆排列着印刷装帧得十分漂亮的一大排原版杂志，引来其他科室老师的羡慕，也吸引了国内许多单位派人前来检索、查寻资料。国内的精神科医生和从事心理治疗的人员，都以尽早看到《国外医学：精神病学分册》为荣，不少人甚至从微薄的工资里自费订阅。该杂志为精神科重振心理治疗、为现代心理咨询与治疗在国内的重新崛起发挥了不可忽视的作用。

可能大家都知道，1988年在昆明召开的中德心理治疗讲习班上，那位刚被重新任用而敢挑重担，身处边陲而心忧天下的云南省精神病院副院长万文鹏先生，与几位国内同道（许又新、左成业、沈德灿、徐韬园、张伯源、杨华渝、张明圆等），提出了建立"中国心理治疗协会"的倡议，得到与会者的一致赞同。它也是后来中国心理卫生协会临床与咨询心理学专业委会的雏形,同时也带动了中国心理学会临床心理咨询师注册系统的发展。从那以后,《国外医学:精神病学分册》连续和分批介绍了几种心理治疗流派,尤其是家庭治疗在国外的相关进展,翻译介绍了《系统式治疗词典》、《系统式治疗对于精神分裂症和情感障碍的作用》的节选等,引发了一个小高潮。当时因为左成业老师就是1988年昆明讲习班上家庭治疗的翻译,他带领我们几个小医生(苗国栋、刘铁榜、朱少纯和钟丽萍等)反复领会和翻译国内从来没有介绍过的家庭治疗,同时也翻译了发表在美国精神病学杂志上的一些精神分析和行为治疗方面的重要文章。

在同一时期,国内的人文社会科学界也开始推出心理学原著的翻译和介绍,精神分析学说开始流行起来并引发了不少争论,记得当时曾看到在权威的《红旗》杂志上,有知名的外行人士撰文对精神分析加以批判,成为一段轶事。此时商务印书馆也开始在世界名著丛书里介绍心理学和心理治疗的书籍。1987年,《中国心理卫生》杂志创刊,1993年,《中国临床心理学》杂志出版。随后,国内能够见到翻译介绍国外心理咨询和心理治疗的书多了起来,其中轻工业出版社的"心理咨询与治疗"系列丛书起到了不小的作用。

我个人读书、买书和编书的经历,也是一个与此时代相关的饶有兴趣的过程。记得还是在医学院读书的时候,我第一本订阅的杂志是创刊不久的《医学与哲学》,第一本购买的心理治疗与精神医学的书是《基础精神医学》;参加工作后,第一本参与编辑的书是《行为医学》,第一次编辑的丛书是《精神医学丛书》(其中包括在当时颇有争议的许又新教授写的《精神症状学》),第一次独立统稿的百万字大部头著作是《基础精神医学(第二版)》。尽管如此,当时能够读到或找到的书实在有限。曾经有一段时间,我拥有市面上能够买到的所有精神医学与心理治疗的相关书籍,还不时以此为荣。不过这种情况并没有持续很久,随着国内翻译出版的书越来越多,我拥有的书的比例也越来越小了。回忆起来,买书的行为也可能是受到硕士生导师杨德森教授的影响,当时他每每从国外访学回来,最得意的事情就是不顾旅途劳顿,给我们一本本地介绍他带回来的一大箱书。大约从1993年开始,我自己也加入了购买外文心理咨询与治疗方面著作的行列。在不加选择地自己买、请朋友亲戚帮着买之后,才发现这样买书是难以穷尽的,而且买到的书也良莠不齐。再往后,2002年我有机会到香港中文大学师从马丽庄教授读博士,面试时她问我为什么来香港读学位,我说是为了多读书。她也确实最大限度地容忍我两年多只是在读书,直到不得不完成学校要求的开题、研究和答辩为止。十分感谢那一段读书的时光,让我发现书里面的许多学问。记得当时还专门去请教过石丹理教授,如何快速而有效地读书,如何选择要精读、多读的书。通过大量的阅读和比较,我体会到书本身是有规律的,这个规律表现在它们常常是围绕着几本经典的著作而展开或者发展的。那几本经典著作就像是基石,需要反复读、认真读,还要在通读其他书籍时去比较,在平时工作中去实践,让经典指导当前、预测未来。

绕了这么一大圈,现在回到正题上来。在国内,在过去的近百年中,我们经历的是信息匮乏、找不到好书、难以得到好书的状况。过去的几十年里,我们开始有了越来越多的翻译著作。但是因为行业的稚嫩,专业水平辨识力不够,也因为出版业的市场导向,以往严格的查重、校对、编辑等把关手段近乎失效,使得已经出版的翻译作品良莠不齐,同一本书重复出版,甚至文不对题的荒唐笑话时有发生。

正是在这样的背景下,经过大家两年多的共同努力,"心之源"书系之一的"心理治疗经典与前沿译丛"的首批著作得以推出。细心的读者可能已经发现,我们这个系列选的书是从系统论和家庭治疗开始的,我们翻译出版经典著作、发掘现代趋势里有分量的外文著作,当然我们还在继续努力,从更大更广的范围内,寻找心理治疗与咨询的经典和现代知名著作,加以翻译并介绍给广大读者,希望能为国内心理咨询与治疗的健康发展发挥力所能及的作用。也恳请国内的同道给我们推荐,让我们一起努力,希望在不久的将来,越来越多的具有国际水平和影响的我国本土原创著作能够得到发表。

陈向一
深圳华侨城倚荔楼
2015 年 11 月

推荐序1
赖杞丰

偶然接到学生好友寄来的一篇翻译稿件,问我的看法。一看,触动了我心底的某根弦,顿时觉得有一种莫名的欣喜、感动,好似突然间遇到一个素昧平生,却又久别重逢的知己,刹那间湿润了我的眼眶!

激动下,她跟我说想把它翻译成中文书,说不定(一定会)有一群人,一群认真想帮别人的人会因此受益! 有理论,又接地气,除了思考,又可实操的一本书。不再是高大上,却遥不可及的理论空中阁楼。我极力赞成!

第一章,开宗明义,作者阐述着各种不同学派的特点,精神动力学在治疗中的侧重;认知行为的特点,如何引导、指导来访者从思维到行为的转变;体验学派,又是怎样去体验身心,感受、发展足够的自信,在家庭情境中,表达自己的声音;结构学派,侧重家庭结构属性的变化,而非情感、认知的领悟;互动的模式,具体的定义与规则,以及家庭界限,同时阐明自己所经历的学习与运用,临床上她喜欢如何在系统与叙事中交相应用;系统治疗尝试给家庭新的信息,影响他们自己的解决方案;叙事则通过重新的叙说,赋予家庭故事的新意义。并在之后的各个章节里,逐一列举各种不同家庭的案例,从系统中的循环提问,应用家谱图,重构家庭的韧力,重叙,并丰厚家庭的故事,谈到青少年成长、家庭互动、父母与青少年,以及父母之间对孩子成长的过程中不同看法,时时运用外化的技术,使家庭能从客观的视角,共同面对。在治疗过程中,随时引入各种不同学派的精华,随处可见画龙点睛的妙现。各学派中论述的差异,与父母子女合分中的纠结与误读里,因材施教,各种不同,交相运用,灵活而不僵化,极有弹性,饶富情趣。同时在文末,也提供督导的方向与经验,周全地让你如阅览心理治疗的百科!

喜欢它,是因为它包罗各种不同治疗的理念,演绎着彼此间的相同与差异,同时尊重着相互间不同的特性,随处都是治疗历程的导引,纵横交错,编织着治疗的网络,丰富治疗过程中的宽度与深度。临床上案例方面,步步为营,引人入胜,比较各种切入点可能带来不一样的结果,而非简单评断。揉进各种不同治疗学派,在每一个案例里的精彩演绎,善用治疗师本身,以及喜好的理论架构,随时出现的画面与故事交错,如临其境。心想着,需要多少的理论学习,消化吸收,又要有多久的临床经验,一次次思考、琢磨,一再地冒险演练,才有这样的成果。所有经验与智慧,又是如此慷慨地分享,省掉我们学习途中的迷茫与坎坷!

附注:个人觉得,如果能够揉进萨提亚模式的家谱图,家庭韧力的整合和个人的体验,或许会让治疗更加如虎添翼!

推荐序2：青少年家族治疗师的整合和创造：扎实和令人兴奋的对话

吴熙琄

我对安妮·费舍尔的工作原本并不熟悉，但在玉红的邀请及对安妮这个人和书的好奇下，我答应了试着来写写我对这本书的一些感想。

在阅读的过程中有许多的惊喜和反思，觉得安妮是个极富创造力的家族治疗师，不论是她的写作，理论的整合，或是实务工作的实践。她首先以一个皮斯家庭案例做开场，再把家族治疗五大学派：精神动力学派、体验学派、结构学派、行为主义学派、策略学派，好好地整理，先尊重这些学派，然后再介绍她个人主要在使用的系统学派和叙事学派，她重视前五大学派的价值和基础，通过这些基础，她也好好去发挥系统和叙事的整合。她书中提到，当她在实务中遇到困难时，她也常会回过头去看这五大学派。在安妮介绍不同学派的同时，她也一一用不同的学派来诠释剖析皮斯家庭，此时大家看到不同理论在个案的衬托中展现出的丰富性。

在看安妮生动灵活地看个案透过不同理论可以如何诠释剖析中，也让我想到家族治疗师的训练和养成，一个家族治疗师在初期的学习里，不止大量阅读熟悉家族治疗主要学派，而且需要试着用一些家庭个案的例子，来看看不同家族治疗理论会如何看待这些家庭，甚至给予处理方针，这种理论与实务整合的思想练习是家族治疗师非常重要的基础。在这种大量练习之下，家族治疗师再去看他/她会选择或整合哪些学派作为他/她做家族治疗的主要框架和范本。家族治疗理论的扎实会让家族治疗师的业务工作更加细致，打开更多的理解和可能性。

接下来安妮开始谈她理论的核心：系统和叙事。她的系统理念主要是建立在循环提问(circular questions)和干预式访谈(interventive questions)的基础上，这两个问话是家族治疗问话里非常让人印象深刻的问话技术，在这些问话里，关系和未来马上会展现在眼前。因为整本书的主线是如何与青少年及其家庭工作，因此她特别重视文化里的话语(另外一个说法是主流文化)会如何影响青少年及其家庭，例如青少年离家就该独立吗？还是离家与和家联结可以同时发生。安妮充分把叙事中解构的精神融入到系统的工作中，在她叙事的问话里处处有着循环提问的设计在里面，特别好。读者在阅读安妮如何用系统和叙事来看待皮斯家庭时，会看到许多理论灵活用在实际个案的描述中，也非常精彩。

在安妮描述系统工作时，她提到米兰学派及几位重要老师的理念和贡献时，我有着一份亲切感，也觉得安妮对自己理论背景的公开化很值得大家去思考，去整理自己的主要家族治疗理论。我对于安妮将哈琳·安德林，哈瑞·古勒施恩(Harry Goolishian)，史蒂文·德·沙泽尔(Steve De Shazer)，肯尼思·格根(Kenneth Gergen)，杰罗姆·布鲁纳(Jerome Bruner)视为叙事流派的一部分觉得很有趣。安妮可能有她的诠释和理解，虽然我猜这些老师们可能不一定会把他们的理念放在叙事流派里，中间是可以有很多对话的！不过在这本书里，这个不是重点。重要的是安妮如何透过不同的理念好好地与青少年及其家庭工作。

在后来的章节中，安妮和大家分享她和青少年及家庭工作的五个技巧：(1)生命周期讯息，(2)叙事性重构，(3)仪式，(4)挑战文化话语，(5)将家庭危机外化。生命周期是家族治疗师常去思考的议题,特别有价值。仪式是家族治疗另外一个非常好玩的理念,用在家族治疗的回家功课上往往带给家人更多的觉察、理解和练习,如何看见文化里的迷思,进而邀请家人对迷思作检视,进而在不同的文化里练习,也是一件深刻并可以去努力的事情。另外把家庭危机外化,视危机为可以探索、充满可能性的家庭事件,而非被危机困住的视野,也是叙事运用感人的地方。

在她后来的分享里,有几个地方让我特别感动。首先她将家谱图变成故事导向,她会在咨询的后期做这件事,好好地与青少年看看他们自己的家谱图,我看到安妮非常用心地在家谱图的故事中扩展家庭对其故事的新理解,而且是一种对家庭整个系统的理解,而非个人的理解。而且她会在家谱图做完后再一次写信整理给她的家庭,让家庭成员能再次反刍,而且她可能不只对整个家庭做抒写,她还会针对每个成员在家庭系统中的角色、意义贡献做抒写,我欣赏安妮在家谱图的细致工作和对家庭带来的影响。

另外一个让我很有感觉的地方是安妮会把反映团队的信息和当场家庭的回应写成一封信给家庭。家庭收到此信后往往觉得,这比现场反映团队更有帮助,这里我们再次看到安妮工作里的细致和贴心。

安妮在第六章里强调当青少年的离家阶段发生在父母过世或离婚时,会延缓青少年的离家,看到此时,我内在有一股暖流,我试着去听听我内在的暖流是什么,原来我在感谢我的母亲在我结婚的第一天(1984年6月22日)开始,就好好地允许我离家,(不管过去对我的要求是什么)给我充分自由的空间和先生去创造生活,支持我却不干预我,感恩!

我非常珍惜贴着人们脉络的对话工作,在安妮的书里,我看到安妮总是用心认真地去理解和表达家庭系统和其中的关系,这是一个非常难得的态度和视野,充满着尊重与同在。

安妮不只去看孩子的离家对孩子的影响,也去看孩子的离家对父母的影响。孩子的离家对父母未来与孩子关系的影响是什么? 安妮也在探索如何在青少年缺席时进行婚姻治疗,对夫妻的工作有着深入的理解与阐释。让读者对于孩子进入青春期时对婚姻的激荡及其临床工作有更宽的视野。

非常有趣的是安妮也对与一些青少年工作的家族治疗师自己青少年时期的故事好奇,尤其是和个案有联结的故事,让大家对治疗师自我(self as a therapist)有更多的联结,这和她一开场的序中提到的:自己有一个青少年住在自己的身体里,是一致的,有着一种无论我们做什么,我们都需要回到自身的概念。

安妮还用和青少年有关的小说、电影和科学故事去看一些和青少年相关的历史和文化的脉络,特别丰富,也再次提醒大家青少年和大环境的关联,更协助家庭陪着青少年去面对文化性话语的分离讯息,同时仍能保有与家人的联结。这样的分享也让我好奇,在大陆,青少年的小说、电影和学术研究是如何描述青少年的,父母要如何在文化故事的洪流中去和青少年联结。从跨文化的角度来看,华人家庭对青少年离家的看法是什么? 和西方人相同相异之处在哪？我们的青少年需要父母的是什么？我们的父母又需要青少年做什么？更多的思考可以不断地流动着。

　　看安妮的分享，让在美国养成的我有着深深的共鸣感，在美国家族治疗师的养成有其共同的脉络，安妮在此脉络上，灵活地整合创造她和青少年家庭如何工作，特别地感人、精彩！也让我思考在大陆大家共同学习家族治疗的脉络是什么，大家又如何在这些共享的脉络中经营创造适用于不同族群的家族治疗，我觉得安妮的工作会不断启发着我们……非常谢谢玉红翻译这本书，这本书很好看，但密度也很高，很不容易翻，而且让我有机会再读一本非常好的青少年家族治疗的书，尤其是充满整合、灵活创造的好书，谢谢玉红带给我们这么好的礼物。

本书中文版序 Anne K. Fishel, 2015

自从1999年我写完这本书到现在,我自己的家庭以及更大范围的世界都发生了很多变化。首先,过去的16年我见证了儿子们成长为青年人,这本书出版的时候他们还不到13岁。作为父母,我尝试着遵从写作此书时学到的一些已经被研究证实的科学规律。我谨记豪斯(Hauser)的研究结果,他指出那些顺利度过青少年时期的家庭需要坚持四个教育原则:

- 父母试图容忍那些伴随青少年成长而来的强烈情绪
- 父母能够与孩子分享自身的经历,因为这些经历与孩子们的经历相关
- 父母对孩子们拥有的朋友、书籍、音乐和冒险经历颇为好奇
- 无论孩子们的行为表现多么令人沮丧或悲伤,父母总是保持一种稳如磐石的立场

作为一位家庭治疗师和妈妈,我总是坚定地相信青少年需要持续地与父母保持联结,同时需要来自父母的指导。在养育青少年时期儿子们的过程中,我有时感觉自己像个鸟类爱好者,必须花费很多时间徘徊,仅仅为了能够邂逅一只红尾鹰。我发现儿子们喜欢按照他们自己的时间安排来与我聊天,而不是我觉得方便的时间,可能是在餐桌上,但也可能是凌晨两点,他们刚刚开完派对回家。于是,我不得不花费很多时间去等待,时刻准备着去发生一个重要的邂逅。

自从本书公开发行以来,大部分重要的变化源自于电脑的增多、互联网的兴起和社交媒体的出现,从而导致了日常生活的转变。在美国,95%的青少年会上网,他们中大部分人使用社交媒体网站。可能最大的变化就是:美国青少年每天接触社交媒体的时间几乎有11个小时,大部分都是关于电子游戏、电视、音乐和电影。

尽管科技能够让人更容易保持彼此的联系,加强我们与他人间的联结,但是这些数字化的联结无法取代人与人之间的相遇。美国家庭有一个非常普遍的现象:一家人一起吃晚饭,但是每个人都在玩他/她自己的小玩意,眼前桌上的饭菜无人问津。因为晚餐时间是青少年与父母交流的主要时间,如此重要的时间必须得到保护,使之免于受到科技的冲击。5年前,我与同事共同成立了一个非政府组织——家庭晚餐计划,并写了一本书《回家吃饭:为了更加幸福的家庭和健康的孩子,让食物、快乐和谈话融合在一起》(*Home for Dinner*:*Mixing Food*,*Fun*,*and Conversation for a Happier Family and Healthier Kids*)。这些做法旨在保护进餐时间,让它成为父母与孩子联结的一个黄金时间。的确有大量的科学研究表明,那些经常参加家庭聚餐的青少年,不大可能会做出高危行为,比如抽烟、吸毒、在学校惹麻烦或是有进食障碍。家庭聚餐,就像家庭治疗一样,为父母提供了与青少年保持联结的机会。这本聚焦于青少年的书籍的一个直接产物就是,我热衷于推进家庭聚餐,让这变成强化家庭关系的一种方式。尽管科技、同伴和自主性对青少年至关重要,我在这两本书里坚持强调家庭联结也对优化青少年成长有着持续的重要性。尽管APP应用软件的开发可谓千变万化、层出不穷,但对我而言,父母和孩子是我愿意永久谈论的话题。

自本书首次问世以来,另一个变化是波士顿麻省总医院把该书作为培训儿童精神科医生的专用教材,我担任了家庭和夫妻治疗中心的主任。我们的住院医生在麻省总医院接受为

期3年的成人精神病学培训,但是大部分人都缺乏家庭治疗的经验。这本书介绍了一系列应用于皮斯(Peace)家庭的的理论方法。我认为,理论对于新学员来讲是基础,能够阻止他们在不知道为什么选择重构而不是悖论时就着急地更换一个又一个干预方法。我教授理论时,会要求四个学生角色扮演皮斯家庭的四个家庭成员。同时,我也会邀请资深的家庭治疗师来到课堂,从不同的理论角度进行初次访谈。这可能会是一个从结构式家庭治疗视角出发的会谈,也可能是从叙事角度出发的另一个会谈。这样理论会变得生动,学生也能看到每个理论如何走向特定的实际应用。角色扮演的家庭成员还能分享不同治疗方法带给他们的感受。

自1999年至今,另外一个重要的转变就是:中国的崛起以及中美两国间专业和个人的交往不断增强。本书关于文化话语的章节是以西方为中心的。我非常好奇,想知道中国的小说和电影是如何描述青少年的。是否同样强调与成人分离的重要性?中国的青少年是否是他们父母的镜子,是否挑战父母,从而使他们的行为符合规范并富有创造性?父母是否既尊重又害怕这一发展阶段?是否如大部分的美国电影一样,在中国关于青少年的电影里,是否父母的权威也是缺失或是会发生冲突的?

中国的文化很强调家庭的重要性,我认为这与我所传递的信息产生了共鸣,那就是青少年需要在家庭环境的帮助下成长,而不是仅仅关注与家庭分离。尽管我们存在文化差异,但我希望我能与两国的临床工作者以及类似的父母们团结一致,我们有着共同的愿望,那就是帮助青少年成长为成年人,从而去爱人并高效工作。

我很兴奋我这本关于家庭治疗的书能够翻译成中文。两年前,我很荣幸地受赵旭东博士之邀来到上海同济大学做讲座。那次邀请之后赵博士紧接着访问了麻省总医院。在那儿,我从他那里了解到了很多关于中国"4-2-1"模式家庭的情况。尽管美国家庭可能有不同的结构,但是有一点打破了我们的文化差异,那就是家庭稳定是青少年成功的关键,而不是家庭结构。

我非常感激姚玉红博士能够翻译这本书。2014年,她在麻省总医院做访问学者,这期间她选修了我教授的家庭与夫妻治疗的课程。我非常确信我从她身上学到的和她从我这儿学到的一样多。作为来自中国和美国的临床工作者,我们有着太多关于家庭、技术、食物,以及如何在家庭情境下帮助孩子们的内容可以去彼此分享。愿我们两国间的对话能够得以继续并不断加深下去。

前言

我怎么开始写作这本书的

我承认,我是青少年的超级粉。如果说青春期指的是*逐渐成为某个人的过程*,那么我们每个人心里都住着一个小少年。逐渐"长大成人"的过程中,常常意味着活力和可能性,而这种活力和可能性在这些年我生活的每个阶段都不断吸引着我。因为身兼母亲、妻子、心理咨询师以及教师多重身份,我曾试图重新找回(reclaim)自己的青少年"活力过剩症"(exuberance)。这种"活力过剩症"使我保持了一种奇异的兴奋状态——我在一天之内,做出一份政治行动的计划,排练一出剧目,到一家临街的钟点护理中心做志愿者,等到傍晚时分,我还想去一家地下室咖啡馆的即兴乐队客串一把。从青少年时期到现在,我越来越对家庭心存感激,欣赏家庭提供支持的能量和潜力,这促进了家中每一个成员的发展。

为了实现更专注地为青少年服务的愿望,二十来岁时我去做了临床心理学者。如同许许多多心理咨询师一样,我很早就开始着迷于青少年。在进入研究所读研究生之前,本身还是名青少年的我,到位于马萨诸塞州贝蒙特的麦克莱恩医院(McLean Hospital, Belmont, MA),在他们的青少年住院部工作了一段时间。正是在那里,我对那些我遇到的年轻人,抱持着既迷恋又恐惧的矛盾心态。在那里我遇到了各种不同的年轻人,有与我非常相像却总是缄默的,有和看不见的人谈天的,有无法控制自己情绪的。等我到位于北卡罗来纳的研究所报到后,我的第一门实习科目被安排在一所州立精神病院,我再一次与住院的青少年打交道。分配给我的任务是为一个17岁的少女进行一周两次的心理治疗,但是一个月后,她仍然一言不发。因为一些与我的临床工作无关的缘由,我受邀参与了一个全国性脱口秀节目,机缘巧合之下,这期节目也在住院部播放了。直到这个时候,她终于有了对我开口的想法。她对我说的第一句话是:"你在节目里穿的那条裙子真酷。"意思是我的穿着审美和她达成了一致。我很清楚,通过出现在一个全国性的电视节目中,来打破青少年的沉默,这种介入手段并不是我在以后的工作中可以轻易使用的方法。因此,在研究所学习的前两年,我继续在学习关于青少年心理疗法的知识。这两年中,我先后在一所公立初中和一所大学进行心理咨询服务。读研究生的第三年,我的训练指导师跑来告诉我,我似乎在回避与比我年长的人打交道,同时也催促我试试开始进行面向成年人的工作。尽管之后我听从了导师的建议,但是青少年群体仍然是我的最爱。

在我的研究生学习过程中,以个人心理治疗师为标准,我努力磨砺自己的专业能力。期间我也在麻省总医院(Massachusetts General Hospital)做过住院实习医生,同时开始恢复面向青少年的心理治疗工作。而后遭遇的骤变让我下定决心去做两年的博士后研究，去扎治贝克尔临床指导中心（Judge Baker Guidance Clinic）钻研家庭治疗。家庭治疗促成了多个临床新发现，同时这些发现又为我个人的几个观点奠定了基础——家庭中的某个成员产生的变化会进而对全家人产生影响；父母塑造孩子，同时孩子也是改变父母的催化剂；在心理治疗的过程中，即使再出色的心理治疗师，也无法替代父母的存在。在我偶遇家庭系统理论后，我就对其一见钟情，为之深深着迷。博士后研究结束后，我开始在麻省总医院执教家庭治疗课程，并且开设了一个针对夫妻治疗的训练项目。但是最初，我的工作举步维艰。

结束训练后，我的第一份工作就职于韦斯特伍德（Westwood Lodge）的一家私立精神病院的青少年科，我满心希望我能对住院患者实施家庭治疗方法，但尽管那时我已经取得执业资格，却仍然只能是专攻儿童和青少年方向的个人心理治疗师。家庭治疗被划分在社会服务人员专攻的领域。我用了大量时间倾听青少年个案倾诉，听他们诉说他们家庭的潦倒，对他们的虐待，而后他们或被安置给适合的家庭进行收养，或被推托给青少年服务安置部，或者是被送去寄宿学校。我曾在数个黎明时分因担忧和疑虑而惊醒：如果我像和这些孩子交流一样，专注地去逐个与他们的家庭进行沟通交流，能否至少让这些孩子中的一部分，不至于走到入院治疗这一步。而我现在所做的，所谓的帮助这些孩子们从他们的家庭中解脱自我，是否不过是在帮倒忙呢？

一年后，我转职去了麻省总医院精神病学急诊室。我的工作就是，发生家庭危机时随叫随到，为他们提供咨询，并且教这些精神科住院医生如何进行家庭危机处理。这项工作极其令人兴奋。处于危机中的家庭更容易受到影响，比起问题严重到家庭中有青少年被送院治疗，他们更愿意在那之前让我这样的局外人介入。通常情况下，处于危机中的家庭会调动所有的资源，不仅能够避免住院治疗，而且家庭会在危机中表现得更为团结稳固，而后重新振作。急诊室工作的几年教学和管理经历，令我下定决心组建一个青少年危机干预队伍，旨在观察，如果医生对于门诊病人投入更多，是否能够帮助他们，避免问题严重到需要住院治疗的程度。

在这些年中，我在身处家庭危机中的青少年们身上有大量的见闻，本书中诸多临床案例来源于此——企图自杀、性虐待的公开、首次精神崩溃、突发缄默症、青少年暴力爆发、药物滥用、离家出走的少年、意外怀孕……毋庸讳言，我无法做到让每一个案例都避免住院治疗，无法保证每一个危机过后的家庭完整无缺，当然，这些也不是每个案例都想要的目标。但我开展工作的前提是，青少年仍然需要他们的家庭和家人，而我的工作也就是在尽可能的情况下，维系青少年与他们家庭之间的关系。

在我进行家庭治疗研究这些年中,在急诊室以外,我已辗转数个不同科室。我治疗过在饮食失调中挣扎的孩子们,我给小儿科住院实习医生开设过一门关于正常家庭发展的课程,在授课过程中,这门课程似乎一直聚焦于有青少年的家庭,我还督导过几十个心理学专业的实习生和精神医学专业的住院医生。从我个人经验来说,我已经接触了许许多多的青少年,以及他们背后的家庭。甚至在针对青少年的个人治疗过程中,我也通常以约定数次家庭会面作为结束。家庭会面其实已经背离了我受到的传统教育——心理治疗所强调的,保证个人治疗的私密性。

当我为青少年进行个人治疗时,仅仅是我的性格决定了我要与他们全家会面吗?是不是随着我的身份变为孩子家长,并且随着年龄越来越接近那些青少年患者的父母,而我的工作方式也随之改变了呢?为了满足我的种种好奇,我找到了十几位早先专门做青少年工作的,而后转向家庭治疗的经验丰富的专业人士,向他们进行了解。事实证明,在我们的经历中,确实有一些共同点。比如说,刚开始接触青少年心理治疗工作时,羞于对人提起自己一些打破规则的工作:我们会使用幽默感,会讲述我们自己的和我们的家庭的事情,我们会通过会面——和青少年患者会面,和他们的父母会面,和他们的家庭会面——来对青少年进行家庭治疗,而不是从各种不同治疗方法的专家那里,多方寻找理论系统。在我所访问的心理治疗专家中,大部分人都表示,当他们开始真正投入青少年治疗工作后,没多久就被其所吸引,因为和青少年打交道,让他们觉得有更多的"真实"和更多的感情存在。当我们人到中年,并且为人父母,这些心理治疗师,也包括我,我们既同情这些父母,又同情她们的孩子,热切地想为他们做些什么。一个成熟的家庭心理治疗师,似乎应该有同时从两代人的角度来看问题的意愿(关于家庭心理治疗师的研究,将在本书中第八章全面讨论)。而我的成熟更多来自于自己开始为人父母,但因为我的两个儿子都还不满十三岁,所以本书中提出的临床理念并未在家中得到检验。

对照于我个人不断发展的关于青少年的理念,即青少年是家庭中可养育的且至关重要的组成部分,我还找到了另外一种差别很大的青少年理念,这种理念已经渗透到我们的文化和心理健康群体之中,极为悲观消极且令人恐惧,该理念认为,孩子处于青春期,对于家庭来说是极为可怕的一段时间。这段时间里,孩子会变得疯狂并且无法沟通。更重要的是,该理念指出,青春期的孩子应该回避父母,以便让他们独立认同自己的身份。男孩子们如果一直向父母寻求引导,而非转向他们的同龄人,他们的成长将会受到妨碍。女孩子们一定会与她们的母亲彼此敌对。过去十年间的青少年临床研究,正是在挑战这一理念。我的临床经验来自于辗转诸多科室之间的经历——城市综合医院的精神科急诊室和门诊部,城郊的私人诊所,有独立青少年科室的私人住院医院,开设在与城市隔离的破旧小巷中的社区诊所——正是这些经历令我相信,如果青少年可以与家庭保持联系,如果他们的父母始终不曾放弃他们,如果在他们探索自我独立人格的过程中,始终感觉与家庭紧密联系,他们会有更好的发展、更长足的进步。在我个人进行家庭心理治疗的工作时,在我写下这本书的过程中,我始终抱持着这一前提——开展青少年工作要循序渐进,应给予青少年与家庭之间的联系以充分的尊重和坚定的信心。希望本书可以为临床工作者提供家庭治疗的新思路——以家庭治疗为背景激励青少年和他们的父母,在既各自独立又彼此联结的前提下共同成长。

致谢

我非常感激来自我的朋友、家人和同事的陪伴以及支持。

感谢我的同事们，慷慨地和我分享了他们从事青少年及其家庭治疗工作的临床经历，他们是史蒂夫·杜朗特（Steve Durant）教育学博士、肯·达克沃斯（Ken Duckworth）医学博士、汤姆·弗兰克（Tom Frank）医学博士、大卫·赫佐格（David Herzog）医学博士、杰弗瑞·科尔（Jeffery Kerr）（LICSW，经过资格认证的独立临床社工）、丽丝·马瑟韦尔（Lise Motherwell）博士、安·芒森（Ann Munson）（LICSW）、史蒂夫·尼克曼（Steve Nickman）医学博士、阿瓦·彭曼（Ava Penman）博士、贝瑟尼·蒙哥马利（Bethany Montgomery）（LICSW）、丹尼斯·诺曼（Dennis Norman）教育学博士、玛莎·施特劳斯（Martha Straus）博士以及拉里·赛尔特（Larry Selter）医学博士。

我同样想感谢麻省总院的青少年家庭危机团队，他们给我提供的深刻见解和临床投入是无价的，他们是凯西·康伯伊（Cathy Conboy）心理学博士、玛丽安·芬德勒（Marianne Findler）文学硕士、乔迪·盖斯弗兰德（Jodi Gastfriend）（LICSW）、约翰·朱莉安（John Julian）医学博士、罗伯·穆勒（Rob Muller）博士以及朱莉亚·瑞德（Julia Reader）医学博士。

朱迪·史密斯（Judy Smith）博士是麻省大学电影系的教授，因为她的帮助我得以从一个文化和历史的角度去看待电影。

当娜·希利（Donna Healey）博士，以及奥黛丽·托尔曼（Audrey Tolman）博士，他们两位在阅读这本书的初稿时给予了我十分关键的反馈。我的编辑，辛迪·海登（Cindy Hyden），她提供给我的那些建议深刻而尖锐，使这本书增色不少。

我还想感谢的是"这些女士们"（由我的儿子们命名的）——南希·布里奇斯（Nancy Bridges）（LICSW）、贝丝·哈林顿（Beth Harrington）博士、克里斯·麦克罗伊（Chris McElroy）博士、宝拉·劳赫（Paula Rauch）医学博士，以及苏·伍尔夫（Sue Wolff）医学博士——以上诸位在过去的十四年里，每隔一个星期的周四便给我做同侪督导，带给我舒适感以及欢笑。此外，他们以不同的方式促进了这本书的问世：从阅读每一个章节，到分享他们丰富的临床经验。另外还有几位朋友以各自独有的方式给予我极大的帮助——劳拉·韦斯伯格（Laura Weisberg）博士、金格·查普尔（Ginger Chappell）博士、伊娃·舍恩菲尔德（Eva Schoenfield）博士，以及雷切尔·布瑞克林（Rachel Bricklin）女士。

在撰写本书的过程中，我的身份既是老师，也是学生。我始终感激这几位恩师。弗朗西斯·塔利亚费罗（Frances Taliaferro），我敬爱的老师和好友，也是第一个教会我故事所包含的力量会怎样让生命变得有意义，并且最早激励我去思考青少年文学的人。桑尼·延多（Sunny Yando）博士，引导我进入心理学大门的第一人，并且在过去的二十五年里一直是我的指导者和益友。凯西·韦因加尔滕（Kathy Weingarten）博士，一位睿智的教师和家庭治疗师，在将理论和实践联系起来的同时也为我打开了家庭治疗的大门。

特别感谢罗伯·艾伯纳西（Rob Abernathy）医学博士、克里斯·戈登（Chris Gordon）医学博士、约翰·赫尔曼（John Herman）医学博士、麦克尔·耶利内克（Michael Jellinek）医学博士、克里斯特尔·摩尔(Crystal Moore)、凯西·桑德斯(Kathy Sanders)医学博士、乔治·特萨(George Tesar)医学博士,以及南希·威尔考克斯(Nancy Wilcox)博士,在我教授精神病学住院医师以及心理学实习生时,他们给予了积极而热情的支持。我同样感激这些年在麻省总院带过的受训生,感谢他们的研究和发人深省的疑问,促使我去表述我所想的东西和这些东西背后的缘由。

如果没有那么多家庭来到麻省总院进行治疗,那么所有以上的这些工作都不会完成。

最后,我要向关爱并支持我的家人表达最大的感谢。我的姐姐伊丽莎白·费舍尔(Elizabeth Fishel)是一个极具天赋的作家,有她作榜样和支撑,我开始相信我也可以写一本书。在无数次横贯洲际的对话中,她给我提供了深刻的见解和建议,以及一份幽默感。我的两个儿子,盖比(Gabe)和乔(Joe),为这本书做出了让步,自始自终都让我保持了良好的状态。我的丈夫,克里斯·达利(Chris Daly),一位杰出的教师和作家,他阅读了这本书里的每一个字,鼓励我奋发向上,为了给我腾出写书的时间,很多次周六他都带两个儿子去户外玩耍。我向他致以无尽的爱和感激。

还有,我十分感激我的母亲和父亲,伊迪丝(Edith)和詹姆斯·费舍尔(James Fishel),他们始终信任我,并教会我联结在家庭中的意义。

本书简介

本书旨在为青少年家庭治疗提供一个发展的、叙事的视角。青少年的意义是什么——我一直对此很感兴趣,历代名人在他们的著作中如何阐述的,家庭治疗师对正在接受他们治疗的青少年是如何描述的,作家和电影制作者又是如何演绎的,当然,最重要的是,身处分离(separate)和联结(connect)双重拉锯中的家庭对此是如何叙述的。

本书不是一个操作手册,或者是将青少年问题按诊断分类的工作集锦。本书为在临床上面对青少年病患的实践者们,提供一个可操作化(practical)的视角,挑战那种将父母驱逐于治疗室外的传统做法。

本书的每个章节都提出一系列问题的回应,这些问题是我与我的学生在临床中与问题青少年的家庭工作时常见的,这些章节受到我很多受训学生提问的启发。每个章节都由临床素材开篇,然后是治疗方案,再定位于相关的研究发现和理论。

在紧接下来的两个章节里,我将呈现家庭治疗流派的全幅景象,虽然不可能穷尽其面貌,但涵盖目前在美国教授和实践的主要范围。这个范围包括家庭治疗的七个主要流派——精神动力与客体关系、体验派、行为主义、结构派、策略派、系统派和叙事取向。为了更加生动地呈现这些流派的区别,我首先介绍一个由2个青少年子女和2个中年父母组成的家庭,然后假定这个家庭轮番接受不同流派的家庭治疗。这个家庭,皮斯一家(Peaces),是由我治疗过的几个家庭的合体,这样其他临床实践者不会识别出他们的实际身份,这样"合体"后的家庭既不"典型",又不会不正常。

对于每个主要的理论流派,我会主要说明该流派的理论观点和主要代表人物,在讨论部分,我还会聚焦于突出每个流派对青少年研究的主要贡献。

伴随着这个家庭被不同流派治疗的过程,我希望读者们也能感受到丰富的临床可能性。同时,我还希望能够展示出对几个概念的思考和信念,诸如变化(change)、代际冲突(generational conflicts)、青少年的天性和父母在控制或指导青少年行为方面的角色,这些能够代表我们在青少年家庭中所寻找、追问、评估和治疗的工作。在这两章里,治疗师的信念与相对应的临床干预中,七种不同的路径将贯穿始终。

我竭力尝试,在对不同流派的描述中,尽量保持公平公正,但仍然不可避免地存在我的偏见,这点我希望在本书开篇就能公诸于众。在过去的二十年中,我接受过本书即将讨论的各个流派的正规培训,但最终,我的家庭治疗教学和实践,定位于连续谱的一个端点:系统和叙事的家庭治疗。我希望我可以有底气地说——我对此理论取向(theoretical orientation)的选择是基于大量的文献阅读,特别是关于这七个流派治疗效能的比较研究文献。可惜,并不存在这样的文献,或者至少我没有看见过。我只能说,我的理论取向源自于一个复杂的混合体:我自己的原生家庭(family of origin)经验,我与几位家庭治疗导师的交往经验,以及我二十年临床的经验。

我将自己的理论性探讨分为两个章节:第一个章节包含家庭治疗的五个流派:精神动力学派、体验学派、结构学派、行为主义学派和策略学派,在家庭治疗专业领域,这些流派处于历史奠基人和起源者(seminal)的位置。第二章则重在探索家庭治疗的系统和叙事学派，这是本书其余章节中始终涉及的理论取向。我将以对皮斯家庭的介绍开始七个流派的叙述，从与家庭的初次电话和其后初次访谈的前五分钟面谈说起。这段资料在这两章里会被通篇引用。然后，我会从家庭治疗不同学派的视角，来描述其后的治疗，包括初始规划和进一步的治疗轨迹。

第三、四、五章节直接来源于我在麻省总院的十五年教学经历，以及若干年的临床实践，包括在医院急诊科室组建团队，帮助青少年处理面临急性危机的家庭。这些章节受益于临床中那些充满压力的急性危机和两难问题：身处危机的主体是青少年，何时我们应该把父母包括进来？如果青少年的父母在场，青少年会不会拒绝参加治疗？我们该如何发起一个初始访谈？我们该如何结束？第一次访谈之后，其后的中间过程会发生什么？本书的第三章里，我列出与青少年及其父母一起工作时的议题和两难。第四章配合着临床故事来重点讨论五种临床干预方法，特别适用于危机或短期工作。第五章提供两种额外的干预方法，也是结合临床的叙述方式，更适合于开放式结尾的治疗或咨询。

在其后的两个章节，聚焦于青少年及其家庭的发展性变量的呈现和治疗。第六章专门聚焦于离家有困难的青少年，该章节由这些问题推动：面对拒绝长大的青少年，你能做什么？这类个案适合家庭治疗，还是个体治疗？在此章节中，还有一个实际的家庭案例，一个妈妈带着六个孩子(生理年龄从青少年到成人)，人人都有迈向人生下一阶段的困难。

第七章针对家有青春期孩子的夫妇，他们的婚姻问题是家庭困难的主要原因，而非亲子关系或者青春期孩子的问题。此章节尝试回答如下问题：当着青春期孩子的面，你怎么与夫妇讨论他们的婚姻，却又保持不冒犯他们的隐私这一前提？青春期的孩子需要参与到治疗中来吗？如何判断呢？也许，他们的父母一旦知道如何处理他们的婚姻，这些孩子的问题就会自然好转？本章首先呈现一个夫妻的案例，然后列出当青春期孩子缺席治疗时，如何与夫妻工作的若干建议。

在接下来的两个章节中，我致力于每个家庭治疗师在具体工作时的文化和临床话语(discourse)。在研究我自己的家庭故事和学生的提问之后，我在第八章专门研究了治疗师为何如此工作的故事。基于这些针对临床治疗师的研究，我着力解决以下这些问题：这些治疗师与其他治疗师的区别是什么？随着治疗师年纪见长，这会如何影响他们与青少年及其父母的工作？本章的最后，我对培训和督导给予一定的讨论。

第九章列举出很多侧重点各异的故事，有时候是完全相反的故事，来源于小说、电影这样的文化资源，或公共卫生资料库和精神卫生研究之类的科学数据。本章的关键问题是：作为家庭治疗师的我们，如何论述青少年这个概念，并以此指导实际的工作？

对于我们的社会而言，要从儿童期安心地过渡到成年期，最全面的方案必须是依靠多个系统——学校、法院、电视节目(television portrayals)、集体活动以及政府赞助的反贫穷活动。本书将检视在家庭治疗的情境下各种可行的干预方式，并提出若干问题：在治疗情境下，家庭如何才能够改变从青春期的主流故事(dominant story)中获得的偏见——即"青春期是一个与家人断开联系的(disconnect)时期"？在不草率拒绝家人的参与的情况下，青少年要"长成为某个人"的途径是什么？治疗师如何帮助与青少年共同生活的父母，让他们既坚强又有弹性？家庭能否吸收临床研究的新结论，即青春期并非看上去那样——风险越来越高、情绪变化剧烈、喧闹无比？当青少年确实卷入高危行为时，家庭如何支持他们，而不会放弃他们？本书旨在为与青少年工作的治疗师和家有青少年的家庭提供一个实践的指导。与此同时，本书也挑战了一些关于青少年的旧观点，即青春期一定是个与家庭分离的人生阶段。因而本书很欣赏这样的观点：个体在成长的过程既要身处家庭关系的背景里，又要与家人有所不同地独立出来，在这双重力量的同时作用下取得平衡。

第一部分
与青少年工作的家庭治疗概览:一例个案的七种治疗方法

第一章 精神动力、体验式、行为取向、结构式及策略派五种取向

皮斯(Peace)家的介绍

（注：出于隐私保护的考虑，家庭的姓名和一些可辨识的细节在此处都做了处理）

皮斯夫人给诊所打电话求助，因为她16岁的儿子伯特(Bert)，已经逃学一个月，而且她怀疑他在过去的3个月里在尝试吸毒。当被问及家庭最近是否发生什么变化时，她承认几个月前，她丈夫宣称他有个工作调动的机会，准备举家从现在的波士顿(Boston)迁到坦帕(Tampa)。皮斯夫人好像预料到下一个问题是什么，自己接下来主动说，伯特对这个即将到来的变化非常不安。她补充说，她很能理解伯特的感受，但不是很能猜到她丈夫的感受。然后她咕哝着说，她会因为家里有很多尖叫而惊恐发作什么的，但很快就将话题转换道：伯特是否应该单独前来治疗，还是说需要她或者她丈夫一起来参加第一次面谈。当她被问到家里还有什么人同住时，她有点惊讶地提到莎莉(Sally)，13岁的女儿，安静，"没有问题"，标准的A等生。我建议，因为听上去计划中的搬家和伯特的逃学事件对整个家庭都产生了影响，所以第一次面谈需要整个家庭一起来。

一周后，皮斯一家来到我的办公室就诊。我询问每个家庭成员，他们怎么看这个问题，还有他或她希望家里会有什么不同。伯特倒在他的椅子里，一直在研究他的右边鞋带，对着地板小声咕哝："我来了，这就是你们可以让我做到的一切。心理医生很蠢，我是不会在这里讲话的。"皮斯夫人带着责备的眼光看了儿子一眼，勉强地笑着说："我想真正的问题就是伯特不愿意搬到坦帕去。我不想现在去贬低我丈夫，但我认为，他好像并不完全了解，这次搬家对一个16岁的男孩意味着什么。当然，我并不介意住在哪里。"当皮斯先生回答"你怎么看现在这个情况"的问题时，他看着我的眼睛宣称："问题就是，每个人只固守自己的角度。没人听我的。这个家里印第安首领太多，但印第安人（译者注：俗语，代指听从指挥的人）却太少。从伯特开始，如果他不想成为家里的一员，他可以尝试自己独立生活。"然后他又稍微后退了一点，加了一句："我猜，我就是还不够好，所以他们不听我的。"对在家中希望看到有什么不同这一问题，莎莉的回答很柔和："我只是试图不去挡任何人的路。我希望家里能有更多的平和，不要有那么多喊叫。"

虽然这是一个临床的概括性描述，但也提出很多可以从不同角度回答的问题，可以根据不同的理论流派有所变化。谁应该被看见？这是个家庭的个案？还是夫妻的？或是个体的？问题是什么？什么样的变化可能会带来影响？人们会怎样变化？谁该对变化负责任，咨询师？父母？还是整个家庭？正常的青少年行为是怎

样的？

本章和下一章会逐一讨论，七个家庭治疗流派对这些问题可能出现的不同回答。读者可以在这七个不同的镜头之下选择自己的答案和回应。父母对青少年发展的作用是重要的、还是比较边缘性的，治疗师是一个专家还是一个合作者，变化的本质是什么，这些信念都会影响我们如何提问、如何探索，如何进入与我们一起工作的家庭。比如，一定要有治疗性的关系吗？行为改变过程中是否会有顿悟产生等。

精神动力与客体关系学派的家庭治疗

基本的理论假设

因为起源于个体导向的精神动力治疗，此流派的家庭治疗更强调：从无意识材料中激发意识化的自我觉察。当夫妻间、亲子间开始察觉相互的投射时，就是扭曲的直觉、期待开始变化和好转的时机。家庭秘密是治疗中的一个重点，它会在代际之间传递。因此，家庭治疗师尝试帮助家庭成员揭开秘密，去表达相关的感受，比如愤怒或哀伤。

精神动力学派的家庭治疗的核心观点是：当前家庭或婚姻中的问题是过往代际中未解决的议题所致。治疗的主要目标是，将家庭从对上代的过度依恋中解放出来。治疗师更像个引路测试的(lead-test)科学家，帮着农夫决定，今天种什么，哪里的土可以挖，明确旧时代的遗物中哪些是碎片，哪些是煤气管道。只有准确地知道过去土层里的状态之后，农夫才有可能安全地去种植胡萝卜和土豆，或者只是种花和水果。如果对过去的事情缺乏考察检验，就很有伤害家人的力量，会将过去的伤害和适应不良的行为模式无形地投射给家人。反之，如果过去的事情经过考察和检验，父母就可以在抚养子女的过程中，知道哪些危险是真实的，该如何避免，而哪些危险仅仅是想象出来的。家庭治疗师的挖掘工作得益于几样工具，这些工具主要来源于客体关系理论。

在这些工具中，首当其冲的是投射性认同(projective identification)。津纳和夏皮罗(Zinner & Shapiro, 1974, p. 179)曾把这个过程定义为："成员把自己身上拒绝接纳的或者特别珍惜的特质分裂开来，并投射到其他家庭成员身上。"这个过程的目的是以人际冲突为代价来获得内心的平静。举个例子，如果在父母的自我发展过程中，本能冲动和超我不能得到很好整合的话，那么在家庭这个单位里，某个家庭成员就会成为冲动满足的承担者，而另一个家庭成员则会承担控制和惩罚这些冲动的角色。更为复杂的事情是，这些无意识的投射会反馈式进行，仿佛每个成员都在用他特定的方式引发对方否认的(disavowed)特质。比如,一个少年犯的父亲其实在隐晦地支持儿子的逃学,而他儿子则无意识中欢迎和邀请他父亲的严厉批评。

麦琪·斯卡夫(Maggie Scarf)在她的《亲密伴侣》(intimate partners,1987)一书中提到,夫妻间发生投射性认同,就像把内在心理的痛苦转化为人际之间的挣扎。"自我内在那个曾经不被接受的部分现在变成伴侣身上无法容忍的部分。原本是伴侣自我内部的战争,转化为两个人之间的战争(第227页)。"因此,皮斯夫妇也各自无意识地接过对方本身很困难的部分来认同。对皮斯先生而言,男性表达脆弱情绪在他原生家庭中是被禁止的,而皮斯太太原生家庭中受到禁止的则是独立和抱负。他俩之间的共谋就会允许皮斯先生去实现他们共同的愿望,即独立和进取的愿望,而皮斯太太则一直固守在表达亲近和亲密的愿望上。随着时日流逝,这些相互的投射变得越来越极端,越来越让对方难以忍受,因为这些特质恰恰是自己一直痛恨不已的一部分内在。皮斯太太一直在控诉皮斯先生太过自我中心,完全不顾家庭地拼命工作,皮斯先生则发现他的太太"太他妈的情绪化了"。简而言之,当初皮斯夫妇之间相互吸引的特质,现在反而成为相互排斥的特质。从曾经的相互吸引到现在的彼此对抗,这样的转化是投射性认同的一个副产品。这样一路走下去,投射性认同还会产生很多神经症症状。

津纳和夏皮罗(1974)对这样的相互投射的功能作了一些解释:通过他们重现父母与原生家庭(父母与祖父母或外祖父母)的冲突,可以保持前几代关系的鲜活;在父母和子女的当前代际中:因不知如何整合冲动和控制,将这种内在心理痛苦外化为人际冲突。因此,家庭成员常常彼此投射,以此来卷入一场彼此缠绕的无意识的共谋。父母这样做,可以紧紧抓住他们原生家庭中丧失的关系,并获得一种舒服的防御方式。与此同时,青少年则因为害怕失去父母而不敢拒绝来自父母的投射。家庭治疗师必须提供接纳的土地,承接流星雨般的投射却不会爆炸,一片只是吸纳却不会反弹的土地。正因为家庭治疗师的这种能力,即坚守自己的效能感,包容家庭成员多种投射,所以被称为容器(containment)(Smilansky, 1994)。

另外一个挖掘过往的重要工具是移情。个体和家庭治疗都认为此时此地的咨询会激发过往关系的记忆,借此提供一个良机,去澄清和理解早年扭曲和失望的记忆。但家庭治疗中有所不同的是,移情的客体就在咨询室中,因此,解释可以更加直接地进行,而不用一直等到来访者和咨询师的关系中出现移情。举个例子,咨询师可以问皮斯先生,他先前对于家人的公开评论是什么意思——"我猜我可能也不太容易让别人听我讲话"。原生家庭(皮斯先生与他的父母)中的谁,会让他有这样的感觉?当他说起,他妈妈经常会说,他是个一无是处的男孩,永远比不上那个完美的哥哥,这时我们就能够更好地理解,他在用过去的眼光扭曲现在,他把任何成年后别人对他的批评,都看成一个完全的否定,包括丈夫、父亲和一家之主等角色。

对青少年工作的贡献

精神动力学派的家庭治疗师在一个三代人的情境中观察青少年,这得以让他们接触一些小秘密、未解决的困难、丧失的关系和掩藏的感受。因为青少年会表达一些攻击和性方面的感受,这些会让整个家庭如坐针毡。治疗师想要知道,在青少年子女迅速成长的性驱力和独立需求方面,是什么会让父母感到不安。父母间的互动和他们自己早年原生家庭带来的未解决问题,可能正左右着他们,问题或许不在孩子身上。治疗师会提醒人们,不要仅仅从表面上去理解青少年的行为和其他表现。一个女孩子非常出格的叛逆行为,可能是个信号：整个家庭对于孩子长大非常焦虑。一个男孩子不愿意去上大学,可能在表达：他父亲对于被爱而不是对成就的渴望。在每一种场景中,精神动力治疗师都认为,青春期是一段无意识力量强大的时期,这会让代际两端的家人都会受到巨大扰动。

主要的代表人物

詹姆斯·弗莱莫(James Framo, 1976)邀请父母、成年的兄弟姐妹亲自来参加个别或多人会面,以此将过去的扭曲带到现实情境中来。这种"原生家庭"的工作一般来讲紧凑而密集,家庭成员连续两天前来参加一定长度的会面。会面的目的是,帮助成人减缓对其原生家庭里的父母的情绪反应,了解父母在抚养孩子期间必须面对的挑战。这些会面可能会聚焦于未解决的问题和秘密,并借此促进家庭成员之间更多的谅解和坦诚。

诺曼·保罗(Norman Paul)将弗洛伊德的压抑理论应用到家庭中未处理好的丧失(unresolved loss)上来。他相信,家庭里的大多数症状可能与先前未哀悼的丧失有关。在其他家庭成员充满共情的参与旁观之下,对某个重要的曾经的丧失做足够的哀悼,这是每个成员都需要的。

默瑞·鲍温(Murray Bowen, 1978)强调,在保持个人与家庭的联结的同时,个人分化为独立个体是很重要的。为了帮助家庭成员变得更加独立,他会促进家庭成员回到原生家庭中,尝试带领成员走出问题性的三角关系。这个过程可以通过写信、打电话或者实际见面拜访来完成。无论什么情况,治疗师都要求来访者聚焦一对一的关系,去除第三方的干扰。使用家谱图来确认关系的模式。代际间重复出现的主要三角关系模式是干预的重点,如特别紧密的母子关系,同时伴有冲突的同胞关系。

伊凡·博斯佐门伊·纳吉(Ivan Boszormenyi-Nagy & Sparks，1973)提出的家庭账簿(family ledger)概念非常有名，包含多代际长时间的责任与债务账户的平衡。还债(payment)可以跨代实现，不一定要由最初欠债的人来支付。如果太多不公平(injustice)积累起来，而没有恰当的回应，就会有问题发生。从个体角度来看，对症状的解释是个体出于对家族的忠诚而牺牲了自己的正常生活。治疗聚焦在对前几代错误的谅解上。

皮斯家庭的精神动力家庭治疗

精神动力取向的家庭治疗师会特别关注未解决问题的代际传递，有问题的三角关系和家庭秘密。她将建构一个至少含有三代人的家谱图，并以此开始工作，由此对皮斯家有个视觉化的图像。她可能被代际之间重复出现的三角关系形态所击中：疏离的夫妻关系伴随着紧密的异性亲子关系。治疗师可能假设，亲子关系的紧密联结是以夫妻婚姻关系为代价的。治疗师可能会训练皮斯先生如何回到他的原生家庭，与他的父亲和母亲分别进行一对一的对话，当他父母在他面前说另一位伴侣的坏话、抱怨或谣言时，主动阻断这一行为。

治疗师可能会建议皮斯夫妇，分别和他们早先的原生家庭完成一些任务，借以帮助消除他们之间飞来飞去的密集的相互投射。皮斯先生的父母对他曾经进行尖刻的批评，因为认识到这些批评的负面作用，皮斯可以准备去和他父母好好谈谈：自己曾经如何努力去符合他们的标准，但为什么他们的标准总是那么高不可攀。皮斯夫人可能要被问及，她在婚姻中遇到差异的时候，如何通过三角化伯特来避免和丈夫的冲突。这些三角化可能会追溯到她自己原生家庭中相似的三角化，妻子出于安全顾虑，将对丈夫的怒火转移到儿子身上。

投射性认同让皮斯先生放弃了情感表达，让皮斯夫人否认自己的驱动力和愿望，这些也会在治疗中得到探索讨论和挑战。在这些探索中，治疗师可能会选择让伯特和莎莉待在治疗之外，相信通过婚姻关系的变化，最终会帮助孩子变化。

控制冲动是精神动力学派的家庭治疗师可能会有所作为的一个领域。整个家庭控制冲动的方法在成员间没有实现整合，而是被分裂成不同的部分在行使不同的功能。治疗师会想知道，在皮斯夫妇各自的原生家庭里，性和攻击驱力是如何表达和满足的。通过伯特的付诸行动，他们都有机会和他一起再体验一次，原生家庭里所禁止的那种自由。对伯特而言，他把他的自我批评投射给父亲，以此就可以避免将冲动控制和表达整合起来的麻烦。一言以蔽之，不论治疗师具体的焦点是什么，对无意识过程的领悟是最重要的。

体验式家庭治疗

基本的理论假设

相对于前一个模式对祖先的关注,体验式家庭治疗的重点是此时此地。变化发生于当下(immediacy)的治疗关系中。治疗师试图打破家庭成员间舒服的、社会性限制的互动,从而让一些新的、自发性的事情有机会发生。这种治疗模式很重视自我洞察后产生的情感和自发性行为的表达。治疗师类似民间艺术家,可以把日常用品转化为艺术作品。观者会很惊喜地发现,一套旧勺子意外地变成了一片翅膀。在日常生活中发现例外,运用游戏技巧来应对,这两个技术是体验派家庭治疗的重要标志。

体验式家庭治疗植根于20世纪60年代的人类潜能运动。他们在接受体验中做治疗,因为这种方法坚定地坚持非理论倾向,所以不容易为自己找到心理概念的解释。描述先驱者的实践是传播这个学派的主要观点的最好方法——他们怎么做的,而不是他们怎么想的。该流派聚焦于体验,而不是做出解释和赋予意义。这类治疗师相信,此时此地的体验变化也会带动深层变化。

对青少年工作的贡献

在与青少年工作时,体验模式常常会得到特别的共鸣。体验式治疗师强调对真实的确认,努力让家庭成员间迸发出更多真诚。类似的,无论他们的理论取向是什么,本书访谈的二十多名家庭治疗师(具体见第八章)中,大多数都强调,和青少年工作时,真诚和自我暴露很重要。体验式家庭治疗的两个重要标志——使用幽默和游戏,也是该取向的家庭治疗师所高度强调的,这超越了理论取向。

主要代表人物

弗吉尼亚·萨提亚(Virginia Satir)被公认为早期家庭治疗的杰出代表人物,被誉为一位人格魅力非凡的、具有奠基性意义的"家庭治疗之母"。她起初是一名学校教师,她在家访过程中意识到家庭在影响儿童自尊方面的重要作用。她相信,家庭成员间的良好沟通和个体的自尊水平紧密关联,而这两者都应该是治疗的目标。她对揭示家庭里的个体差异很有兴趣,并鼓励家庭成员发展足够的自信,以在家庭情境中发表自己的观点(Haley & Hoffman, 1967; Satir, 1964)。

萨提亚因强大的情感表现力而被人铭记,作为一名治疗师,她始终聚焦家庭中的积极方面,与家庭成员一起体验希望和痛苦。她与家庭的情绪联结部分建立在她对非言语沟通的敏感性之上，这种敏感性依赖于所有的感官；她相信如果家庭成员能学习更多的听、看和触摸，他们就有更多解决问题的资源。

萨提亚发展了若干技术，来让治疗过程本身产生新事物（Andreas, 1989）。在每次治疗的前期，她会训练家庭去谈他们当下想要发生点什么，可以让生活更美好，她会打断任何指责或消极的沟通。她会询问细微互动中的每个细节，寻找重复性的模式，让家庭知道，她对每个成员的感受和观点都感兴趣。

她也因为其戏剧化、行动导向的技术而闻名，这些技术可以帮助家庭激发出成长的新契机。她可能会让家庭成员想象某些标志性的姿态（称作雕塑），来具体展示家庭中的规则和角色，甚至使用绳子或蒙眼布，来画面性地展现这些角色所受的限制。有时她会在团体治疗的情境中工作，请团体成员的某人来扮演家庭成员，这个技术叫做**家庭重塑**（family reconstruction），混合了肢体雕塑、指导性的想象和心理剧的元素。被称作探索者（explorer）的个体，会邀请团体成员来扮演他家庭中多个代际的成员，以帮助他从新的视角来看自己的家庭。

因为大多数体验都在意识之外发生，卡尔·威特克（Carl Whitaker, 1975）相信，我们可以通过非言语动作或标志信号获得进入这些体验的渠道。为了做到这点，他试着让家庭成员以不带任何社会束缚的方式彼此相遇。他实践着一种"荒谬疗法（therapy of the absurd）"，这是一种通过幽默、无聊、笑话、粗鄙、自由联想、隐喻性地说话，甚至是在地板上摔跤，来与潜意识联结的方法。通过这些不寻常的相遇，打断僵化的思想和行为模式，正如威特克本人所述，"整个治疗过程就是打破面具的过程"（Haley, Hoffman, 1967, p. 320）。

治疗是一种控制和非控制的有效混合。起初，威特克会对治疗过程高度控制，建立各种阻碍，在欲擒故纵的情境下，看看家庭成员是否会揭竿而起，真正投入治疗之中。他相信，在游戏真正开始前，他必须建立起游戏规则，一旦规则建立起来，他则希望由家庭成员接手过去。他把这个过程比喻成撑杆跳，作为一名治疗师，他带家庭来到跳杆的最高处，然后希望地球重力来照料剩下的一切。

治疗的过程是寻找未曾预见和期待的东西：这个令人惊讶的元素，是改变的催化剂，威特克称之为"成长的边缘（growing edge）"（Haley & Hoffman, 1967）。未曾预期意味着：当一家人，而不仅仅是来访者（indexed patient）[①]，被焦虑搞得鸡犬不宁时，某位成员试图聚焦家庭隐藏的冲突，正是这个冲突，让家庭中的这个成员糊涂地成为替罪羊。

[①] 有国内文献将此英文翻译为"索引病人"，这里为降低病理化倾向，翻译为来访者，相应共同参加治疗的家庭成员，则称为家庭成员。——译者注

威特克喜欢与协同治疗师一起工作，以帮助他梳理每个成员的纠缠。他将两个治疗师之间的分工描述为：一个人在玩、一个人在管理。精神动力派的家庭治疗师把自己的角色看成治疗中移情的靶子，而威特克在治疗中把他自己看成是与家庭一样获益的角色：他认为自己做治疗的原因是"为了体验更多的自己（to experiencee some more of myself）"。

皮斯家庭的体验式家庭治疗

因为运用自我是这个模式的主要理论结构，所以依据治疗师的人格特征，来描述皮斯家接受的治疗会比较容易。冒着自高自大的风险，我选择想象弗吉尼亚·萨提亚会如何来治疗这个家庭。

一个像萨提亚的治疗师，首先会小心地用家庭成员各自喜欢的名字来与每个人打招呼，问他们如何知道这次会面的。

"莎莉，你怎么知道要有这次会面？"

莎莉："从妈妈和爸爸那里知道的。他们说我们将要谈谈家里的问题。"

接下来治疗师可能会说："伯特，你是怎么听说的？"

伯特："从我姐姐那里。"

到这里为止，治疗师会先做个小结："所以，莎莉是从父母两个人那里得到的信息，而伯特是从姐姐那里听来的。你们有传递信息的不同途径。如果父母两个人一起告诉伯特这个消息，会怎么样？你们为什么不现在试试？"

这个简短的交流将萨提亚的重点置放在此时此地，并将家庭的沟通模式与每个人能否表达自己的观点见解联系起来。换句话说，家庭成员间好的沟通取决于伯特、莎莉、皮斯先生和太太能否谈论各自对家庭治疗的感受和想法方面的差异。

下一步，治疗师可能会询问家庭成员：他们希望当下能发生什么让生活变得更美好。这里的焦点又落在：每个成员的观点能否在一种允许差异存在的情境中得到表达。她看重沟通中任何一个温暖的片段，或者是表达更加亲密的愿望。相对应地，她会打断任何一个含有敌意沟通。举个例子，如果皮斯夫人说，她需要丈夫真正关注她，治疗师就会问她，是否愿意现在就冒险来实现这个目标。每当皮斯夫人沉溺她的过去，谈论如何努力吸引皮斯先生的注意力，但常常失败的经历，治疗师就会立即打断，然后把皮斯夫人带到此时此地来。她可能会让皮斯夫人握住丈夫的手，看着他的眼睛，问他感觉怎样。接下来，咨询师可能会问皮斯先生，被妻子触摸和凝视的感觉如何。

这位体验式治疗师对伯特付诸行动的症状很困惑，希望找出皮斯夫妇如何通过此症状来试图解决原生家庭的问题。具体而言，皮斯夫人认为自己不受丈夫重视,正如她母亲不受她父亲重视的样子。伯特的逃学和吸毒,可能是一种通过削弱父亲的权威而让母亲显得更为重要的尝试。

萨提亚模式的治疗师接下来可能就会"雕塑"伯特和他父母间的三角关系,把母亲放在家庭中心并列举出她帮助伯特的各种努力。她会让伯特一只手伸向母亲,另一只手将父亲挡在外面,然后问伯特,这是否是他在家中的感觉。她可能再次雕塑家庭,让父母相互挽住手,而另一只手则一起伸向伯特和莎莉去触摸他们。治疗师接下来会问大家对此雕塑的感受,尝试发掘出皮斯家庭中更多积极的角色,打破限制家人彼此之间更加亲密的僵化的家庭模式。举例而言,对修正过的家庭雕塑,皮斯先生可能会说,他在这个和妻子手挽手的位置感觉不舒服,他认为孩子们看到自己和妻子平起平坐的关系时,会失去对父亲的尊重。治疗师则会挑战这个家庭规则,分开父母,然后说:父母都快要失去对儿子的控制了,所以父亲如果单独站在一边,并不一定是强有力的位置。她还可能会让父亲去与儿子直接面质,儿子对这个雕塑有什么样的感受。运用这种方法,萨提亚模式的治疗师会持续挑战这个家庭关于权力的规则,推动家庭建立一个新的更加亲密的模式。

结构式家庭治疗

基础的理论假设

在这个流派中,与家庭的工作方法更多聚焦于家庭的正式结构属性的变化,而不是情感或者认知领悟。结构在这里的含义是互动的模式,而不是内容,它的具体定义是规则(比如谁的话在家里算数?吃饭时每个人都坐在哪里?)、家庭里的界限(比如孩子是否能不介入父母的争吵?父母是否具有作为夫妻的独立关系维度?兄弟姐妹之间是否拥有他们自己的关系,并依据年龄和性别被赋予不同的特权和任务?)、家庭与外部世界的界限(家庭是否与局外人谈论他们的问题,他们与局外人是隔绝的还是亲近的?)、代际层级(比如父母掌权还是青少年操控全局?父母是不是要听从某个祖父母的意见来养育孩子?)。

结构式治疗师与家庭工作时,会带着以这些规则为基础的正常家庭的概念,也允许根据文化、民族和经济条件做一些变化,他们认为一个功能良好的家庭,应该具备界限清晰的代际关系,父母应该是明确的主导者,亲子、夫妻、兄弟姐妹这些子系统也应该具备清晰的界限,与外部世界之间有灵活而强大的沟通联系。相比之下,当孩子卡在父母间的权力斗争之中时,常常就是孩子出现问题之时。当家庭对孩子施加太多控制,或是出现跨代之间的三角关系时,通常是家庭中存在某个孩子与父母一方共享的秘密,而父母的另一方则对此并不知情。结构式治疗师对这样的问题都非常警觉，他们带着这些方案，聚焦当下家庭情境的治疗立场，准备与家庭开始工作。

治疗师像一位进场的建筑督查，毫不关心房子的摆设和历史，相反，他会直接询问：房子只是需要一些小修小补吗，还是需要一次大规模的翻新？墙壁坚固吗？房门都有锁吗，还是随便出入的？每个房间都有自己独特功能吗？这些卧室和公共客厅之间有独立的楼层分隔吗？有没有安全的户外游乐空间？房子是不是建造得足够好，这个非常重要。或者把这个隐喻解释成：如果家庭的结构完好无缺，症状就会消失。

对青少年工作的贡献

结构式家庭治疗给有青少年的家庭带来了令人憧憬的信心和权威。为回应付诸行动的青少年，特别是对药物滥用或逃学的青少年，此派治疗师会有一个包含所有家庭成员的计划，通过一些行动让家庭成员去改变，让所有家庭成员都能够负责任。

主要代表人物

萨尔瓦多·米纽秦（Savador Minuchin）是公认的结构式家庭治疗之父、奠基人。他在任费城儿童指导诊所主任时，与大量罹患身心疾病的家庭、住在城市贫民区里的家庭（inner-city family）工作（Minuchin，1974，1978）。他首先会"融入"（join）每个家庭成员，与每个人建立关系，为其后做好准备，以便重新建构家庭系统，为不同家庭成员赋能。在他一开始的融入行动中，他会很小心地支持家庭中既有的规则。举例而言，如果父亲是家中的权威，米纽秦会征得父亲的允许之后，再去与其他家庭成员谈话。他会试图将自己融入在每个家庭独特的文化中，模仿家庭的语言（隐喻的或者具体的）、家庭成员的姿态、说话节奏和情绪。

接下来，米纽秦要评估父母、亲子、兄弟姐妹这些子系统是否界定明确。界限的评估是看他们是不是僵化（家里是否允许外人来访？比如很多酗酒家庭就会因为太羞愧而不能邀请他人来家做客），或者有多么松散（外人是不是自如地出入家庭，提供各种建议）？在疏离—缠结连续体上评估家庭的位置：在缠结的家庭中，因为要对家庭其他成员的情绪和行为保持警觉和敏感，个体成员很难分化；在一个疏离的家庭中，成员彼此太分散，需要一个巨大的变动来让家庭成员注意到彼此。

评估阶段之后，米纽秦会使用各种技术来重新建构家庭。这些技术可能先从营造一些空间开始，比如让失去控制孩子能力的父母坐在一起，让孩子坐到屋子的另一个角落，和父母分开。他也会给家庭强加一些沟通规则，比如"只为你自己说话,不要替别人说",或者"不要谈论你的配偶,直接与他(她)对话"。

米纽秦做的另一类干预是让问题在治疗疗程中暴露出来。举个例子,米纽秦会让父母两个人现场劝他们拒绝吃饭的女儿,让她吃下热狗,先是两个人一起劝,然后每个人独立劝(Minuchin, 1978)。当父母一起劝女儿的时候,他们之间权利争斗的三角化就显现出来了。在他们分别独立劝说女儿吃饭失败之后,米纽秦再把父母团结起来,让他们的女儿从夫妻关系的失败中解脱出来。

斯坦顿和托德(Stanton & Todd et al., 1978, 1982)以对药物成瘾和酗酒的青少年及其家庭的工作而著名。在他们与药物滥用的青少年及其家庭工作时,他们认为青少年的物质滥用不可避免地与婚姻困难联系在一起。因为成瘾者变得越来越有能力并独立于家庭时,婚姻的问题就变得更加严重,因此成瘾者宁愿转向自我毁灭的行为,来确保他不会抛下父母和他们的婚姻不顾。

他们帮助成年儿童离开家庭的治疗计划——家庭再创造计划,比较适合个体发展的早期阶段,那个阶段父母掌管着家庭,家庭成员的彼此联结更加紧密。斯坦顿和托德认为,这个结构式的变化具有促使青少年与家庭分离独立的效果,因为青少年们会对这种婴儿化的对待非常不满。治疗师也将药物滥用重新定义为"错误行为",而不是"疾病",前者允许父母成为专家,进而掌控局面。他们鼓励父母共同工作,反对父母的某一方与青少年子女结盟。兄弟姐妹辈会单独进入他们自己的疗程,以区分代际差异。父母要学习,如何就青少年错误行为共同协商合适的规则和后果。最后一点,治疗师会寻找每个家庭成员身上的力量,共同促进青少年实现与其他家庭成员区分开来的发展性需求。

皮斯家庭的结构式家庭治疗

结构式治疗师会首先聚焦于评估皮斯家的结构属性。因为皮斯先生把自己看成是家庭的首领,治疗师会先和皮斯先生说话,然后看到这对夫妻之间岌岌可危的联盟关系,伯特对皮斯夫人公开的支持,家庭中的夫妻、亲子和兄弟姐妹几个子系统都界定模糊。家庭内的界限被评估为疏离的:伯特需要用逃学和药物滥用来告诉父母,家里出事了。家庭和外部世界的界限看上去是僵化的,因为没听到提及什么朋友或亲戚来访,皮斯家庭也没有向大家庭或者学校求助。治疗师会把伯特的药物滥用和逃学行为看成是亲子亚系统低分化的症状,而他的药物滥用会被特别看成是一种努力尝试,要挽救不断升级的婚姻冲突,如果没有他的反叛行为父母的婚姻关系就真的会爆炸。

当评估变成治疗时,结构式治疗师会融入沟通规则,即每个成员只为他(她)自己说话。所以,当皮斯夫人插话说她不害怕搬家到坦帕,但她知道伯特害怕时,治疗师会打断她。治疗师可能还会设计一定的空间，来让父母单独相处，加固夫妻关系。比如，让皮斯夫妇并肩坐在一张沙发上，让伯特和莎莉安静的坐在屋子的一角去读书，甚至是让他们离开屋子不听这部分的谈话。伯特的药物滥用被重新定义为错误行为，皮斯夫妇要学习如何更紧密地监管伯特的这种行为，就好像伯特是个延迟期的儿童，严密看管他的一举一动。这些干预旨在重新把父母联结为功能强大的单元，就像管教年幼儿童的父母。此外，把伯特的药物滥用定义为错误行为而不是疾病，也可以把父母放回管教权威的位置，因为父母可以作为纠正错误行为的专家，而疾病则需要医生来作为专家。治疗师会要求皮斯夫妇共同探讨伯特逃学的后果。最后，治疗师邀请伯特和莎莉参加他们自己的兄妹聚会，以探索和加固他们的关系，这种关系目前看来根本不存在。

行为取向的家庭治疗

基本的理论假设

1979年开始发行的杂志《儿童行为治疗》（Child Behavior Therapy），该杂志很快更名为《儿童与家庭行为治疗》（Child and Family Behavior Therapy），表明父母是关键的社会强化物），最早引发了将行为主义技术应用到有儿童或青少年的家庭的治疗手法。当然，行为治疗整体有一个更长的历史，可以追溯到斯金纳（Skinner）和华生（Watson）的20世纪20年代，但本书中更多聚焦于家庭治疗的新近运用。

在过去的25年中，行为主义治疗师也在思考着改进，从最初的严格遵守可观察的外显行为，演变到纳入内隐状态的新的认知行为治疗。但是一些基本原则还是一直保持不变的：治疗的焦点应该是当前的情境，来源于学习理论的干预应该是可操作的，治疗目标应该是客观可监控的，治疗进展也应该是可以测评的。

行为治疗首先会从严格的测评阶段开始，目标行为都有客观的定义，确认不同情境因素（如：是在学校，还是在家里）与他们的出现和严重程度的相关性。测评包括对家庭在家行为或在诊所行为的直接观察、评估等级、角色扮演和访谈问卷。测评是一个连续的过程，允许治疗师在治疗的进程中反复测量行为的变化。

行为干预技术的范围很广，其中一些会在下面的章节详细介绍。概况而言，这些技术包括反应性条件作用（respondent conditioning, Morris & Kratochwill, 1983）、操作性条件作用（Weathers & Liberman, 1978）、社会学习及模仿（Bandura & Walters, 1963）、认知行为干预（Meichenbaum, 1977）、训练父母作为替代行为治疗师（Falloon & Liberman, 1983）等。

对青少年工作的贡献

当治疗师和家庭都感觉到无望,感到被强烈的情感和冲突所淹没的时候,行为治疗师为青少年及其父母提供了重要的工作方法。这些方法给所有参与者都提供了系统的解决问题的方法,治疗师可以与家庭协商出安全的方法,并指导家庭具体的操作。公平的协商是这种方法的一个重点,所有的治疗至少都会有两个视角,每个视角都需要得到尊重并承担责任。

主要代表人物

威热斯与利伯曼(Weathers & Liberman,1975,1978)和青少年及其家庭制定的"应急合约"(contigency contracting)代表了这个领域的重要贡献。应急合约是一种操作性反应技术,当消极行为激起愤怒,注意力总是起起伏伏不受控制的时候,此技术可用来促进合作和积极行为。对一个以冲突为特征的家庭,即家庭成员很难说出和倾听彼此的需要,应急合约可为家庭系统介绍一种非常结构化的互动方式。

威热斯与利伯曼制定了和青少年及其家庭工作的六步应急合约法:第一步,治疗师确定青少年和父母的奖赏性行为——对父母:"我的孩子希望我提供什么?"对青少年:"我的父母希望我能提供什么?"第二步,父母和孩子每一方确认出什么是特别想要的,但又不能在一开始就提供的;第三步,每一方为愿望清单排序;第四步,青少年和父母在指导下同理对方角色的感受,"如果对方为我这样做了,他的感受会怎样?"第五步,确定花费什么代价来提供愿望的奖赏,比如我(们)要花多少来满足对方所需要的?最后,讨价还价阶段。家庭成员确认好每个人愿意做什么来与对方交换自己所想要的。作者提醒说,当父母在家中掌控着青少年生活中的大多数奖赏时,这个方法尤其见效,在严重叛逆和父母管理混乱的家庭中,特别是有违法违纪的青少年家庭,这个方法的效用是很低的。行为治疗师好像一个政府协调员,敲定劳资双方的公平协议,确保每个人都愿意投入协议,去逐步实现目标明确的行动,每个人都同意集体的和谐价值高于单纯的个人利益。

俄勒冈(Oregon)的杰拉尔德·帕特森(Gerald Patterson)在与行为异常的青少年工作方面很有名。他记录下家庭成员在家中的行为,聚焦于那些父母鼓励青少年侵犯或攻击行为的反应,尤其是,他观察到父母的激惹性、间断的惩罚,威胁孩子不要有侵犯或攻击行为,但没有后续强化。帕特森和弗盖奇(Forgatch,1987,1989)除了和青少年工作之外,还为家有青少年的家庭写书,书中与行为主义一致的论点包括:促进变化的工具应该由父母一方来决定,因为他们是孩子们的主要强化源。作者还在书中强调，父母要有计划性和坚持性，来促进孩子们的责任感和自主性。

皮斯家庭的行为主义取向家庭治疗

行为主义治疗师一开始先对皮斯家庭进行功能分析：要求皮斯夫妇记日记，以此追踪他们对伯特逃学事件的反应，治疗师可能会问："如果逃学事件没有得到这么多的注意，会发生什么？如果逃学这件事情解决了，会得到什么？"这些问题旨在弄清楚：目标行为是怎么被强化的，可能是通过负向的注意而来。治疗师也要通过提问来评估更大的社会系统："在什么情境下，伯特的问题会变得更好或更糟？学校对逃学的回应怎样？学校对伯特的逃学有什么处置决定吗？如果是这样，这些处置对伯特的行为有什么影响？"

家庭也可以使用应急合约。皮斯夫妇或许愿意为伯特提供一些他想要的，比如在周末他可以使用家里的车。伯特也会被要求去满足一些父母的愿望，比如同意不需要督促就每天早上自觉收拾自己床铺。接下来，治疗师会询问皮斯夫妇，他们还希望伯特做什么其他的事。他们可能回答："我们希望知道伯特当天有没有去上学的事实情况，希望他停止药物滥用，多帮家里做些事情，每天和我们说说他都做了什么。"伯特也会面对同样的问题，他的回答可能是："我希望父母不要总审问我的行踪，允许我晚上在外面愿意待多久就待多久，给我更多的零花钱，停止将我和莎莉做比较。"然后，每一方就各自的愿望排序，父母认为停止药物滥用最重要，而伯特则将停止盘问行踪排在第一位。治疗师问皮斯夫妇，愿意为伯特做什么来实现他们的愿望，也问伯特，如果父母同意他的愿望，他会感觉怎样。皮斯夫妇可以谈谈，如果停止盘问伯特行踪，会遭遇什么困难；伯特同样也可以谈谈，如果戒掉药物，有什么样的困难。最后他们可以在一起讨价还价："皮斯先生和太太，你们愿意为伯特提供什么，来与伯特交换，让他不再服用药物？伯特，你愿意做什么，来与父母交换，让他们不再来烦你，盘问你的一举一动？"在整个合约制定的过程中，治疗师会训练家庭成员，如何有效沟通，比如保持眼神接触，保持身体朝向对方，使用非言语信息，比如用点头来表示正在倾听，等等。

大多数时候，应急合约是不会毫无阻碍地实现的。它需要更多开放的沟通，不止是谈论家庭很久前发生的事情，而是多多谈论每个人希望发生的事情。可能发生的困难包括：因为伯特很讨厌别人侵入他的隐私，所以对公开协商很不屑；皮斯先生可能对平等地制定合同的过程很愤怒；皮斯太太可能对她自己的希望是什么的问题支支吾吾。换言之，这个练习本身内含的一个特点就是对维持现状的挑战，家庭成员很容易提出一些抗议，不愿意做不同于常规的改变。

策略流派家庭治疗

基本的理论假设

此模型主张改变用以打断适应不良行为的行为序列。治疗师努力找出：用来解决最初困难的方法，何以本身也成为未解决的问题。治疗师将变化分为两种：初级变化和次级变化。初级变化指的是通常意义上的解决方案，有的时候起作用，有的时候却只会让问题更加糟糕。次级变化指的是随机事件或者治疗性的干预，旨在打断或打乱初级变化的解决方案。下面的例子可以说明这点。

一对夫妻前来参加我指导的夫妻小组，因为他们的治疗师和他们都感觉走到了极其难解的婚姻关系死胡同里。丈夫饮酒过度十来年，妻子抱怨丈夫阳痿，为了改善与妻子之间的关系，丈夫最近戒酒了，希望夫妻之间有满意的性关系。结果，丈夫很困惑地发现，他即使戒酒，性关系也没有改善，所以丈夫得出结论说，妻子一定有了外遇。最开始，丈夫不断盘问妻子的行踪，妻子也给他回答。一段时间之后，丈夫更加确信妻子在撒谎，然后开始跟踪她。妻子开始觉得这种监控无法忍受，变得更加遮遮掩掩和躲闪回避。反过来，丈夫就更加努力去抓妻子不忠的证据，甚至不上班，24小时监视她。妻子对此的回应是更多地遮掩和愤怒。

这个案例包含着几个初级变化的例子，即解决方案本身也是问题。丈夫的监视增强了妻子的隐私需求，然后又接下来增强了丈夫更多的怀疑，然后受这种怀疑影响，接下来又让妻子更加遮掩，如此恶性循环。从这个角度看，这对夫妻被锁进了一个行为序列，内部逻辑就是彼此循环增强。

策略家庭治疗师会首先引出围绕当下问题的行为序列，再描述给家庭，治疗师可能会建议妻子：下周选两个时间撒谎。每天晚上夫妻要一起谈话，丈夫来猜测，今天属不属于妻子撒谎的那两天之一，妻子则要告诉丈夫答案。策略治疗师会解释说，通过这样的方法，妻子可以教会丈夫区分她何时撒谎，何时在说真话。策略治疗师称这种干预为悖论干预——次级变化的一个例子，会打断夫妻间的自我升级和无解的常识性的解决方案。策略治疗师依靠悖论干预来回应家庭呈现的两难问题：帮我们去掉症状，但别让我们改变。

这类治疗师宛如一个围棋大师，胸怀整体棋局，明了每个棋子的每一步。咨询中，治疗师知道每次治疗的目标，对聚焦问题解决的治疗结果也有整体的画面。有一种说法是，系统中的行为的每一个小小改变都会引发系统中其他地方的其他改变，治疗师能够预测到大部分的变化。

对青少年工作的贡献

策略流派特殊的重要性在于它与青少年工作时那种悖论干预的能力,这与青少年本身固有的反叛性很相符。青少年期是一个联结和分离任务并存的人生阶段,青少年既非完全的成人也非完全的儿童,需要批评父母但也需要他人接纳,自我觉察并不稳定。策略派治疗师欣赏这些两难问题,把它们积极重构为青少年和父母都要同时面对的发展过程中的挣扎。

主要代表人物

整个策略派治疗师都受到米尔顿·埃里克森(Milton Erickson)(Erickson & Rossi, 1981)的重大影响,这位大师特别强调治疗的实用性:治疗的目标是实际的行为改变,而不是对于变化的领悟。埃里克森积极和乐观的治疗态度,通过故事、谜语和隐喻来给予间接建议,这些都给予策略治疗师很多启发和借鉴。

加州精神研究所(MRI, mental research institute)的家庭治疗师是最早一批的策略家庭治疗师,杰·海利(Jay Haley),保罗·瓦兹拉维克(Paul Watzlawick),约翰·威克兰(John Weakland),乔治·贝特森(Gregory Bateson)等都出自于这个研究所。他们假设,家庭基本上都是自我稳定平衡的,即家庭会做任何事情去保持稳定,即使代价是家里出现有症状的成员。因此,就这个范围而言,治疗师尝试去改变现状,治疗师和家庭间的力量角逐就此拉开序幕。治疗师必须负责通过操控打破这种内稳态。

因为治疗会聚焦权力控制问题,所以治疗师会间接遭遇家庭对于变化的抗拒,需要在一种悖论下工作。这类悖论性的干预包括诸如"症状处方",即要求家庭继续保持有问题的行为,或者行为的某一方面。举个例子,策略治疗师可能会对一个频繁发作惊恐障碍的母亲说:"你每天早上的第一件事情就应该是惊恐发作,因为惊恐会让你的丈夫有掌控感,这点对于你们俩都非常重要。所以,你要每天保持这种惊恐,它对你们家的幸福很重要。"这种处方也是某种"治疗性的双重束缚"(therapeutic double bind),一种映射出家庭矛盾性束缚的干预。在这个例子中,如果这个母亲拒绝每天惊恐的建议,告诉治疗师说这样的处方太荒唐了,那么改变就已经发生了。另一种可能性,如果这个妻子不拒绝这个建议,那么她就是自己做了决定去继续这种症状性的行为,那也是一种改变,因为这个行为已经变为一种可控制的症状,而并非以前那种失控的状态。

克洛伊·曼登尼斯(Chloe Madanes, 1981)是一位善于革新的策略治疗师,她与儿童的工作尤其具有教育性。像她的策略治疗师同事一样,她从家庭当下呈现出来的抱怨开始，然后尽可能迅速地让家庭在不知不觉中改变对问题的理解。当孩子们出现在临床问题的画面当中时，她假设他们的症状都是在为帮助家庭而服务。然后，除此之外，儿童的行动也常常逆转了代际层级，将帮助家庭的儿童置于父母之上。曼登尼斯认为使用悖论技巧可以重建父母的权威，同时也将儿童不良行为中的善意凸显出来。她的技术包括让父母请孩子来假装帮忙，让孩子假装表现症状。每个案例中她都会设置一个游戏式的、温馨的场景来让隐藏的东西公开化：孩子在控制父母。这些悖论性的技术允许儿童继续保持主控，但使用的是一种孩子气的玩笑方式。这些技术既尊重了儿童喜好游戏的愿望，同时他们也让父母重回主控的位置。将儿童的行动改释（reframe）为帮助家庭，还有一个额外的好处是让父母感受到孩子们对他们的爱，并以担负起父母职责作为回应。

皮斯家庭的策略派家庭治疗

策略派家庭治疗一开始会围绕伯特逃学、夫妻间长期避而不谈的不一致观点，向皮斯家庭提问这些行为发生时的行为序列是怎样的。比如："当皮斯先生和太太处于吵架的边缘时，接下来会发生什么？"皮斯太太回答说："我会哭。"治疗师接着问："那么接下来呢？"皮斯太太会说她丈夫看上去非常愤怒，而她就会到她自己房间里，关上房门，躺在床上。治疗师会问家里其他成员这时会做些什么。父亲就会说："伯特就会大放厥词说我是多么粗鲁，然后我就忍不住和他顶起来，我指的是语言上的。""那么你那时会做什么吗？"治疗师问皮斯太太。她叹口气说："嗯，我感觉自己做妈妈实在是太没用了。我的退缩让伯特和他爸爸大干一架，而且每次的结果都是伯特的一些权利被剥夺。我感觉很糟，就只是躺在床上。"治疗师问："这事最后会怎么结束？"伯特回答说："我爸爸会说，妈妈不高兴是因为我的原因，我会回应他'去你的，我走总行了吧！'然后我就会离开几天，逃学，与几个朋友四处玩玩。"治疗师再问皮斯夫妇他们会做些什么。皮斯先生说："我对每个人都很生气，但又无可奈何，所以我什么也没做，就摔门进书房抽烟。"治疗师又问："皮斯太太，你呢？""我经常去睡觉，有时候会吃片安定，睡醒之后我会去找莎莉。"

策略派家庭治疗师会特别关注由当前问题引发的行为序列，其中哪些是一级变化的例子。家人总是用回避、退缩或者离开现场来回应愤怒和冲突。妈妈感觉到即将和丈夫产生冲突之时，就会让自己缺席。伯特在和父亲大吵一架之后就离开家，这种愤然离去让父亲又退缩到自己书房中，母亲最后只好完全依靠安定和睡眠来自我调节。这个模式的唯一例外，另外一种一级改变的形式就是：皮斯夫妇的回避式婚姻冲突之后，伯特和父亲会毫不相让地相互叫喊。

策略治疗师对给家庭介绍一种二级变化很感兴趣，可能的切入点就是对伯特的行为表现的看法，特别是他与父亲的冲突和离家出走，其实对转移父母的注意力，让蓄势待发的危险的婚姻冲突得到帮助。策略治疗师可能会让伯特假装发作，目的在于让父亲和母亲在爆发大吵之前及时分开。这样的解释之下，伯特的不良行为就不会那么有敌对性，而父亲也可能因此更温和地回应儿子的"大放厥词"。类似的，治疗师可能会让父亲在下一次母亲开始哭或者回房间的时候，公开列出儿子对他们的帮助。使用这种方法，父母的代际层级可以重新回到掌控的位置，儿子则可以用他的行为继续帮忙，但方式是公开的，更加孩子气的。治疗师也可以评论家庭说，家里的每个人除了伯特以外都害怕冲突，所以他应该每周给家人上三次如何冲突的课程。策略家庭治疗师运用这种改释，希望父母不再自动化地彼此退缩，而伯特的行为表现也可以被看成更有善意的行为，这两者都是一种可以打断问题行为序列的新视角。

我的临床经历指引着我最终停留在系统和叙事流派的框架中，这两个流派将在下一章节予以详述。当然，我也从本章讨论的五个流派蕴含的治疗智慧中，吸收了诸多营养和支持。

有一个小趣事可以说明，这些流派在我的工作中的位置和作用——虽然并非处于中心位置但非常特别。我记得，十五年前我第一次参加一次大会，到现在我都清晰地记得，自己做学术报告时那份紧张。那场报告的主题是与青少年工作的家庭治疗，虽然我做了顽强辛苦的努力准备，我的发言还是被一些不期然的宗教典故和圣经故事淹没了。作为一个当事人，我最开始很困惑，对那些打断和插入性的联想故事非常生气，但在开车回家的路上，我开始逐渐明白其中的关联：在与青少年及其家庭的工作中，个体总希望求教于另一个更高的权威，因为工作总是困难和令人困惑的。对于我而言，本章回顾的五个家庭治疗流派就像我工作时陪在一边的智者圣贤，他们与我的联结并非是一个更高的权威，而是我不时转向求教的令人尊重的先辈。在后续的章节中，我仍然会不时地向这些先辈们求助。但现在，我想讨论系统和叙事流派的家庭治疗，他们的理论构成了本书中的主要治疗基石。

第二章 系统式和叙事性方法

本章节是前面一章的延续,同时也是一种区分。和前面介绍的五种流派类似,本章会回顾与系统式和叙事性家庭治疗理论相关的基础理论观点和主要的代表人物。然后我进入家庭治疗师的角色与皮斯一家再工作两次。但因为我在临床和教学中对这两种流派的思想涉入最深,所以与前面的五种流派不同,本章节的观点会在本书中通篇都有所涉及。

系统式家庭治疗的部分会专注于它的全盛期——20世纪70年代晚期和80年代早期,当米兰学派的家庭治疗师们、阿克曼(Ackerman)研究所的成员们卡尔·汤姆(Karl Tomm)在忙于出版、教学和培训的那段时间。然后,我会大致概括出较后年代的叙事治疗师的贡献,比如迈克尔·怀特(Michael White)、戴维·爱普生(David Epston)、汤姆·安德森(Tom Anderson)、哈瑞·古勒施恩和哈琳·安德森(Harlene Anderson),他们的工作可以视为早期系统派思想者们直接的产物。

系统式和叙事性流派治疗师聚焦于变化的意义和信念。系统式治疗师尝试介绍给家庭一种新的信息,可以用来影响他们自己的解决方案。系统治疗师用革新性的提问技巧来引入新信息,比如循环提问(circular questions, Penn, 1982)、干预提问(interventive questioning, Tomm, 1988)和疗程结束时告知家庭的有力信息。这些信息认可家庭的双重需求:变化和稳定。叙事治疗师通过改变家庭成员一起共同创造的故事,来赋予经历以新的意义。两个学派都视建构主义为理论的哲学基础。建构主义把科学知识作为后现代的信念,即并无客观真理(objective truth)的存在。存在的只有我们通过使用语言、信念和直觉来彼此分享而得来的现实(reality)。如果这两个学派之间的共同点在于他们都强调通过语言来改变意义,那么具体的技术和方式的差异确实很重要。

系统式家庭治疗

基本的理论假设:米兰学派家庭治疗

米兰学派或者米兰方法,指的是四位精神分析学家、精神病学家——玛拉·塞尔维尼·帕拉佐莉(Mara Selvini Palazzali)博士、路易·博斯科洛(Luigi Boscolo)博士、詹弗兰科·塞钦(Gianfranco Cecchin)博士和朱莉安娜·普拉塔(Giuliana Prata)博士组成的团队,1971年到1980年在意大利米兰的家庭研究中心(centro per lo studio della Famiglia)发展出团队系统干预的方法来帮助家庭。本节将聚焦于这个成果丰富的十年（塞尔维尼·帕拉佐莉等，1978a，b，1980a，b）。米兰学派治疗师很像他们在加州精神研究所的国际同事，最初被家庭的悖论性束缚所吸引。家庭实际上在说："帮助我们家这个有症状的成员，但是不要让我们改变这个家庭。"这样干预的目标就在于，将家庭成员从他们自己悖论式的紧身衣中解放出来，方法就是引入反悖论——把家庭置于治疗性的"双重束缚"之中，指出保持状态不变的积极理由，对稳态模式中的所有行为积极赋意（Hoffman，1981）。

后来，这些治疗师们把家庭稳态的说法更换为家庭是持续变化的，但家庭因为卡在那里就错误地认为稳定不变。为了解释家庭是一个不断进化演变、自然变化的整体，米兰学派的治疗师发现，他们在结束治疗时不再对家庭的未来走向持有一个清晰的观点。相反的，他们会确认出"卡住"的位置，即反复出现同样的互动序列的位置，对此进行推动，并不特别关心家庭下一步的目的地。这个过程就像看见一个风中停止摇动的风铃，给它一个推动的初始力，然后并不期待风铃的各个部件如何一起重新恢复摇动。

在这个模式中，变化可以跳跃式发生，而不是严格按照地图式的规划增量。有两种方式的干预来引入变化：直接干预，即通过重新赋意来引入新的意义；间接干预，即通过新的仪式活动来让家庭赋予他们自己的新意义。

改释（reframe）这一干预方法会让每个人的行为都和治疗性的解释相关联；问题性的行为被重新定义，变成中性的，甚至是积极的。现存的问题被构建为是针对一些隐含问题的解决途径，这些隐含问题即使在症状消失之后仍然有可能存在。阳性赋意（positive connotation）的合理性是多方面的：它鼓励合作，当把行为看成超出个体控制范围时，引入意愿（volition）的概念，融入一些困惑和荒谬，激发家庭质疑一些紧握不放的信念。

向家庭引入仪式（ritual）时并非是一种行为指导，而是一种实验性行为，一种象征性的符号，或者是一种转换过渡的仪式。米兰派治疗师并不认为仪式一定要家庭不折不扣地实施，也不认为家庭违背治疗师就是一种失败。他们认为真正重要的是：仪式所包含的新想法和信念，可以为家庭引入变化。仪式使家庭能够在时间上分割两种同时产生的不一致的行为，分别予以实施。这种使用时间的新方法可以帮助澄清曾经因此而造成的困惑。

在家庭与一个治疗团队的五步治疗进程中，最典型的最后一步就是重构和仪式化这两种干预方式（Tomm，1984b）。第一步，或者叫"会谈前"（presession），治疗团队基于转介信息做出最初假设（比如"谁转介这个家庭来的？""谁打来的第一个电话？""电话上的听到的语气怎么样？"），也会使用理论和临床经验对这个现存问题做假设。第二步，一位临床工作者会访谈这个家庭，团队其他成员则在单面玻璃后面观察。那位临床工作者使用循环提问在家庭成员间建立起隐含的关系,并不要求家庭成员去改变,证实或证伪会谈前提出的假设。第三步,"会谈中"(intersession),团队成员细化他们的初始假设,设计此次会面结束时的干预方法。这种干预可能是系统派的方法,要求或不要求改变,对家庭信念的改释,一种仪式,或者是宣布治疗的无能为力。通常,这些信息是简洁而富有催眠性的。他们旨在介绍足够的新信息给家庭,通常是令人惊讶和困惑的,同时又会让家庭感到被听到和被理解。在最后一步,"会谈后"阶段(postsession),团队成员会努力去评价他们假设的有效性,讨论家庭对这些干预的即时反应。米兰派治疗师就像阿加莎·克里斯蒂(译者注:Agatha Christie,著名英国侦探小说家)小说中的主要人物马普尔(Marple)小姐的性格一样。她会访谈所有与犯罪相关的嫌疑犯,然后在书的结尾部分把所有人员召集到图书室,一起告诉他们罪行的始末是怎样的。她的新故事包括了每个人的观点但又与每个人的观点都有本质不同。读者的体验开始是困惑,然后就感觉道理确凿,理应如此。困惑和"确实如此"这两种感觉的混合也是系统治疗师的目标所在,她搜集所有人对问题的看法,然后建构一种系统式的观点,可以改变原来的观点,并为进一步的改变留有空间。

　　米兰学派除了对改变的看法以及使用团队工作,致力于做出假设和验证的独特方法之外,他们还首次引入了另外两类相关的观点:循环(circularity)和中立(neutrallity)。循环是指一种思维方法,强调模式(pattern)、循环递归性(recursiveness)、情境(context),与线性思维(linear thinking)相平行。线性思维是一种关于系统中不同部分的因果关系,对个体意图和动机的内在推理和评价。举个例子,在与一个家庭里抑郁的成员访谈时,受线性思维指导的治疗师可能会直接询问精神状态:"你抑郁了多长时间了?""你为什么而抑郁?"或者是"你最近有没有遭遇什么打击自尊的事情,有没有什么关系破裂?"而受循环思维指导的治疗师则会这样问:"当你抑郁的时候,你会让谁知道?"或者"你怎么能知道那个人有没有注意到你抑郁了呢?"简而言之,这些问题将抑郁带出个体心理的范畴,将它放置于关系的背景之中,看看某个人与抑郁的互动会如何影响可能的变化。

　　循环提问建立在两个假设的基础之上:第一个是行为的意义从情境中产生,并非是个体长久不变的个性特质;第二个是所有的信息来源于差异和比较,这点常常被我们使用语言的习惯所掩盖。举个例子,当我们说"苏茜(Susie)很机灵"的时候,我们真正想说的是"苏茜比其他任何人都聪明"。循环提问把这些隐含的、被语言习惯隐藏的比较凸显出来。一个从"展示(show)"到"如是(be)"的简单替换就可以说明循环思维。比如,"萨姆(Sam)是抑郁的"会用展示的方式被替换为"萨姆表现他的抑郁给他妈妈看,但不给他爸爸看"。这种语言上的替换将一种扁平的临床描述转换为更加复杂的情境化表述。

此外，循环思维的表面形式可以是询问关系、观点和价值的差异，排列家庭成员的特质，对过去、现在和未来不同时间段进行比较。这些问题的作用在于制造新的差异，引入新的信息，介绍家庭里的同盟，因为结成同盟的家庭成员倾向于同意彼此的观点。治疗师不仅对家庭中循环出现的模式很感兴趣，而且对治疗师和家庭之间的互动模式也很感兴趣，因为这也是重要的临床信息(Keeney, 1983)。

循环提问的焦点在于互动模式和回避个体的目的性，有利于治疗师对把每个人都变成受害者的互动网络这一点保持好奇。治疗师的这种非评判的、好奇的治疗态度就是所谓中立(neutrality)的含义。这是一种对系统表达尊重、接纳和钦佩的治疗态度。不会批评系统中的任何个体或者任何促进变化的做法。正如汤姆所言："治疗师的目标是元改变(metachange)，即对家庭变化能力的改变"(Tomm, 1984b, p. 23)。

其他的主要代表人物

来自大西洋这边的系统派思想家，他们对提问技巧和系统理论的创新应用扩大了这个领域的成果。这些来自纽约阿克曼(Ackerman)研究所的治疗师们，包括佩吉·佩恩(Peggy Penn)、佩吉·帕普(Peggy Papp)、弗吉利亚·戈德纳(Virginia Goldner)、奥尔加·希尔福斯坦(Olga Silverstein)、吉莉安·沃克(Gillian Walker)、唐·布洛赫(Don Bloch)和马西娅·谢恩伯格(Marcia Sheinberg)，都是很有创造力、成果丰富的治疗师，以他们的集体研究项目而闻名，诸如沃克(Walker)的艾滋病项目(1987, 1988)，戈德纳(Goldner)等人的性别和暴力项目(1990)。本章无法回顾他们作为一个机构的光辉历史，但我将在此提及佩吉·佩恩的工作，她有两篇关于提问技巧的经典论文(1982, 1985)，代表着对米兰系统理论的详尽阐述。

佩恩(Penn)在第一篇论文里使用家庭治疗的转录文本来说明循环提问的使用，如何用循环提问来定义现存的问题、解释家庭成员间秘而不宣的结盟、发展出系统式的干预。佩恩由此确认出几类循环提问，包括让来访者解释问题如何开始，如何分类和比较等。

佩恩的第二篇论文是指向未来的提问，建构问题来让来访者想象他们在未来某个假设的时间点的关系。她认为这些问题可以为人们带来某种放松的效用："因为未来的地图尚不可知"，因此"家庭可以更加自由地去建构或想象解决他们难题的另一套备选方案"(Peggy Penn, 1985, p. 299)。这些问题包括让来访者想象一个解决他们未来可能遭遇的难题，想象解决难题的备选方法或者解释难题的备选方向。无论未来难题的具体内容是什么，佩恩认为都会暗暗传递出改变是可能的信息，挑战家庭关于困在某个由过去决定的当前困境中无法改变的说法。

卡尔·汤姆（Karl Tomm），加拿大卡尔加里的家庭治疗师，发表了著名的重述米兰系统理论的论文。在他的论文"干预式的谈话"（1988）中，他把问题归为四大类别：线性的（linear）、循环的（circular）、策略的（strategic）和反思的（reflexive）。他是沿着两个连续体来区分这四个类别的。第一个连续体是如何通过提问达成变化：或者是改变咨询师自己的认知看法，或者是改变来访者的；第二个连续体是比较每种变化性质的假设——一端是对于因果的掩饰或者是因果性假设，另一端是控制论的或者循环性的因果假设。不管什么类型，问题会让来访者得出自己的结论，从而自然地化解治疗师对所谓专家知识的独占。

对青少年工作的贡献

青少年在治疗中常常拥有高度的自我意识，特别是父母也陪在旁边。他们在开始治疗之前，通常也被反反复复地告知他们有多少缺陷和不足。同样，父母其实也对他们对自己孩子的负面看法极度厌烦，但又不知道如何从这种位置中解脱出来。系统治疗因为其明确的承诺：保持不批评的中立态度和积极地搜集多种观点，所以可以化解父母和青少年之间的负面互动模式。改释和仪式的使用看上去也很适用这个人群。有效的改释认为家庭里没有受害者或者恶棍。相反，所有的成员都在一个互相关联的网络里。仪式可以用来分开两个同时发生的行为，让家庭成员将之放到不同的时间里实施，这种方法也很适用于青少年。青少年期是一个矛盾期，既是个儿童却又想象着作为成人的未来，既需要父母设置指导又需要父母鼓励独立。当这些来自个体内部、来自家庭的彼此不相容的期待引发未曾预期的困惑时，仪式可以有助于厘清问题。

皮斯家庭的系统家庭治疗

系统治疗师进入家庭初次访谈时或者与团队一起工作，或者独立工作，带着她希望证伪或证实的一些假设进行循环提问。一个关于伯特的假设是，他的行为表现的目的是让父母从他们自己的婚姻冲突中转移注意力，因为如果没有伯特的问题去操心担忧的话，他们的婚姻冲突必将升级恶化。第二个假设是青少年的分离过程是非常痛苦的，伯特父母由于自己的成长史过于痛苦，以至于整个家庭希望赶紧把伯特驱逐出去来完成这个过程。

为了验证第一个假设，把伯特的不良行为与婚姻紧张联系起来，治疗师可以对每个家庭成员进行循环提问："你们家哪两个人最容易发生冲突？然后接下来第二容易发生冲突的人是谁？"等等"如果伯特和他爸爸停止冲突，你认为家里最容易冲突的两个人会是谁？""当伯特长大成人离开家的时候，你认为父母的关系会有什么变化？他们和莎莉的关系呢？""如果家庭里的冲突没有任何变化，父母五年后的关系会怎样？伯特和莎莉会相处得怎么样？他们各自和父母的关系呢？"

为了验证第二个假设，即把伯特的症状和父母对青少年的焦虑关联起来，治疗师可以这样提问："皮斯先生和太太，你们认为伯特会对你们的青少年期经历有什么了解或猜测吗？""当你们两个人都是伯特的年纪时，你们的父母对你们某方面的不良行为是怎么回应的？""你们家里谁最相信只要伯特离开这个家，家庭功能就会发挥得更好？其次是谁？""家里的谁认为伯特的逃学是个信号，表示他需要更严格的约束和更严重的后果？谁又认为这是伯特担心和困惑如何在这个家庭中长大的信号？"

治疗师在评估某个特别的假设的有效性时，会同时注意每个家庭成员回答问题时的言语回应和非言语信息。如果家庭成员看上去对某些问题不耐烦、无聊或者心不在焉，那么这个假设就可以被当成一个不值得继续追踪的假设丢弃掉。如果家庭成员看上去对听取彼此对某些问题的回答非常感兴趣，如果他们的答案看上去是认真思考之后得出来的，而不是预先准备好的或者自动的，治疗师就可以试着在此假设基础上设计结束时布置的干预作业。

如果皮斯家庭成员对第一个假设更感兴趣，把伯特的行为表现与保护二元婚姻关系相关联，那么治疗结束时的作业可以这样布置："我对你们家人一起努力，让每个人都各自分开这一点印象非常深刻。我想鼓励你们彼此之间的这种合作，即使这可能意味着你们某个人可能会牺牲掉自己的需要。"在这个干预中，家庭听到了关于他们自己的故事，既把家里的每个人联系在一起，又对他们的行为给予积极的解释，引入了一个新的信息：伯特和他父亲之间持续不断的分歧其实是一种形式的合作。治疗师希望下一次父子吵架或者皮斯夫妇私下里意见分歧的时候，他们会对冲突有一个新的理解，然后一些新的事情就会随后发生——一些治疗师无法预计到的新鲜事。

家庭治疗的叙事模式

基本的理论假设

故事（story）、重构故事（restorying）、叙事（narrative）、话语（discourse）都是叙事治疗师常用的词汇。叙事学派的治疗师相信家庭之所以卡在困难中，是因为家庭缺乏情绪的词汇和叙事的技巧来构建一个开放的故事。这些治疗师会辨识出限制家庭全部可能性（repertoire）的主线故事（dominant story），尝试放大包含更多可能性的支线故事(minor narratives)。主线故事包含家庭一直坚守的自我信条,大文化背景里对家庭很有影响力的故事,比如,中年一定是一个充满危机的时期,或者青少年一定是充满风暴狂飙的时期。关于青少年的主线话语确认这个生命周期的阶段是个动荡期,这会增加父母对于孩子的担心害怕,而且"可能限制父母看到他们青少年孩子身上已经有的和可以有的更多的可能性"(Dickerson & Zimmerman,1992,p.344)。

文化话语(cultural discourse),一个后现代的概念,意指表现在对话中的历史特征,即什么说出来了,什么没有说出来。莱茜儿·黑尔·马斯汀(Rachel Hare-Mustin,1994)将话语定义为"一套陈述、实践和制度性的结构,共享着同样的价值体系"(p.9)。她认为话语中隐藏着特定的文化观点,反映着"大多数人支持的、谈论的、行动的方式,他们共享的观点就是主流话语的一部分"(p.19)。

叙事流派的治疗师相信关于青少年的文化话语是一个故事,家庭成员会告诉他们关于自己和彼此一个故事。这个话语包括一个论述,即所有的青少年期都是令爱他们的成人惧怕的一个时期。另外一个广泛传播的观点是青少年必须和他们的父母隔断联系,这样才能进入一个合适的个体化进程。这个观点导致的结果就是男孩子们如果没有和他们的母亲保持一定的距离,就会有没法长大成为男人的风险。母女之间则要经历一段频繁冲突的时期,这样女儿们才能长大成为独立的女人。这个话语的另外一个矛盾之处是青少年期是个被高度向往和尊重的阶段,同时却又令成人害怕。对于叙事治疗师而言,文化话语可能与家人各自坚持的内心信念一样对人有约束作用。很多情形下都可以找到文化话语的内容,包括电影、书籍、广告和科学研究(第九章将会具体说明从这些文化来源中得出的不同,甚至是相互矛盾的故事)。叙事治疗师会挑战主流文化对于青少年的看法,同时也对家庭动力保持同样的好奇。

叙事治疗师除了用故事的形式引入新观点以外,他们还使用一种新形式的团队来帮助家庭和训练治疗师。这种方法——"反思团队(reflecting team)"——一组临床工作者在单面镜后面观察对家庭的谈话。谈话之后,观察室的灯打亮,观察室里的反馈声音可以让家庭听见,治疗师和家庭一起倾听反思团队有关观察访谈的即时反馈,反馈者们可以提供评论、问题、家庭作业,还有对治疗师和家庭言语和非言语行为的假设,所有的发言都是非批评性和尝试性的。家庭得到鼓励去接受对他们有用的对话,没用的话就直接丢弃。反应性团队依据的叙事假设很多(Miller & Lax,1988):团队集思广益的各种观点可以帮助家庭放松,从某些家庭成员有限的词语意义表达中松绑;咨访关系不应该是垂直的给予和接受,咨访关系的重点应该是共同分享;人们不能在负面叙述的情况下做改变;没有什么对或错的观点,只有对家庭帮助大或小的区别。

叙事治疗师像个传记作者,用不同的形式转化从家庭那里得来的基本故事;更精准地抓住丰富的语言、语调和细微差别;高度关注被忽视的小故事片段。

主要代表人物

叙事流派受到世界各地众多临床应用者们的拥护:美国德克萨斯州的加维斯顿研究所的哈琳·安德森,哈瑞·古勒施恩(1988),澳大利亚的迈克尔·怀特和新西兰的戴维·爱普生(1990),美国威斯克星州密尔沃基的史蒂文·德·沙泽尔(1994),还有社会心理学家肯尼思·格根(1985),他将叙事运用到自我发展的领域,还有认知心理学家杰罗姆·布鲁纳(1990),他研究叙事如何应用到大脑活动之中。总体而言,这些治疗师和思想家都会强调故事的力量,帮助家庭成员从不同的意义上体验自我和彼此。

最早用讲故事来治疗的例子是理查德·戈德纳(Richard Gardner)的工作,他一般不被视为叙事流派的治疗师。他的彼此讲故事技术(mutual storytelling technique)邀请儿童来访者运用想象和冒险,与治疗师共同编写一个故事。治疗师然后再把这个故事讲回给孩子,同样的人物和主题,把孩子无意识提供的材料详细地说明一番。讲故事的过程不仅是一个治疗师与来访者共同合作的冒险,而且是治疗师介绍更高水平的解决儿童内在难题的技巧的良机。米尔顿·埃里克森(Milton Erickson)是另一类治疗师,他把讲故事上升为一种高级艺术,像戈德纳一样,他不被视为公认的叙事治疗前辈。埃里克森最著名的地方是他可以讲一个新故事,然后把故事中的新观点通过催眠植入到无意识中去(Erickson & Rossi,1981)。对于埃里克森,他与戈德纳类似,建构一个有意义的故事的力量全都掌握在治疗师那里,而叙事治疗师的特点,相比之下,是治疗师和来访者共同合作,建构一个故事。

加尔维斯顿研究所的安德森和古勒施恩以他们关于问题决定系统(problem-determined systems)的著作而闻名(Anderson等,1986)。他们认为问题的存在是因为我们选择称呼它为问题(Problem is nothing more than what we choose to call a problem)。所有谈论某个问题的个体组成一个系统,系统的成员是流动的,而且不一定与家庭单元同一个意义。治疗师的工作就是与所有定义问题的个体一起讨论,来逐步消解所谓的问题。治疗师用语言来提供一些转变(shifts),来改变讨论问题的方式。与米兰学派独特而有力的干预技术不同,叙事学派的干预小而且多,遍布整个疗程——这种区别类似于提供一整套衣服,还是制作无数几乎看不见的补丁的区别。

迈克尔·怀特、戴维·爱普生(1990)可能是叙事流派最有名的倡导者。他们介绍了他们工作的政治和社会背景,特别关注了谁拥有定义问题的权利和话语权。他们依据福柯的工作,批判精神卫生领域的权利和知识。举例而言,他们不使用诊断也不依赖医学病历,目的是保障来访者的隐私。取而代之的,他们可能会在治疗结束后给来访者写封信,把这封信放在治疗记录里。治疗结束时,记录可以和来访者共享,如果来访者愿意,还可以与其他有相似经历、可能从中受益的来访者分享。

怀特和爱普生使用故事去解构(deconstruct)——即把问题与正在经历的人分开——然后进行重构(reconstruct),即帮助家庭重新创作他们讲述的生命故事。解构和重构的互补过程在外化问题(externalizing the problem)的技术中都有所体现。外化的过程中,治疗师和来访者合作为问题取个名字,体现出问题的负面意向和欺骗性的策略。举个例子,治疗师在家庭治疗中与一个总是拖延着不能完成写书任务的女性工作,叙事派治疗师可能会这样提问:"完美主义这样破坏你的写作有多久了?而且还骗你相信他是你最好的朋友?"治疗师也会询问这个问题的破坏程度,给来访者的生活带来负面影响的时间跨度。然后她询问例外问题(unique outcomes):哪一次或几次来访者抵挡住了问题的拖拉,没有让问题主导自己的生活。来访者会被要求去思考,什么让这些与主流故事相悖的抵挡有可能而且真实实现。接下来,这些非同寻常的抵挡时刻会被放大,融入更多体现来访者有能力摆脱完美主义束缚的故事。最后,治疗师和来访者寻找或者创造聆听这些新故事的听众,塑造出一个摆脱完美主义桎梏的身份认同。比如在治疗的最后,来访者可以做个录音,录下他学到的新知识,可以与朋友、家人或者正在和名叫"完美主义"的恶魔斗争的其他人分享。

叙事治疗的另一个典型代表是史蒂文·德·沙泽尔和茵素伯格(Insooberg)的工作,即著名的短期焦点解决治疗(brief solution-focused therapy)。德·沙泽尔在他的著作《话语原本的魔力》(Words Were Originally Magic)中,列出了自己治疗过程中大段的对话文本。这些对话文本记录中就包括着他为此领域添加的几种技术。谈话的目标直接指向发现来访者表现出的一些行为或态度,并将之扩展为当前问题的解决方案。每次访谈的结构中重点都是来访者可以找到有效的解决方案、来访者在解决问题中的经历以及治疗结束时怎样才知道已经找到解决问题的方案。

有一种旨在发现解决问题方案的干预方法叫做"奇迹问句"(Miracle Question)。德·沙泽尔(1994)会这样问他的来访者:"假设今天晚上你睡着以后,发生了一个奇迹,你要治疗的那个问题瞬间解决了。但因为你那个时候是睡着的,你并不知道奇迹发生了。那么明天一早你醒来的时候,你怎么能够发现奇迹发生了?

如果你不告诉别人,别人可以怎么知道奇迹已经发生了?"(p. 95)

这些问题帮助来访者聚焦,从一开始就聚焦治疗的成功和结束。德·沙泽尔还有一个目标不那么明显的叙述:"奇迹可以定义为一个没有原因的效果。"(De Shazer, p. 96)奇迹问句因此还有这样的阐述,问题和解决方案之间区别重大。换言之,他认为要寻找的解决方案可能与当前问题并不直接相关。他还进一步分开问题和解决方案,主动询问问题的例外情况,与怀特和爱普生的独特结果问题很像。德·沙泽尔解释说来访者越是能够谈论例外情况,这些情况就会越发真实。比如回应一个总是抱怨青春期的儿子与自己疏远、从来不听她讲话的妈妈,德·沙泽尔的问题可能是,"跟我说说,你儿子最近一次在认真听你讲话的情况"。

德·沙泽尔的另外一个工具是量尺法(scales),特别适用于治疗中不愿意讲话的反抗的青少年人群。他确信数字和语言一样有魔力,而数字更加具体和真实,相比之下语言更加模糊和不确定。如果青少年非常不愿意来参加家庭治疗,那么用数字来交谈是较少暴露自己的方法。具体地说,德·沙泽尔会问:"如果10是你的问题彻底得到解决,1是根本没有变化,你觉得自己在哪里?"这个问题允许治疗师和家庭成员使用彼此可以理解的字词。量尺法还隐含着一个意义,即否定了"全或无"(all-or-nothing)的思维方式,因为1到10这样的量尺允许了大量灰色区域。即使是对达成10非常悲观的家庭成员,也可以问他:"当你从3移动到4的时候,你的生活中会有什么不同?谁会第一个关注到你身上的变化?当你的父母、兄弟姐妹和老师注意到你身上发生的变化,他们有什么不同的表现?"这些问题与怀特和爱普生旨在引发更多乐观期望的做法很相似。

1992年,迪克森(Dickerson)和齐默曼(Zimmerman)发展了针对有青少年的家庭的叙事治疗。他们的假设是如果青少年和他们的父母之间有问题,那就是因为缺乏一个重要的区分:即父母对他们孩子的期望与孩子对他们自己的期望。缺乏这种区分会导致无效的行为循环序列和误解:父母不愿意让青少年自己做决定,青少年困惑于什么是他们的真正所需。缺乏这些区别还会限制父母对孩子表达尊重,让青少年尤其违抗父母的观点和意见。青少年和父母都不能看到他们把持的共同点:父母没有注意到十几岁的孩子正在长大,而孩子们也错过了父母支持他们实现自己愿望的时机。

对青少年工作的贡献

叙事治疗和系统治疗都避开批评或者病理化,这也容易让青少年及其父母感到放松,因为他们常常会因为结果不满意而互相指责。叙事治疗师也会在关于问题的对话中引入幽默和游戏,孩童精神对大多数青少年还是适用的。用数字和奇迹提问、讲讲家庭故事或者把问题变成一个讨厌的侵入者，这些都比直接询问痛苦的感受要更有趣。叙事治疗师不认为有效的改变必须是痛苦和严肃的。

很多干预技术，特别是家谱图工作、挑战文化话语、外化问题（具体见第四和第五章）等都需要青少年和父母的合作和创造。在实施这些干预的过程中，家庭通常一开始会表现出来的退缩或者升级的冲突是治疗师将面对的基本挑战。

皮斯家庭的叙事家庭治疗

治疗师可能从问题的描述和确认循环往复的受限制的行为模式开始。比如，伯特在校的不良行为可以被看成一种循环（reciprocal）模式：皮斯先生和太太对待伯特的方式就好像他不能为自己考虑一样，这样就会使得伯特不用为他自己负责任，促使伯特与他的父母对着干而不是为自己的前途努力奋斗。如果是怀特和爱普生，当前的问题就是外化，询问相关影响和例外问题。一旦家庭成员开始分享一个新的故事，就寻找一个更广泛的听众或观众群，这些观众或者来自学校或者来自青少年的同伴。

治疗师还会询问皮斯家庭，如果治疗成功结束了，他们觉得应该会有什么变化？更具体的，治疗师可以问德·沙泽尔的奇迹问题："如果一夜之间发生了奇迹，伯特再也不会吸毒和逃学，还会有什么其他的不同？他会做什么其他的行为？你们每个人对他的回应会有什么不同？"

叙事治疗师会倾听家庭成员重复使用的任何比喻或者情绪表达的词语。举个例子，如果皮斯先生说伯特的逃学行为是"我背上的一只猴子"，这个比喻可以被用来把伯特与问题区分开来："这只猴子还在谁的背上？""你认为你需要把这只猴子从你背上甩下来吗？还是说需要其他人帮你摆脱？""如果那只猴子滑掉了，你感觉不那么弯腰驼背和负累了，你认为你和伯特的关系会有什么变化？"

使用猴子的比喻还可以产生更多的问题来解构问题，比如"这只猴子对家里其他关系有什么影响？"伯特可以说猴子让爸爸更加怀疑他，这样就会让他的行为更加鬼鬼祟祟。叙事治疗师会通过提问伯特所谓的"鬼鬼祟祟"来详细说明这个比喻。"鬼鬼祟祟破坏你和父亲的关系有多久了？鬼鬼祟祟还在什么其他地方引起危害？"

对问题的解构只是叙事流派技术的一个部分。伯特还需要重写他自己的故事，写一个与原来那个一无是处、逃学、嗑药的主线故事相对抗的故事，这样伯特不会沿着主线故事那样成长为一辈子都一无是处的过失青少年。

伯特通过回答治疗师的问题得到鼓励来重写故事。治疗师会试着激发伯特对自己的希望，看到被父母讲述的他的主线故事所蒙蔽的图景："五年之后，你认为学校对你会有多重要？如果你自己一个人生活,那么就你和别人的关系和日常生活而言,你认为什么对你最重要？你如何养活自己？"父母也会通过回答问题来帮助创建这个新的、未来导向的故事。与他们先前充满问题的故事有所不同,他们可能要回答:"你们现在注意到伯特做了哪些事情来照顾自己？哪些事情对他将来自己一个人在外面住是很有用的？什么时候伯特会对鬼鬼祟祟说不,而且在用一种支持他自己对未来的愿望的方式做事？"对伯特的问题则是:"你生命中的哪些人,现在的或过去的,听到你已经不再鬼鬼祟祟,而是掌控自己的未来的时候,一点都不会惊讶？他们会告诉我们关于你的什么故事？"治疗师通过最后两个问题扩展了更多听众,来共同见证伯特关于自己的新故事。

另外一个帮助皮斯家的办法是,询问原生家庭故事和关于青少年的文化背景对当前问题的影响,"告诉我们一些关于你们自己青少年时的故事,皮斯先生和太太,关于你们怎么长大成人的故事。你们从那个年纪里学到了什么可以教给孩子们的？"皮斯太太首先回答这个问题,讲述一个她自己的故事,她如何被期待在很小的年纪就自立,从来没有感觉到被父母保护过。结果,她说她给自己惹了很多麻烦,特别是十几岁时的那次怀孕,还得掩盖着不让父母知道,自己安排了一次秘密而不安全的流产。

然后父亲也说了他的故事,他在贫困中长大,作为长子,他13岁开始放学后就去工作。他感觉早期的这种责任赋予他很多优秀的品格,没有这些品格他就会像他的兄弟姐妹一样,没一个能坚持稳定的工作。他的青少年期教会他努力工作和为家庭分忧的重要性,这是成为男人的重要途径。

叙事治疗师被两个故事中类似的艰辛所吸引,并将这两个青春期联系起来放在一起,用多元的视角看如何转化这种艰辛：皮斯太太相信需要更多的保护和指导,但皮斯先生认为独立工作和对家庭忠诚更重要。

叙事治疗师非常重视这些带有文化背景的故事的交叉点。比如皮斯家的人是否认同男孩需要拒绝他们的妈妈来成为男人这样的主线故事？如果是的话,皮斯太太是否相信伯特只能从他爸爸那里得到指导？如果这个故事可以受到挑战,皮斯太太如何和他儿子重建联结？总而言之,叙事治疗师尝试着发现有意义的故事,即与皮斯家人对于伯特和他成长的当前信念有关的故事。一旦治疗师发现了这些故事,她会尝试引入一些情节的转换或者变换老故事的语言,以产生新的意义和可能性;或者治疗师会对一个被遗忘的,但很吸引人的趣闻轶事详加说明,使它能够成为一个新故事。

小结

  比喻应该是总结七个家庭治疗学派区别的最佳捷径。心理动力派家庭治疗像一个铅金属科学家,通过检测土壤来评估前几代人使用油漆和烟雾的历史。检测过后,现在的继承者才能明智地决定该在花园里种什么。体验治疗师则是位民间艺术家,可以把日常物件转换成有趣的、原创的艺术作品。结构治疗师像一位建筑督察员,必须评估房子的结构来判断地基是否牢固,墙壁和地板是否耐用,电线是否通畅,然后决定到底这房子是需要大翻修,还是需要一些修修补补的装饰。行为治疗师像一位政府协调员,在对劳资双方都公平的契约基础上建立合同,双方都需要为更和谐的氛围做出妥协。策略治疗师像一位象棋高手,他心中有着整盘计划,每一步都是有谋划的。系统治疗师像一位侦探,她会与每一位犯罪嫌疑人谈话,最后把所有嫌疑人召集到图书馆公布案情和最后的答案。她会给他们讲个故事,故事中包含所有嫌疑人个别的观点,却与此同时又与每个人的叙述有本质不同。叙事治疗师像一位传记作家,用精准的、有细微差别的语言来转化搜集到的基本故事,用新的组织、焦点来看先前被忽视掉的小故事,同时关注更大的社会和文化背景。

  在本章和本书其余部分,我始终回避治疗模式与某类家庭的匹配问题。匹配的说法只有在个体对家庭进行诊断时才有意义,而我不会这么做。如果有足够的研究展示不同模式之间的效果比较,匹配也会很实用。因为缺乏足够的效果比较研究,我认为选择一种和自己的认知与情绪都协调的工作模式很重要。比如说,让很容易受强烈的情绪表达冲击的治疗师去做体验派治疗师,他很可能感到非常不舒服。相反的,一位很擅长言语,喜欢做比喻,享受非层级的咨访关系的治疗师可能会被叙事流派所吸引。如何看待变化的性质也会影响治疗师对流派取向的选择。如果一位临床工作者坚定地认为当前的困境起源于过去未解决的问题,那么他肯定会觉得精神动力学派对他最有吸引力,其次会相信一些系统和叙事治疗。相信中立的观察、逐步的变化的治疗师则会对行为和策略家庭治疗学派最感兴趣。

  当我在努力说明理论学派间的区别时,有一些明显的证据表明不同学派间的共同点最好地解释了治疗的有效性(Duncan & Moynihan, 1994)。米勒及其同事(1995)列举出不同治疗模式、理论取向和治疗长度所共有的 4 个疗效因素。第一个是能够促进来访者自助;第二个因素是期待,或者仅仅因为参与治疗而看到更多希望;第三个因素是治疗关系,特别是要建立在共情、尊重和真诚基础上的;最后一个因素作者认为是最能潜在预测积极结果的,即每个特定来访者的组成,宽泛的定义是"关于他们是谁的矩阵——他们的力量和资源,他们对抱怨的耐受,他们的社会支持,他们处于何种环境之中(p.57)"。他们告诉临床工作者要利用这个因素,聚焦于来访者胜任和能力的区域和他们现有的社会支持等。米勒及其同事总结的这四个因素是很难加以质疑或辩驳的:"这四个因素的中心是认为所有好的治疗的共有特征是:与身处问题中的来访者构建有助益和有疗愈作用的关系的渴望(desire)和能力(capacity),这些来访者曾一度失去生活方向,需要一些信号指导他们重回最好的自己。"

这本书不是为了捍卫特定某个学派,虽然熟悉某种理论会对临床工作有核心的作用,让实践者更有依据和坚定。有些时候,书中所写的干预是我的经验和直觉,其比例不亚于系统和叙事理论给予我的实践框架。在接下来的两章中,我将会应用本章所展现的系统和叙事原则来评估(第三章)和治疗(第四和五章)青少年及其父母。我在整本书中都尽可能将临床工作放置在一个发展的语境之中,这个视角将在后文中详细说明。

第二部分
临床治疗的实践

第三章 如何开启治疗工作

家庭治疗在何时介入为宜

当青少年治疗过程中涉及家庭时，家庭应该在何时介入、是否应该介入，长期以来都是一个棘手的问题。同时，青春期是尝试形成自我独立人格的时期，是他们人生中至关重要的一个阶段，在是否认同这一理论的问题上，分歧尤为突出。从这个角度看，家庭治疗成为一种退化性的治疗手段，好像在拽着青少年回到依赖父母的状态。作为采用家庭治疗方法的心理治疗师，我们会这么问自己："我们有什么吸引到青少年，要求这些连与父母一同走在路上都不愿被人看到的人，要求正处在这样一个微妙阶段的人，在一个陌生人的办公室里，向他们的父母吐露心声？"青少年正奋斗在铸就属于自己、脱离家庭因素影响的人生时期，要求这些正处于特殊时期的青少年与他们的父母近一点，再近一点，不是从来都被视为禁忌的吗？

关于这些问题，其实有两种答案。第一种，有几位家庭治疗师（Apter，1990；Hauser et al，1991；Silverstein & Rashbaum，1994）反对青春期必须追求分离的传统观念。这些家庭治疗师，包括我在内，主张青春期应与父母之间开拓一种崭新的联结方式，订立一个新约定，并且可以与之相互交流生活经验和人生感悟，这些都是家庭治疗所鼓励的部分。

第二种是，在更为传统的观念框架中，青春期应该是一段要求隔离的阶段，但仍然有一些个案表现出不同的发展趋势。下面提到的是一些心理治疗师必知的准则，既有传统的，也有新修订的，这两部分准则对于决定何时进行青少年家庭治疗，都可能有所助益。

对自杀倾向的青少年的评估

青少年的自杀行为或者自杀企图是其与家庭沟通的一种极端方式，家庭治疗师以此假设为基础，用戏剧化的形式表现家庭问题，开始与家庭工作。因此，家庭会面通常来说是必要的部分，用以确保沟通交流有效，评估安全问题，并探讨住院治疗的必要性。当然，与青少年单独会面也十分重要，可以用来探讨特定话题——例如被父母辱骂，对于同性恋感情的态度，承认怀孕或者强奸事件——这些可能让青少年觉得太过于隐私或者危险，以至于无法在父母面前提及的话题，尤其是首次危机干预会面时难以启齿。而公开这些特定话题，务必要在与青少年私下商议过后进行。在一些个案中，青少年迟些时候可能会改变心意，愿意在家庭会面中分享这些话题。

首次家庭危机会面中，对于以下三个部分需要特别注意，并据此进行探索，评估青少年当下的安全性和住院治疗的必要性：首先，对于青少年自杀企图所表达的意图进行破译；其次，有家庭成员表达出让青少年离开家庭的意愿；最后，家庭中表现出来的其他问题和丧失（losses）。

关于第一部分，破译青少年自杀企图的意图。心理治疗师想要确认，家庭是否能够设身处地、全情投入地倾听青少年自毁行为背后所要表达的意愿。比如说，青少年的自杀企图因何而生——是为了报复或者惩罚？是为了寻求帮助？抑或是为了追随某位已逝的挚爱而去试图获得重聚？然后，心理治疗师需要观察，观察家庭成员的态度，他们是否接受家中青少年对自杀行为的解释。如果家庭成员的反应是支持性的，他们询问某些带有澄清性质的问题，表现出对家中青少年某些激烈情绪的一定程度上的理解，那么，就有效降低了青少年可能进行下一次自杀企图的直接风险，并且，这一讯息包括其他评估，例如评估自杀企图的认真程度，自杀企图的隐蔽性，为安全起见与青少年定下有力约定后的守约能力，家庭警惕孩子自杀企图的能力，立即对青少年进行门诊治疗的可行性，这些都在家庭特征这一列中。与之相反，如果父母的态度是对孩子表示轻蔑，是向孩子发火，那么随之而来的是，孩子进行下一次自杀企图的风险将会升高。正是父母回应的态度，直接决定孩子是否需要住院治疗。

关于第二部分，心理治疗师要注意观察，家庭成员是否透露出细微迹象，透露出"摆脱了这个有自杀倾向的青少年，家庭会过得更好"的迹象。有时候，"青少年应该脱离家庭"这种迹象非常细微，细微到难以捕捉，而另一些时候，这种态度却又非常明显。不论这种态度表现的是明显或者隐秘，一旦青少年觉得，家庭有了让他从家庭中消失的意愿，这将成为极大的风险因素，同时，务必要认真考虑让青少年进行住院治疗。

关于第三部分，青少年的自杀行为通常与家庭中的死亡事件或者丧失事件相连，甚至可能是家庭中还有一个人正沉浸在悲痛中，还有一个人需要帮助时，提前发出的信号。因此，询问了解家庭中是否有其他的丧失事件，来了解青少年有没有可能是在或有意或无意地重演那位家人的状态，这是很有必要的。在其他家庭成员包括长辈中，是否曾经有过自杀行为，这些都要调查。有一点非常重要，询问青少年和家中其他成员，是否非常担心家中的某个人（有自杀倾向的青少年之外），以此来判断青少年的这种自杀企图，是不是某种自我牺牲，或者为其他人表达寻求帮助的意愿。对于有自杀倾向的青少年的家庭评估和家庭治疗，为了让大家能卓有成效地开展讨论，我推荐给各位读者两篇好文——朱蒂·斯兰道-斯坦顿（Judith Landau-Stanton）和M·邓肯·斯坦顿（M. Duncan Stanton）的题为《对于有自杀倾向的青少年及其家庭的治疗》(*Treating Suicidal Adolescents and Their Families*)，本文于 1985 年发表在《青少年与家庭治疗手册》(*Handbook of Adolescent and Family Therapy*)上。玛莎·B·斯特劳斯(Martha B. Straus)的题为《那些有自杀倾向的青少年们》(*Suicidal Adolescents*)，于 1994 年发表在《青少年生活中的暴力》(*Violence in the Lives of Adolescents*)上。

遭受身体虐待的青少年

一旦青少年透露出他正经受着身体虐待的迹象，或者某些细节让心理治疗师有理由怀疑该名青少年被虐待，家庭治疗可能就成为必须。与对有自杀倾向的青少年会面一样，与被身体虐待的青少年单独会面极其重要。通过与其单独会面，进行安全问题评估，询问其可能遭受到的性虐待，询问这种十来岁的孩子还没准备好要向家人公开的事情。当然，进行一次家庭会面也会有极大的助益。

不同家庭中发生的虐待也有着重大的区别，有些家庭的情况是，从青春期开始出现对青少年的虐待，有些家庭则是从孩童时期就开始，对孩子进行了长期的虐待。通过研究比较后发现，在青春期开始遭受虐待的孩子和长期受到虐待的孩子之间，其家庭结构有很大不同(Galombos & Dixon, 1984)。有着长期虐待行为的家庭均常常遭遇以下多种破坏性的特征：分居、离婚、贫困以及频繁的搬家。那些对孩子进行长期虐待的施暴者，过的要比中产阶级的施暴者更为贫困，而相比之下，那些中产阶级的施暴者，对孩子开始虐待的时间稍晚一些。此外，施特劳斯(Straus, 1994)研究发现，短期施虐的家庭中，常见婚姻冲突，并且可能频繁争吵，而争吵的内容则是如何控制一个青少年的行为。通常来说，如果丈夫对他们十来岁的孩子施暴，妻子会觉得受到威胁或者危险，会猜测这种暴行最终会转向她本人。有些时候，受到虐待殴打的妻子们，会虐待她们的孩子，对此，她们的解释是，以此来阻止她们的丈夫对孩子进行更严重的虐待。

在青少年身体虐待之外，家庭会谈将会把围绕于此的纠缠不清的婚姻网层层剥开。治疗师会询问夫妻，询问他们是否已经正在仔细考虑分居或者是离婚，因为对于家庭而言，这是一个非常常见的，并且通常是一种不言而喻的威胁与需要。另外，也会询问其他的家庭成员，是否担心他们自己的安全，或者家中其他某个人的安全。通常来说，治疗方法的选择是婚姻治疗与个人治疗相结合，通过婚姻治疗帮助夫妻，更直接地探讨他们之间的差异，而后决定他们是否希望继续维持婚姻，同时对青少年进行个人治疗，对这个可能住在家庭外，或至少是暂时住在家庭外的青少年，进行个人治疗。

特殊障碍的治疗

青春期会有一些独特的混乱情形，这些青春期的混乱紧紧地缠绕在家庭关系中，使家庭只看到了青少年，这就像想要指挥演奏交响乐时，只见到大提琴演奏家露面一般。而这些独特的表现中的每一个——饮食障碍（Minuchin et al., 1978; Selvini Palazzoli et al., 1978a），药物滥用（Elkin, 1984; Kaufman & Kaufmann, 1979），以及首次精神疾病发作（Haley, 1980; Stierlin, 1974）——都可以轻而易举地找到一两本书作为家庭治疗的依据，针对评估阶段，以进食障碍为例，我想列举几个常见因素。

进食障碍青少年的家庭工作

在评估阶段，有两个关键的家庭问题。第一个问题，进食障碍可能是家庭中某个特殊的两难问题的解决方案，当然，前提是要发现这个家庭问题。作为某种征兆，神经性厌食症通常暗示个体在成长过程中遇到了某些困难，某些在成长中，在性成熟中，在让自己变得完美的过程中，以及在注意到自我牺牲和自我维权两种并存的需求的冲突中，所遭遇的困难。

在家庭环境中，神经性厌食症有可能是家庭遇到某个难题的隐晦表达形式。举个例子，有一家人提到，他们家中三个女儿中最小的一个，在她月经初潮后没多久就开始限制自己的饮食。巧合的是，女孩的体重减轻和她外祖父的过世，几乎是同时发生的，而外祖父病重时期，一直和他们一家住在一起。女孩18岁的姐姐，因强迫症而疲惫不堪，她觉得每天的事情都多到做不完，做不完事情导致无法出门，恶性循环。女孩的妈妈是个护士，放弃了一次晋升机会，牺牲了个人的休闲时间来监控她大女儿的强迫症，同时照顾女孩的外公，也就是她的父亲，直到病逝。女孩的父亲虽然对家庭甘于奉献，用心良苦，但要求非常高，而且因为其从事的法律工作非常繁忙，大部分时间找不到人。

在这个家庭中，女孩的神经性厌食症可能是一种表达质问的方式，既然从生理上来说，她已经是一个成年女性了，那么，在这样的家庭中成长是否安全？家中近期发生过丧失事件，姐姐无法自己走出家门，更不用说搬出家庭独自生活。如果她长大了，她的父母会不会冲突升级？她是否会让她的姐姐觉得相形见绌或者自惭形秽？或者，神经性厌食症会不会成为一种改善家庭困境的方法——如何允许女性寻找自我，尤其是在她母亲做出一系列的自我牺牲行为的这一前提下？神经性厌食症可能只是一种发言的形式，"我有一个强烈的愿望，但是我不会用一种无可无不可的态度来表达我的愿望，"或者她可能是在说，"这是我生命中仅有的能够自我控制的事情"。

为了检验假设的家庭中饮食失调背后的含义,治疗师提出了几个问题:要求家庭成员进行回忆,回忆青少年饮食失调何时开始,以及青少年的饮食失调对于家庭中其他生活事件产生的影响。治疗师可能会询问他们,"一旦神经性厌食症离开,家庭会有何不同?"或者用更为具体化的方式提问,"神经性厌食症是怎么介入到你们的家庭关系里的?"同时也会询问每一个家庭成员,"如果神经性厌食症会说话,你觉得它想跟你的女儿,想跟这个家庭说什么?"

一旦饮食失调开始了,家庭关系的重点就转移到了摆脱它身上。部分家庭评估应该直接针对饮食问题开始之后,夫妻、兄弟姐妹、父母的关系发生了怎样的变化,意图良好的"方案"怎么反而制造了额外的麻烦。这项评估与试图找出家庭如何"**引发**"了饮食问题是截然不同的。临床工作者也许会询问父亲和母亲,"苏茜发生饮食失调之后,你们做了哪些试图让她再次进食的尝试?对于你们的这些尝试,她有什么反应?可以现在向我重现一下,你们是如何互相商量你们的方法和策略吗?"同时,向儿科医生或者内科医生求助,引入他们对于饮食失调的观点和可能的医学策略,这些同样重要。

对卡在家庭生命周期过渡期的家庭做治疗

这一类型的问题,围绕在家庭周围,是最大的也是最常见的问题,不仅包括那些正在与常见问题斗争的家庭,也包括那些已经远远偏离轨道的家庭。有三种较普遍且相互有重叠的现象,都指向发展性问题,属于首要的重点问题——父母含糊抱怨与孩子之间的交流困难,对家中一个或者多个孩子如何过渡到成年期不满,以及父母之间的婚姻问题。

第一种情况是父母笼统含混地抱怨亲子交流困难的问题。这种抱怨通常掩盖着父母的恐惧,恐惧他们将中断与孩子之间的联系,因为在他们眼中,青春期时与孩子断开联结是必然和不可抗拒的。父母为了改善他们自己所感受到的沟通上的问题,可能会希望强制执行他们自己的规则,这样做的效果,反而会驱使孩子们竭尽所能地反抗他们。某些父母可能会有被孩子们排除在新兴趣之外的感觉,于是他们开始窥探孩子们的邮件往来和日记。还有某些父母某些家庭,对于青春期有许许多多先入为主的观念,比如认为青春期是一段完全中断联系的时期,于是父母和青少年都恐惧焦虑于日益迫近的关系丧失。

针对这样的家庭,需要详细周密地开展研究工作,了解他们对于青春期的信念。治疗师会询问父母与孩子们,他们对青春期有何文化迷思(cultural myth),比如说,家庭中何人认为青春期就一定是叛逆时期,或者青春期就应该是母子关系尤为紧张的时期,彼此都无法沟通交流互相倾听?

此外,父母可能还会被问到,他们在孩子们面前是如何描述他们自己的青春期的,以及根据他们自身的经验,对于青春期他们抱持着什么信念。举例来说,母亲可能觉得她在青春期时候,被家人丢下了,于是她总要靠自己,独自犯错误,独自为大学付学费,独自照看家中的弟弟妹妹们,而现在,她决定让她的孩子的青春期能够从这些形形色色的责任中解脱出来。同时,她的丈夫,孩子的父亲,可能会觉得他的青春期被家里过度保护了,而导致他自己没有为成年人的生活做好充分准备——叠衣服、打包午饭、铺床等。相比之下,他发誓要退一步,要让他的孩子在没有家庭打扰的情况下,独自学习该如何长大。这些经历上的不同都可能会出现,而且会成为父母紧张不安的核心问题,父母紧张焦虑于如何让他们的孩子像小树发芽抽枝一样,向着自由独立的方向茁壮成长。

另一个受发展驱动的问题是,父母抱怨青少年没有按照预计的时间为离家做准备。我用了一整个章节(本书第六章)来阐述这一频繁出现又复杂难解的现象。关于这些抱怨,需要结合文化背景以及家中三代人的总体情况来考量。换句话说,临床工作者需要了解家庭中特有的文化传统,包括青少年离开家庭,也包括关于家庭中与其他几代人生离死别的经历。用一个个案(将在第六章详细讨论)举例来讲,一位母亲与她的六个孩子,其中包括青少年和刚刚成年的孩子们,他们不满地申诉——"我们是不想长大的一家人",作为佐证,她的六个孩子中的五个,都尚未从家中搬出独自生活。通过家谱图可以看到,母亲出身于爱尔兰家庭,而当她17岁时,被家人要求离家独自生活。父亲,在家庭会面中的一年前已经离世,出身于凝聚力极强的意大利家庭,家中有几个成年的孩子始终未婚,而父亲本人,在他生命的前三十年,一直没有离开他的家庭。孩子们在前进路上所面临的困难之处显而易见:父母之间争论不休。父母双方的文化差异以及双方关于离开家庭的经历差异,都让家庭深陷矛盾,都随着父亲的去世而愈演愈烈。

除了分辨出"过去"对离家独立这一决定的影响,探寻家庭对于"未来"的设想也很有帮助。举例来说,父母可能会被问道:"等到你们的孩子长大了,并且搬出家庭独立生活,你希望你们与孩子之间保持何种关系?"而青少年会被问道:"等到你独立生活或者独自一人在外求学时,你觉得你会说些什么、做些什么?"

这些问题无一不是在挑战一个观点:将成长与断绝关系画上等号的观点。同时,也可以将新观点植入人心——青春期以及刚刚成年的时期,其实是一段亲密的、重生的、转变成另一种关系的时期。父母可能还会被追问,回忆他们二十来岁、三十来岁、四十来岁时,他们与其父母之间的关系都是如何改变的。回忆这些都是为了削弱对于当前时刻的强调。同时也是为了让父母意识到,离开家庭这件事,在任何阶段均有可能发生,并且有着自身独特特点可循——与原生家庭的重新整合相伴发生。

因青少年是否离家独立生活的问题而发生冲突,一旦家庭中有这样的情形,心理治疗师就务必要对婚姻关系进行评估。青少年是否害怕:如果他们离开,父母的婚姻无法挽救?在父母多年忙碌于孩子的教养生活之后,父母对于夫妇关系的希望与梦想是什么?

第三个发展性的变化表现在于,以青少年问题开始的抱怨很快让位于对婚姻危机的抱怨。这一表现如此常见且有趣,于是本书中将会有一个完整章节以此为主题(详见第七章)。我想对于同时遭遇青春期问题与中年危机的父母来说,这些往往会驱使他们前来接受治疗。举例来说,青少年与父母,都在面临着激素水平大幅变化的情形,转换与父母之间关系,以及复杂的身份认同的问题。

青少年与中年时期的类似之处在小说《最后的校园》(*The Finishing School*,Gail Godwin, 1984)中体现得淋漓尽致。小说中,一个正值中年的女性,贾斯汀(Justin),讲述了当她还是个青春期的少女时,与她导师——厄休拉·德万(Ursula Devane)之间的故事。厄休拉(Ursula)是位很有魅力但也缺点明显的女性。厄休拉告诉贾斯汀:"我们俩都站在人生中至关重要的转折点上。从某种角度来说,青少年与中年人既不完全一样又不截然相反;这两个阶段其实都是蜕变的过程,蜕变成另一个'自己'的过程。"(p. 210)也正是这个蜕变的过程经常导致夫妻前来接受心理治疗,来探讨这样一个问题:"当年的一纸婚约是否还足够作为延续我们婚姻的保证,而现在,是我们中的一个人变了,还是两个人都变了?"

毫无疑问,这三个发展性问题可以交织出现,但在临床实践中表现得并不明显。其中任一现象都是临床婚姻问题中应首要关注的焦点问题,便于理解青少年所处的家庭文化和家族遗传特点,以及人到中年的离家独居以及婚姻问题。我们将在第四、五、六、七,四个章节中深入探讨这些问题,同时结合实际案例。在我们研究这些案例之前,我想先按部就班地谈谈前期步骤——一旦临床工作者考虑到家庭治疗,接下来应该做些什么?

治疗设置

家庭成员并不一定会仅仅因为临床工作者决定采取家庭治疗这一"妙方"而趋之若鹜。对于青少年来说,拒绝出席首次家庭会面简直司空见惯,或者,他出席首次家庭会面,是为了让所有与会人员知道,这是他一生仅有的一次来参加这种会面。对于这两种情形,我都会给出一份标准说明文件,或者是通过父母之手转交给他们家的孩子,或者是亲手交给我的小病人,那些刚开始就抱怨说再也不会来我办公室的小病人。

对于那些发誓说再也不来了的孩子，下面这段话通常对其行之有效："假如你很积极主动，甚至乐于来我这里，我会非常担心。如果你觉得来我这里非常棒的话，我会认为，你确实有很严重的问题。我的意思是，没有一个有自尊心的十来岁的孩子想来这里。同时，如果你还想回来，我也会很困惑。但是，我相信，你的父母也不应该在没有见到你的情况下，在你不在场或在你没有发表你自己的意见的情况下，就做出将会影响你生活的决定。我认为你已经到了足够大的年纪，不应该背着你做出任何改变你生活的决定。因此，一旦你决定回来我这里，我绝不会误会它，将其误以为是你喜欢这里或者想来这里的信号，一定把它当成是另一种信号，你不想让父母做出太离谱的、影响到你生活的改变。"

这份政策申明，是出于这种核心思想做出的——维护青少年的尊严，确保他的呼声能被听到，同时被家庭所正视，并被视为一名对家庭负有责任的、不可或缺的重要成员。而开启治疗进程的钥匙，往往正是这份声明。接下来青少年很可能会同意来参加几次会面，而后再决定签订后续几次的治疗契约。这就已经足够。没有人需要立下长达一生的誓言来让心理治疗持续。

使用这种方法至少需要警觉一个问题，有些案例需要强制孩子回来继续治疗，比如孩子有自杀倾向或者严重药物滥用，上述政策说明不能通过平和的方式传达。治疗师对孩子是否想回来接受治疗表达怀疑态度，但需要有他应该回来的期待。如果青少年没有回来，青少年以及他的家人，就是在告知治疗师，非住院心理疗法并不适用，住院治疗就必须取而代之。

有不情愿的被强行带来的青少年，还有与之几乎同样常见的是想单独会面的青少年。这样的单独会面要求通常都会得到满足。这种情况通常意味着孩子有个秘密，想在告诉家中其他人之前说给一个人听听试试。在所有可能的情况下，应该鼓励孩子将秘密在家庭会面中分享出来，并向他解释，私下保守秘密可能会使得治疗师在孩子眼中变得不值得信赖。在此之后，如何让他确信，治疗师没有背着他将秘密告之他的父母呢？

有些秘密涉及安全性问题，这种秘密，不论青少年同意与否，都必须告知家人。这类秘密包括：自杀倾向，滥交，以及严重的药物滥用。还有些私密话，青少年本身不想公开给任何人，但却明显地为之所困扰。比如性别身份认同的问题，害怕发疯等。在这些例子中，可能最好的方式是推介青少年去进行单独心理治疗，同时保留在治疗中随时开始家庭治疗的可能性。

评估

在心理治疗过程中，与青少年及其家人工作的开场，比起其他的大部分评估形式需要更大的灵活性。以对夫妻进行评估为例，我像给广场舞（square dance）设计舞步（choreographed）一样设计了一些基本步骤——与夫妻二人一起会面，然后与夫妻逐一单独会面，然后一个滑步回到舞台中央，进行一次反馈会面。相比之下，青少年家庭评估看起来更像是即兴说唱。

作为通用的法则，分别与青少年单独会面、与父母单独会面、再与全家一起会面，实乃明智之举，但在这一整体框架之下，有许许多多的变化。治疗师必须要考虑到最初的表现、环境，以及谁在为谁呼救，综合考虑之后，构成适当的评估方式。一些临床小细节可能启发复杂的思路，思考决定要见谁，以及见面的顺序。之后，这些小细节会为最初几次会面中务必要注意的一系列问题提供支援。

个案1　首次精神疾病发作：远在他乡

一位市属医院的儿科医生在急诊室给我打来电话，请求我见见一家人，家中18岁的女儿"非常抑郁，精神方面可能出了问题"，并且拒绝进行会面。这家人由母亲、父亲以及三个青少年组成，最近刚刚从印度移民来到这里，他们放弃了在印度的舒适生活来到美国，同时在为孩子们获得受教育的机会而奔波劳碌。这名儿科医生已经给女孩儿开了药——Haldol（译者注：氟哌啶醇，具有镇静效果的抗精神病药），在此之前，父亲已经让女儿服用了数月的药，给女儿的解释则是，因为她罹患了某种耳部疾病所以恐惧声音，这种药则是专门治疗这种耳部疾病的药物。

当我联络上正在工作地的父亲时，他表现得极为固执，坚决表示他的女儿永远不会去看精神科医生，因为在印度传统中，精神类疾病是重大禁忌，会导致被完全放逐。而后，父亲吐露了他日益担心女儿的心声。就在去年，女儿还是个成绩全A的优等生，如今却因成绩不及格从大学退学，还一直在抱怨觉得自己被人跟踪。父亲希望我们能选择在医院之外的地方会面，以免女儿察觉到我是个治疗师。

通过最初接触时父亲的表现，我很担心女儿患有精神病性的抑郁症。而且，她可能不会出于自我意愿前来会面地点。因而我提议派出一辆救护车把她送到急诊室。对于这一提议，女儿的父亲给出了这样的回应："我的父亲与我们同住，而且他现在身体很糟糕。如果你让一辆救护车开到我家门口，然后接走我女儿，我父亲肯定会吓得心脏病发作，甚至病发而亡。"

评论

　　此案例的第一印象中有一项重要警告——务必要注意到文化差异对于家庭外部的救援者的角色定位，以及对于精神疾病的定义的不同之处。该个案呈现出进退两难的局面。一方面，女孩儿的父亲告诉我：他全家，包括他，将精神病学方式的救助视为洪水猛兽；另一方面，如果女儿确实同时兼有精神方面的问题和自杀倾向，她的表现让人感觉她需要立即住院接受治疗。初始评估的挑战在于快速评估：确保女儿安全的同时，尽可能地避免无视家庭对于心理干预的文化理念。

　　综合考虑之后，我决定立即和父母会面，以期了解更多他们家庭的文化理念，以此判断有无可能在这个家庭与联络我的儿科医生之间协调沟通。事实上，医生已经大为恼火。父母始终强调与精神疾病扯上关系简直是奇耻大辱，他们想要避免女儿住院治疗精神方面的问题，因为一旦如此，这将成为其终身的污点，不仅是女儿的污点，也是他们全家的污点。当问到采用怎样的解决方案会对他们有所帮助时，父母之间产生了争执。母亲认为他们应该举家回到印度，因为印度可以由父母包办婚姻。父亲则认为女儿应该接受药物治疗，并且应该尽快回归校园。我为巨大的文化差异而震撼，为他们一家移民到美国之后所遭遇的一切而震撼，从个人角度来说，我想知道究竟是何种压力被加在了这个18岁的长女身上，这个被期待着获得高成就来证明移民价值的女孩身上。

　　在与父母的会面过程中，我努力以对待非精神病患的语言，以我们可以达成一致的方式来描述他们女儿正在承受的痛苦。比如说，我向他们表示，女儿需要一些帮助，能够让她精神更集中一些，同时感觉好一些，不那么痛苦。我们都认可，这样的解释与表达，女儿能够接受。父亲则扛起了责任，希望通过这样的表述来劝导女儿在第二天来到急诊室。

　　第二天女儿果然来了，与她同一个阵营的弟弟也一起来了。她不想单独与我面谈，她希望谈话过程中她弟弟可以陪着她，对于她的要求，我欣然同意。从谈话开始，女孩儿就一直在发抖。随着她的叙述展开，她开始哭泣。她向我表述了集中精力在学业上的困难程度，以及当她学业失利后，她的家人对此有多么失望。她说，她希望可以回到印度，既是为了她自己，也是为了成全一心思念故乡的母亲。但是，她也相信，在家中的三个孩子都完成大学学业之前，一家人不可能回到印度。而让家中三个孩子都获得大学文凭根本就是个不可能实现的目标，因为她已经太疲惫，太痛苦，太慌乱。她向我倾诉，她一直表现出极力阻拦举家回到印度，但是这种想法与做法的矛盾令她难以承受。

　　其后的家庭会面目标在于减轻女儿的压力，同时联合家庭的力量共同帮助女儿。父亲做出保证,将在五年之内,举家回到印度,不管这期间内家里的孩子中有没有人拿到大学文凭。此外,作为家中年龄最大的孩子,自从移民美国之后,女儿一直背负着巨大的责任和压力,我觉得她需要放个假,至少放几个月的假,同时这种放假需要离开学校。我向父母提议,给女儿放个假,再给她找点减压的活动做一做。母亲提出,可以让女儿去上些艺术课程,给全家做晚餐。而后我强调了后续进入医院由精神科医生对女儿进行治疗的必要性。鉴于这家人对于精神疾病治疗的怀疑,在此,我将"精神科医生"代称为"药物治疗医生"。父亲承诺,他将带着女儿继续来进行这种会面,以便医生可以帮助她解决难以集中精神的问题,并且尝试减少她的痛苦。最终,父母达成了一致,决心全家人在未来的很长一段日子一直陪伴着长女,"即使她突然觉得痛苦,至少我们所有人都在她身边"。以此避免了住院治疗。同时父母也表示,一旦女儿出现自杀行为,会第一时间联络我们寻求支援。

个案 2　被青少年搅乱的婚姻

桑德斯(Sanders)太太家中有一双儿女,女儿波莉(Polly)十六岁,儿子拉里(Larry)十岁。桑德斯太太打电话来表示为她女儿寻求帮助,需要进行家庭治疗。桑德斯太太向我表示,她无法忍受与女儿频繁的争吵,同时她感觉波莉已经不再尊敬她。尽管她想要只带着女儿过来进行会面,但我仍然建议,首次会面还是全家赴约为好。

这场家庭会面充满意外。波莉眼含热泪告诉我,比起与母亲的关系,其实是与父亲的关系更令她伤心失望。在她的感受中,自从十三岁举行过犹太女孩的成人礼之后,父亲对她的态度就变了,即使到了现在,她还是觉得父亲很陌生。波莉承认她与母亲争执颇多,但是这些争吵并不会影响到她们共同度过的美好时光以及那些美好的记忆,比如她们一起外出吃饭,一起做园艺,一起去观赏电影。父亲则表示,之前,他在犹太教堂参加每周一次的男性集会时,经历了巨大的精神转变,但家中却没有一个人能够理解他的变化。整个会面过程中,桑德斯先生和夫人分别坐在房间两头,几乎毫无眼神交流,而且没有过一次直接与对方对话。波莉跟她弟弟控制着会面的进程,也利用这次机会说出了他们所期望的家庭权力的变化,挑战父母长期以来的权威,要求他们重新制定家中的规则,例如看电视与在外住宿。父亲与母亲则分别就此事发表观点,表达了他俩各自的观点和立场。到了会面结束时候,他俩的立场似乎并没有达成一致。而会面结束,回家之前,波莉问我,她什么时候还能再来,并且表示她对于这次会面很满意。但当我向父母提出要进行一次夫妻会面的时候,他俩看上去吓了一跳。

评论

从一开始,父母与孩子对于心理治疗态度的差异就已经让我瞠目结舌。第一次会面,波莉跟拉里表现出了非同寻常的适应性,开诚布公地与我交流,自然大方地与我分享他们对于父母的不满。会面结束后,波莉表示还想再进行这样的会面,并且经过这一次会面,她更确信,在她父母面前开诚布公的坦率的交流比之从前更容易了。与此相反的,桑德斯先生和太太之间的紧张气氛,尽管未曾宣之于口,但却显而易见。我很好奇,他们的家庭环境是何等样子,以至于在谈话过程中,孩子们的情绪如此直白坦诚,而他俩之间的紧张气氛简直一触即发。这种表现上的差异,在我获得的第一批信息中,令我感觉到,这家人的家庭问题,其实完全集中于桑德斯夫妇的婚姻上。

其后的夫妻会面肯定了我的第一印象。桑德斯先生和太太表示,他们这些年来一直处于濒临出离愤怒的状态,随口就有一长串的抱怨,抱怨对方的怠慢、伤害和轻蔑。当问到关于性生活方面的问题时,他们的回答是,已经一年多没有过性生活了。夫妻会面结束时,我的感受是,夫妻会面再一次证实了夫妻治疗比母女会面更有必要。

但是孩子们并不想被排除在外。他们经常问父母,什么时候可以再有家庭会面。可能是对于父母的关心促进了他们的这种渴望,这两个聪明又敏锐的孩子,察觉到了父母的压力。在所有个案中,孩子们无论如何会隔几个月参加一次家庭会面,通过孩子们的列席给父母提个醒,要尊重孩子们的权利和义务。这样与孩子们一起的家庭会面比起苦涩心酸的夫妻会面来说,也稍显轻松。我从未感到有与波莉单独会面的必要,而在家庭会面中,波莉很会表达自己的情绪。同时,对于这一家人,实质上,清晰凸显的问题集中在二元关系或三元关系上,非常适合在后续的联合会面中进行追踪。换言之,从没有人提及他们担心波莉的能力:完成学校课业上的能力、抵挡毒品诱惑的能力、人际交往能力、说真话的能力以及躲避危险的能力。他们所关心的问题集中在家庭内部的关系上面,并且,自从波莉在父母面前畅所欲言之后,就我的角度而言,完全没有必要再与波莉单独会面。

评估所需涉及的范围

无论前几次会面是什么样的组织结构,都需要在给家庭总结反馈及一系列意见和建议之前,触及几点重要的基础领域。治疗师可以在一次会面中涉及所有要点,不过通常来说,需要花费三到四次会面来给出经过深思熟虑的、有说服力的反馈。

父母与孩子的力量

因为家庭的力量是解决问题的核心资源，这些问题导致他们来接受心理治疗，这也是评估开始的地方。治疗师通常以"跟我讲讲你喜欢自己的部分，那些一旦某天从你的生活中突然消失，你会想念的部分"，或者"跟我讲讲你钦佩或羡慕你的母亲、父亲、兄弟、姐妹的方面"来开场。如果一个家庭正处于激烈的家庭冲突之中，对于这部分的评估可以推迟。原因在于，当人们正为悲伤或者危机而感到不知所措时，向他们询问他们生活中积极乐观的部分，对于这部分的回答显得不够真诚。

有时候，家庭成员会对这一连串的提问感到为难。最为常见的，当这种情形发生时，也正是青少年因为"自吹自擂"而感到尴尬之时。而后治疗师要求其他家庭成员对青少年的能力进行描述，并与青少年本人进行核对，看看他们的答案是否正中要害。

精确地把握好针对能力提问的时机极为重要。举例来说，如果有人表明他"富有幽默感"，这时就要多追问几句。我们正在讨论的是哪种幽默？是久经世故的智慧，是丰富的双关暗语，是在任何场合都可以辨别荒谬的能力，还是娴熟讲述欢快故事的能力？再举个例子，如果一个少年形容自己的时候用到了"关心的"，那就要详细地询问他是哪一种关心。他在家中与学校所展现出的关心是否一致？他是否期待着被他人需要，或者说，他是否是他的朋友们寻求帮助与建议的对象？他能否给出关心人的行动实例？

通过这样的提问，能够有效地观察到其他家庭成员对于这些特长与能力的反应。同时当家庭成员想要对父母的特长进行详细说明时，会呈现出一种积极的、振奋人心的状态——家庭成员会举出更多的例子来证明父母的特长，或者会夸大这种能力。因而，这些特长可能会在他们口中变成一种非同寻常的能力。与之相反，当家庭成员对于父母的能力进行讽刺或者质疑，指出他们从没在家中见到过这些能力的表现时，局面会变得非常尴尬。通常情况下，如果青少年与父亲或母亲的一方都在盛怒之下，同时正在互相伤害彼此，在会面开始时，他们很难说出对方的长处优点，但是随着他们每个人能从其他人的优点的角度来重新认识对方，这种对话也可以逐渐消解敌对位置的鸿沟。

当然，家庭除了这些个体成员的资源之外，还会有其他的资源。治疗师想了解，作为一个整体，这个家庭内部的凝聚力有多强。他们是否乐于与家中其他人一起参加活动，例如一起建造家中的庭院，一起玩拼字游戏，一起去为贫困受灾民众设置的流动厨房做志愿者，或者一起去看一场电影？一家人一起进餐或者度假的时候情形如何？整个家庭相聚的氛围如何，是愉悦、趣味盎然、轻松舒缓？还是说他们聚集到一起只是为了互相争吵？如果是后者，治疗师可能就需要询问家庭成员，在更早些时候，一家人共享欢聚时光是怎样的情形，而后尝试在治疗中重现此体验，并在此基础上工作。

除了探索家庭成员之间彼此欣赏的特点之外，了解这家人过往应对不幸事件的方式也很有帮助。治疗师可以通过询问这家人过往必须面临改变或应对挫折时的方式和能力。如果说，在过去发生变化之时，是外力起到了衔接作用，那么是哪一种外力最有助益？根据他们过往与专业人士打交道的成功经验，能否从当下的家庭治疗中获取到有用信息？在过往或者现如今，大家庭中的成员是否也是一种资源？不同家庭成员在寻求帮助的方式方法上可能有所不同——丈夫可能想要收集解决问题的方法，妻子可能需要的是有人倾听，但不必给她建议。这些不同之处可能会引发家庭充分的合作，也可能会引起家庭内部反复出现的误解和矛盾。

未来的意义

对于青少年以及他们的父母，未来有着特殊的意义。而对于年纪稍小的孩子，未来是一种仅仅存在于虚幻想象中的事情——从现在开始直到成长为成年人，还要经过很长很长的时间——而对于青少年来说，距离成年，不过一步之遥。在青春期这样一个特殊的生命阶段，整个家庭都在为青少年转变到独立生活的成年时期做准备。青少年热衷于幻想自己成年后的生活状态，乐于耗费大把时光与同龄人描述这些幻想。遗憾的是，许许多多的青少年因为耳闻目睹亲朋好友遭受暴力而导致死亡，而被剥夺了对自己无限可能的未来的自由想象。

麻省总院的斯蒂夫·尼克曼(Steve Nickman)医生是一位专攻青少年治疗方向的精神病专家。他在一次面谈中告诉我，与青少年交谈的过程中，他相信所有与未来有关的话题是效果最为显著的话题，没有之一。他询问青少年："等在你面前的是什么？"这个问题显然比"等你长大了你想做些什么？"涵盖面更广。青少年的答案，取决于他们近期的生活状态。举例来说，一个精神萎靡的青少年会感到难以回答有关描述未来蓝图的问题。总而言之，尼克曼主张，只要能够给予青少年对未来的自信，不论是什么，都会减少或者缓解他们现在的糟糕状况。

这一系列的问题可以更进一步深挖。对于父母来说，与孩子们讨论关于未来的问题具有难以想象的影响力。因为这种话题，双方通常难以开口，经常会担心彼此之间产生误解而造成痛苦。曾经有一个十六岁的男孩约翰(John)，在首次家庭会面时向其父母宣布，他计划将在年内搬出家独立生活。他的父母暴跳如雷又伤心欲绝，在他们看来，儿子计划离家独居的行为根本就是抛弃了他们。反过来说，关于约翰的未来规划，如果他们之间曾经有过交流沟通，当前的矛盾冲突至少会弱一些,因为对于父母来说,他们正为母亲家族中的亲戚们的生病以及离世而焦头烂额。对于约翰来说,他觉得自己越快离开父母独自生活,他的感觉就越好——父母好像完全沉浸在了他们的悲伤之中,他父母根本完全意识不到他要离开家庭。

在其后的几次家庭会面中,我提议让父亲跟儿子聊聊,聊聊儿子对于自己的人生规划,关于学业规划、职业规划,以及专属他们父子之间的交谈。之后的一次会面中,当我向每一位家庭成员问起,等约翰搬出去之后,他们一家聚会的场景会是什么样子,约翰瞬间泪流满面,坦言其实他从没想过搬家之后再与家人有所联络。这种互不联络的未来,大有老死不相往来的味道。家中如此深刻的误解让约翰给自己制订了这样的规划,而由于家中关于疾病与死亡的沉重话题越来越多,误解也随之不断加深。约翰已经在他的自我假想中认定,他的父母毫不关心他对于未来的规划,父母沉浸在接二连三失去亲人的打击中,悲痛得不可自拔,失去了关心约翰的余力。每个人都认为,约翰的离家是对于整个家庭又一次无法承受的打击,于是每个人都对此事避而不谈,认为这是最好的应对方式。事实上,当所有人开诚布公地讨论了约翰的未来规划之后,家庭内部的凝聚力反而加强了,家庭悲痛的氛围也减弱了,家人更愿意走出悲伤,团结一致,共同协作,帮助约翰成长为真正的男子汉。

定义问题,回答"为何是现在?"

不管在什么情况下,治疗师都绝不能假想他了解这些问题之所以成为问题的原因,也绝不能假想仅有一种通用的对于问题的理解方式。对于临床工作者来说,所面临的第一个挑战就是,设法搞清楚家庭对于问题的多种观点和想法,保证治疗师自己能处于这样一个位置:可以同时掌握家庭中对于问题的不同观点与立场。因此,治疗师需要接触每位家庭成员,以明确每个人的困扰以及对于改变现状的期望。

找出召集家庭成员进行治疗的契机也是件至关重要的事。压力在于每个家庭具有的差异性。有时候,在一个家庭充当压死骆驼的最后一根稻草的事情,在另一个家庭却是咸鱼翻身的利器。为了寻找治疗每个家庭的切入点,可以尝试提问,"是谁提出了向治疗师寻求帮助的想法?"也可以问,"你从什么时候开始有这种想法?为什么选择现在来我这里,而非两周之前过来?"谈话过程中注意寻找最近受到的挫折、侮辱,或者压垮骆驼的最后一根稻草,这将成为评估的起始点,同时也会暴露这个家庭脆弱点的大量信息。

弗兰克·皮特曼(Frank Pittman, 1987)在他的《转折点》(*Turning Points*)一书中描述了四种压力类型。他把第一种压力称为"晴天霹雳",这种压力十分明显,很有特点,且通常产生于家庭之外,亦即家庭的力量所不能及的外部。这种压力不可预知,前无古人,很可能还后无来者。举例来说,未成年少女遭遇强奸事件、自然灾害,或是切尔诺贝利事故(译者注:1986年发生在苏联统治下乌克兰境内切尔诺贝利核电站的核子反应堆事故。该事故被认为是历史上最严重的核电事故,也是首例被国际核事件分级表评为第七级事件的特大事故)。皮特曼觉得,"晴天霹雳"的危险在于家庭成员很可能会仅仅将之归咎于意外卷入坏运气。而最棒的应对方案则应该是稳定情绪,全家人为了度过危机而聚到一起,开诚布公地交流沟通,以期治愈伤痕。

第二类压力是发展性危机,这种压力极为常见且可以预见,同时会造成人生的永久性改变。例如结婚、长子进入青春期、幺子计划离家独立生活,或是夫妻退休。而这些偏偏又都是再普通不过、顺理成章的变化,但当家庭结构没能及时调整并适应这些变化时,普普通通的改变便成了危机。没能调整适应,可能是因为接踵而至的纷繁庞杂的改变,使得整个家庭系统因超载而无力承受,也可能是因为青春期这样一个特殊的过渡时期,承载了来自上一代人或者上一个人生阶段的某些冲突。

第三类压力可以算作是一种结构性的压力,但这种类型实在是毫无踪迹可循。准确来说,这种压力更像是掩盖在家庭表面的平静之下、从不停歇运作的熊熊火山,而其完全可能将会,甚至已经,在某一时刻爆裂,打破这种表面上的平静。作为治疗师这一角色,很难找到切入点。因为当治疗师关注家庭中长期存在的问题时,很可能会促使家庭成员模糊焦点,提出当下的问题才是他们关心的、亟待解决的问题。但同样,如果治疗师提出就在此时此地解决迫在眉睫的问题,家庭成员可能又会表示,他们的问题并非一朝一夕形成的。皮特曼指出,存在结构性危机的家庭可能会有碍于解决发展性的过渡期问题。

第四种——也是最后一种——压力,这种压力集中体现在某一家庭成员身上,特征在于,家中的某一家庭成员表现出极强的依赖性或者极为无能,可能是由慢性残疾所造成,也可能是由身体或者精神上的疾病所引起的。当此家庭成员新近被确诊后,这些家庭会来寻求心理治疗的帮助——例如,当青少年首次出现精神崩溃时,或者当家庭成员之间就如何管理个体产生分歧时。

为压力命名这种方式,可以在极大程度上安抚身处危机中的家庭,使其镇定下来。此外,甄别出压力的类型,可以为治疗师提供一个进入家庭系统的相对中立的机会,而不必过于担心因治疗师的立场问题而遭遇指责和控告。举例来说,治疗师可能会在评估结束时进行总结:"难怪你们现在来这里进行家庭治疗。约翰已经为离家独立生活做好准备,对于任何一个家庭来说,这都是一段压力巨大的日子。但是因为这些年来,你们已经面对了太多难过的生离死别,而约翰日益迫近的离别毫无疑问是雪上加霜,令你们无力承受。"

仅仅依赖于搞清楚家庭压力的类型,或者逐一询问家庭成员,了解他们每个人的未来规划,这些无法真正明确家庭问题之所在。在评估阶段中,对于问题的定义务必扩展开来,并在扩展中为问题松绑。扩大定义的一种方法是,治疗师将关注点从被指认为有问题的患者身上(identified patient)转移到家庭成员彼此关联,需要每个人的参与来共同解决问题。《循环提问》(Circular Questions, Penn, 1982)一书对于这种转移贡献很大。例如,"家中谁受到的影响最大/最小?"或者"约翰提出他迫不及待地想要离家独居时,爸爸说了什么?""当爸爸一言不发,转身回房,并且关上了房门时,约翰对此做何理解?""这些事情发生的时候,妈妈又做了什么?""当妈妈指出,约翰甚至都不会洗衣服,他怎么可能自己独立生活时,约翰做了什么?"等问题,当这些问题提出之后,每一位家庭成员会开始正视其行为对于他人造成的影响,同时,每个人都会察觉到,哪怕是一个人的某一个小部分产生了一点点变化,都会对整个家庭产生巨大的影响。

另一种为问题界定进行松绑的方式是提供另一种方式来思考家庭困境。在整个评估过程中,治疗师始终在尝试找到几种看待问题的新方式,借此判断她是否能够改释(reframe)问题,以此探索互相配合进行治疗的全新的可能性。

斯坦利(Stanleys)一家因为突发的激烈冲突来到了精神科急诊室。他们唯一的孩子,哈瑞(Harry),刚刚步入成年的行列,却已经连续数年在服用精神抑制类药物。但是前几天,哈瑞突然自行中断服药,而后绕着房子一脸凶相地追赶他的妈妈,自称是个异教徒。第一次会面时,父亲透露了一个讯息,他的内兄,上个月刚刚过世。父亲的内兄,即哈瑞的舅父,不仅是被哈瑞深爱的长辈,也是整个家庭中唯一能使哈瑞离家出走之后将其劝回的家庭成员。

妈妈因哈瑞恐吓她的行为暴跳如雷,"你差点杀了我,赶紧继续吃药治病!"对此,哈瑞的回应是:"我已经是个成年人,我只会去做我想做的事情。"对于这家人,我采用的方式是引导他们放开对于眼前这一件事的执着,关注一下其他的事情。"我猜测,哈瑞停止服药是其内心强烈的悲伤的表现,通过这样极端的表达方式,让家中所有人都不会忘记舅父在世时在家中所扮演的重要角色——救生员,同时也是引路人。哈瑞用他刚刚成年的肩膀扛起了表达非比寻常的悲痛的重担,为什么这么说?哈瑞牺牲了他的工作,放弃了他的恋人,破坏了与父母之间的和谐关系,而他所做的这一切都是为了确保一件事——确保他深爱的舅父,已经过世的舅父,将会一直存在于所有人的记忆中。"之后,我向哈瑞的父母提议,下次会面时,可以讲讲舅父的往事,以及一些关于舅父的回忆,借此来分担一些哈瑞的压力。

这种改释问题的目的在于,打破家中的无意义的重复。妈妈一直在重复——在她眼里,哈瑞一无是处,只会伤害她。而哈瑞通过停止服药来证明,他已经是个成年人,是个可以不再乖乖顺从父母的成年人。问题改释之后,采用一种善意的方式来解读哈瑞改变生活方式的行为,最终达到了引导哈瑞恢复服药治疗的目的,同时也为他挽回颜面。

现在与过去的压力的交叉点

仅仅理解家庭中来势汹汹的重压,以及特殊过渡时期家庭内部极为常见的悲欢离合,仍然远远不够。探索眼下这些问题是如何发生,以及强调来自于上一代人的压力,同样重要。麦戈德里克和格尔森(McGoldrick & Gerson, 1985)区分了压力是来源于过去还是现在——通过确定压力来源的途径,确定其来源于横向或纵向。所谓横向的压力,或者说焦虑是"随着时间推移,由家中当下的压力为核心辐射开来,一般来说,总是伴随着不可避免的改变、灾难,并且与整个家族的生态循环中的转变同时出现"。所谓纵向的压力是指:"起源于家庭中相关联的、发挥功能的模式,这些则都是从上一辈人传递到下一代人这边,主要是通过情绪三角化的过程来传递的(p. 6)。"

治疗师只有通过确定清楚这两个方向上的焦虑感的交集,才能真正了解家庭中现在所遇困境的状况。举例来说,不论任何情况,所有的家庭,都会预料到,在面临家中幺子即将成年,准备好离家独立生活的特殊阶段,整个家庭会很难过,因为每个家庭都会带有一种传承的烙印——传承自上一代人的,对于离别的特殊感受。在下一章中,我们将会借助家谱图来解读横向压力与纵向压力之间的相关性。

理解家庭风格

治疗师要融入家庭,并且是以一个受人尊重的、学识渊博的客人的身份融入,必须要去欣赏他们的想法、他们处理家庭事件的方式。这种姿态无法预先设计,但是可以通过治疗师的坦率、非评判及好奇的态度自然产生。关注家庭内部所使用的语言表达方式、一家人的文化背景、他们表达感受的习惯方式,以及做决策的方式,同样非常有必要。

家庭中独特的语言表达方式会表露出大量的信息,关于家庭成员,他们所重视的,和他们所信任的,他们描述问题的时候是会使用明确的例证,还是抒情诗般的类比,或者是一种哲学式的沉思态度来应对?在他们对于问题的理解中,他们认为问题出在哪里？是品德有问题，是还不够成熟，是太过狂热，还是缺少机遇？获悉上述问题答案的一种方式是，关注一个在整个会面过程中不断重复出现的高频且特殊的词汇。举例来说，有一家人找到我来寻求帮助，原因是家中两个刚成年的儿子在经历了一连串的学业失败以及挂科之后，同时变得孤僻内向。其中一个儿子这样描述他在完成课业时所遇到的困难："如果有人带着我坐上过山车，并且帮我系上安全带，我会放心地乘坐，但是一旦我知道了过山车是一种多么可怕的项目，我绝不会自己主动去坐。"他用了一种非常能够引起共鸣，但不常见的隐喻来表达。既是表达自己的内心世界，也透露出整个家庭的动力系统。因此我对他的这一表达格外重视，甚至记住他的这次表达，且在随后的家庭会面中提到了他的隐喻。我好奇的是，是哪一位家庭成员为他系上了安全带？他现在仍然需要有人为他提供这一帮助吗？逐渐削弱"安全带"会有什么影响？过山车究竟是真如他所想象的那样可怕，还是只是他毫无必要的杞人忧天？家庭独有的语言表达形式，引领我进入了一个更为丰富多样同时也更为复杂难解的世界，尤其是与干巴巴地询问一些诸如"学业上的失利"、"对于成功的恐惧"或者"学习成绩不佳"此类问题所获信息相对比。

对精神卫生专业人士的态度、对青少年行为、发展变化、性别角色的期待，这些都有文化在当中起中介作用。当家庭的文化背景与治疗师本身的文化背景截然不同时，这时候最好的应对方式是去询问，去了解，而不是假设自己了解另一种文化。

在得到家庭许可的情况下，治疗师同样需要对家庭中感情表达的范围及强烈程度进行估量。一旦贸然行动，过早或者过强地要求家庭成员自我暴露，有些家庭会视之为软弱的标志，有可能会导致家庭脱落。毫无疑问，这些情形不是我们所期待的，是背离我们的初衷的。我们要做的是在干预家庭的时候，不要过多地超出家庭对感情表达的容忍度。

给家庭的反馈

通常情况下，治疗师会在四次会面之后，将所观察到的以及现在所能给出的建议反馈给家庭，这一步骤非常有必要。如果家庭正处于激烈冲突之中，这种反馈可以在第一次会面结束时进行。如果说，在治疗师进行思路整理总结之前，仍有足够的时间空余的话，最好能够与家庭成员逐个进行会面，与夫妻会面，与青少年会面，与全家进行会面。最好能够在完成这些会面之后再进行总结整理。给家庭进行反馈这一过程，已经逐渐发展成为了一套在心理治疗中有着特有流程的惯例。

为了增强反馈的效果，治疗师可以在一开始就预告说，将在会面结束时或者评估结束时提供反馈。如果治疗师想要在家庭危机的过程中进行反馈，更明智的做法恐怕是离开治疗室数分钟，以期在脱离情绪风暴中心的情形下更冷静地进行思考。或者，治疗师也可以在数次会面之间的间隙向家庭传递一些信息，写几句话给他们。

这种信息主要包括四个方面(Fishel & Gordan, 1994)。第一个方面是对于家庭力量的评估，目标在于逐渐缩小防御，引出合作，以及促使家庭公开一些余下的信息。此外，通过强调家庭作为一个整体的应对能力，治疗师尝试将注意力从被指认为有问题的患者身上转移到家庭关系上，并以一种可以接受的，也是不责备的方式进行这样的转移。举例来说，如果家庭成员对治疗师或者彼此之间都很少说话，治疗师可以评论说，家庭成员在尊重彼此个人隐私方面是如此的协调一致。

其二，在可能的情况下，将现阶段所表现出来的问题正常化，鉴别出来自于家庭外部的客观上的压力，进而用发展变化的眼光来看问题。举例来说，"在你们女儿已经准备好离开家人独立生活的当口，你们来寻求家庭治疗的帮助无可厚非。这是一件非常顺理成章的事，尤其是对于你们家庭现今的情况来说。因为过去两年间你们承受了巨大的失去亲人的痛苦，你们已经将离别视同为失去。任何一个家庭都会对此感到困惑，困惑于应该如何调整心态来面对这种剧烈的变化，困惑于不知道是该去哀悼它，还是该为了自己成功引领女儿进入成年人的行列而去庆祝它。"治疗师希望，通过对家庭中现有问题的正常化，可以打破家庭中诸如指责、愤怒、负疚之类的负面情绪的恶性循环，这些负面情绪通常是由应激情境所激发，难以建设性地解决问题。

其三，对家庭进行强有力的干预，改释家庭对于问题的定义，某种程度上，可以说是给他们指出新方向。

十三岁的莎拉(Sarah)正在体验着强烈的分离焦虑，尤其是当她放学回到家中，而妈妈路易丝(Louise)却还没有下班。莎拉会有这种焦虑事出有因：路易丝有天回家很晚，独自在家的莎拉脑海中充满了路易丝遇到意外车祸的想象与对此产生的恐慌。莎拉的焦虑同样与客观情况的变化相吻合——莎拉之前在一所规模不大的小学读书，而现在，莎拉即将到一所新学校报道，开始她的初中生活，而这所初中学校，不仅规模比莎拉之前就读的小学要大，而且离家的距离也要远得多。

路易丝是一位技术精湛的医务工作者，同时也是四个孩子心目中慈爱的母亲。路易丝自述，不管在人生的任何领域，她都对自己严格要求，不管是母亲、女儿、妻子，还是医生，任何一个身份和角色，她都尽力做到尽善尽美。而在所有人眼中，路易丝似乎有着无穷无尽的精力。同时不论是面对工作，还是家庭,她都耗费了难以计数的精力。母亲与女儿,家中仅有的女性,其实非常地深爱对方,并且享受她们一起度过的时光,同时,在整个会面过程中,女儿不时中断倾诉转而与母亲热烈地交流讨论。会面结束之时,关于莎拉的分离焦虑,我有了全新的理解和释义:莎拉是一个从没有体验过母女关系中的紧张麻烦的女儿,因此当母亲轻微地出一些差错,她便极为警惕,比如母亲因故晚归。

为了顺利改释问题,我向母女二人提出了一种新鲜的互动方式,要求她们在实施干预的那一周里尝试。对于妈妈路易丝,我对她的提议是,在这周内,专注地去找出那些她还没有做到完美的事情,然后常使用放松的态度来面对那些不完美。对女儿莎拉,我的建议是,让她尝试着坦率地告诉妈妈,路易丝做的令她感到不开心或者是令她感到失望的事情,哪怕是某些不起眼的微不足道的小事,以此学习另一种反馈妈妈不足之处的方法,不需要那样高度的焦虑。我的改释工作旨在教给她们一种掌控方法,应对由家中青少年带来的越来越浓的分离,这种掌控方式主要是突出他们彼此之间的深厚联结以及保持沟通畅通。

最后,在家庭反馈会面结束之前,治疗师应与家庭商定后续的治疗计划。确保计划对于所有涉及的每一方都合情合理,且可被接受。治疗师可以向家庭提出一些在治疗期间可能起效的建议。例如,治疗师可以向每个家庭成员询问,"有什么最小的改变是你可以在下周之内做出的,同时这种改变会带来其他某些积极的信号? 当你下周回到这里时,何不把这件事是如何发生的分享给我?"治疗师也需要尝试给出一个治疗所需持续时间的粗略评估,并且对是否需要辅助性的夫妻与个人工作提出建议。在给出这些建议的那次会面中,要在他们动身回家之前留出足够的时间,来让他们消化吸收这些建议。

如果家庭再次回到治疗室,接下来怎么办呢? 治疗师就进入更为难以清晰描述的中间治疗阶段。我们现在就把注意力转向这个更加隐晦而定义模糊的阶段。

家庭治疗的中间阶段：对青少年及其父母进行心理干预

尽管评估大多有时间限制，且格式固定，但治疗的其他曲折部分，相比较而言并无固定的形式。本章以及下一章的内容均是为了回答问题——"在评估结束之后，家庭治疗师现在该做些什么，说些什么？"这些精炼出来的答案，或者说是几条技巧，在我多年与青少年及其家庭打交道的过程中已经被证实很有效果。本章着重介绍五种心理干预——生命周期信息、叙事性重构、仪式、挑战文化话语，以及将家庭危机外化，——这五种心理干预对于危机青少年家庭治疗或者短期家庭治疗尤为有效。下一章节主要讨论了两种心理干预——家谱图以及反思团队——能够更好地适用于持续更长时间的心理治疗或咨询。

这两个章节的内容如果要用来当作实施家庭治疗的综合指南，还远远不够。但是，这两个章节会探索七种与家庭互动的方式，以此来增强家庭自身创造性地解决问题的能力。每一种与家庭互动的方法，都源自着眼于发展的、以系统性为基础的叙事取向。

我发现这七种与家庭互动的代表性方法和青少年及其家庭很匹配。但这些方法既不是全面的，也不是独特、不可重复的。这些技巧可以扩展使用，也可以连续使用，或者重复多次使用。这些技巧并不排斥其他心理干预技巧，比如澄清，或者在紧急事态之时迅速果决地行动。任何一种心理干预，在其应用的最大范围内，适合应用于家庭的干预并不一定适用于青少年。除非，每一种心理干预都被巧妙裁剪成适合于特定青少年与其父母的发展性的方法。对于每一种互相影响的方式，本章都会设定一种临床场景。在后面的几个章节中，场景会被成熟的个案研究所替代，将评估阶段与心理干预阶段整合起来呈现。

由于这些技巧中的每一个都有发展性的重点，所以回顾家庭生命周期理论是个很好的开头。很多家庭发展理论学家（Carter & McGoldrick, 1989; Preto, 1989; Preto & Trevis, 1985）认为，家庭是一个独立单位，拥有其自身的发展任务以及明显的转变过渡期，同时，这种转变会依次发生并且伴随着不同的压力。出现在家庭中个体身上的症状被视为一个信号，代表着整个家庭在跨入下一个发展阶段时遇到了困难（Coopersmith, 1981; Haley, 1973）。当然，这些转变过程中所出现的危机都是极为正常且意料之中的事情，但是仍有几种因素可能会使得这些转折点变得更为复杂且变化剧烈。第一种因素是当转变出现在一个不同寻常的或者出人意料的时机（Harkins, 1978），比如说一个十来岁的孩子，他的伙伴或同龄人已经离开家庭独立生活，而他却没有，寻常可见的压力可能就会转变成家庭危机。第二种因素是一旦几个应激性因素凑巧与转折点同时出现,那么家庭想要转变到另一个阶段就会变得愈发困难,比如当青少年离家独居与父或母的亡故同时发生。第三种因素是如果说家庭目前经历的转变阶段中所遇到的困难,与上一代人所经历的困难相似并进而产生共鸣(Carter,1978),那么家庭很有可能会过度拘泥于上一代人所传承的种种。

发展心理学家一直以更大的框架关注着青少年不同阶段。青春期可以细分为青春期早期(11—14岁),青春期中期(15—18岁),以及青春期晚期(18—21岁)几个阶段,其中,青春期晚期可能会与下一个家庭生命周期阶段重叠,即孩子们离开家庭出去独立面对这个世界的阶段。换言之,这其实是种警示:青春期是个无法仅仅用年龄进行界定的阶段。青少年通常在15或16岁离开家庭,或者直接越过中间几个阶段,有了孩子为人父母。当然,也会有许多青少年即使过了21岁依然与家人同住。

从发展的视角关注家有青少年的家庭,大体会产生两种主要观点。一种观点(Blos,1962;Erikson,1968;Freud,1958)强调冲突,而另一种观点(Farrell & Rosenberg,1981;Preto & Trevis,1985;Prosen et al.,1981)则强调家中两代人的相似之处。第一种观点表达的是,人到中年的父母与他们正处于青春期的孩子们对于未来发展的目标并不一致。一方面,青春期少年的好斗性与性冲动在与日俱增,另一方面,父母的体力与精力逐渐减弱。举例来说,在家中母亲进入绝经期的时间,基本上就是女儿进入青春期发育的时间,同时,母亲与女儿之间的交流愈发困难,在饮食问题上,矛盾尤为突出(Paikoff et al.,1991)。此外,青少年与父母对于时间及死亡所保持的观念也截然相反:青少年通常觉得,他们拥有的时间可以无穷无尽,然而,他们的父母对于死亡的概念与感受则经常受到冲击,因为他们的父母亡故以及因为时间有限而产生的焦虑感。这种强调两代人之间冲突的观点是青少年暴风骤雨期(狂飙突进,Sturm und Drang,德语)设想的中心。

另一种发展观点则是父母与青少年同时面对着相似的问题,诸如荷尔蒙爆发、协调彼此之间关系的挑战、突出的身份认同问题,例如"当我进入下一个生命阶段的时候,我将选择让自己成为与童年阶段一样的人吗(对于青少年)?或者,成为与刚成年时一样的人吗(对于人到中年的父母)?"

任何一种发展性的观点立场——两代人之间的冲突以及两代人之间的共通性——都是有效的。在与家庭打交道的过程中,清楚了解家庭成员关于这个阶段的意义,哪种信念占据支配地位,或者家庭内部有何理解上的差异,这是非常重要的。如果有某种观点占据主导地位,向他们提及另一种观点可能会有所助益;如果对于青春期阶段的理解有所差异,探寻出每一种理解并相应将其澄清也将是有所助益的。两种观点有一点是共通的,即均认可父母与青少年彼此之间会相互影响。埃里克森(Erikson)在其《青少年的挑战》(Challenge of Youth,1965)一书中,富于表现力地表达了他所捕捉到的,在父母与孩子共同转变的过程中发生的现象,他写道:

> 在青少年阶段,孩童时代所倚仗的东西开始缓缓转变:生活的意义不再仅仅是由长辈言传身教给年轻人,不论是个人经验还是集体经验。青少年自己通过他们的反应和行为来告诉长辈,长辈们所代表的生活以及呈现给青年人的生活是否有意义。青少年也要给自己蓄积力量并以此证明自己,并且,参与到问题中,将之更新,使其焕发新生,或者革新和反叛(p. 24)。

家庭生命周期理论家明确指出青少年及其父母不同时期各自必须完成的任务。这些均是为了保障家庭能够作为一个整体进入下一个发展阶段的关键。一部分任务需要全家出动、共同参与、共同协作;另一部分任务则是由青少年负责独立完成。第二部分任务如果让父母参与进来,可能会有促进作用,也可能会有阻碍作用。当然也有一部分任务属于婚姻任务,由父母完成,不需要孩子参与。

需由青少年独立完成的任务为数不少,并且种类不同。这部分任务包括处理青春期伊始的生理变化、选择一个同龄人的团体建立联结、通过实验搞清楚自己的性别认同、建立起一套和谐的价值体系,并且为未来做好准备,拥有职场人士与婚姻伴侣的双重身份。

为了更好地描绘出一个健康的家庭,发展心理学家提供了以下几点限制因素:健康的家庭要有更强的灵活性,允许青少年搬出家庭独立,也要允许青少年再次回到父母的羽翼之下寻求支持。从这个角度来看,青少年实质上是一个探索者,有着崭新的与同龄伙伴和其他家庭相处的体验的探索者,发现新想法、音乐、价值观和语言表达方式。扬帆远航的水手一次又一次地折返回来,与家人分享新的体验,给家庭带来新的生机;有时也会以充满批判性的眼光看待家庭,因为他们在不断地将新世界与旧世界做对比。作为父母,从他们的立场来说,要尝试对这些新观点、新想法宽容一些,尝试去倾听孩子对他们的批评,同时也要坚定地维持住作为父母的立场,监管好孩子们的行踪,以免误入歧途(Fuligni & Eccles, 1993)。另外一项重要家庭任务,是家庭共同帮助青春期家庭成员顺利离家。这项任务需要从童年的早期阶段开始培养应对能力,并在青春期阶段结束之时达到顶峰。

一些研究者已经开始探索不同家庭类型会对青少年发展产生什么样的影响。父母联合起来提供一个较高的标准,既能保持与他们的孩子之间的互动,又能给孩子的需求提供回应，这些都与最积极的效果紧密相关（Darling & Steinberg, 1993；Lamborn et al., 1991；Maccoby & Martin, 1983）。

豪泽及其同事（Hauser et. al, 1991）通过针对青少年及其父母的大量调查研究得出几个重要的方法，能够使父母更好地支持他们孩子的个人发展。他们主张父母要"坚持住"，不断重复约定，不管孩子因此对他们的态度是拒绝还是破口大骂；同时父母可以尝试向孩子们讲述他们自己当年处于青春期时候的经历，以及他们的一些心路历程；此外，这些研究人员极力主张父母趋于忍耐——对于新观点、对于青少年的实验以及对于激烈的但通常很消极的情绪，比如愤怒和情绪波动。

不仅是作为一个整体的家庭和作为独立个体的青少年都经历着种种变化，夫妻二人——孩子的父母——会发现，他们也在逐渐改变。一些研究表明，青春期孩子们的父母对于婚姻状况不满的比例大大高于十岁以下孩子们的父母。这种不满可能是由夫妻本身的中年危机所导致，由抚养青春期少年的压力所引发，或者因为这两种原因相互作用而产生的。随着他们的孩子们的青春期到来，夫妻会预见一个孤单的未来，没有什么可以转移注意力，家庭结构不可能再度三角化，也不能再与人热切地分享育儿经。

家庭治疗干预：相互影响的方式

生命周期信息

本节中对于家庭问题的描述与青少年预想中的发展问题相吻合。这些信息旨在令挣扎在不同心理状态下的家庭减少防御心，降低羞耻感，进而增进合作。这些信息也试图将家庭视为一个整体：父或母与孩子的组合，或者夫妻的组合。在任何情况下，这种信息传递的精神是不变的：即使已经被这一特殊时期的挣扎苦痛遮掩得模糊不清，尊重人际相互作用正常发展仍具有重要性。重构使得家庭成员改变思考方向，转向真正重要的、摆在他们眼前的发展任务。举例来说，一方面，拿什么来维护我们彼此之间的关联性；另一方面，拿什么来帮助我们处于青春期的孩子们，使之朝着拥有独立的性观念、道德观念和社会角色的方向发展，确保他们能真正独立生活。

请允许我用几个临床案例作为生命周期信息的例子，让我从一对父子组合开始说起吧，他们不断使用恶毒语言，互相攻击对方。

父亲，吉布斯（Gibbs）先生，主动找到我，要求进行家庭治疗。他说，在过去的一年时间里，他跟他14岁的儿子，阿尔弗雷德（Alfred），始终无法进行正常的交流。吉布斯先生将父子之间关系的变化归咎于他自身的改变——从一份稳定的管理工作转行投身于风险性较高的自主创业。冲突爆发的契机是再寻常不过的事情——阿尔弗雷德的学校作业。吉布斯先生认为阿尔弗雷德还不够努力,或者说,选择的学校课程与课外活动不够有挑战性。回忆起曾经的父子关系,父子二人很是怀念和悲伤,他们曾经关系亲密而融洽,建立起这种亲密融洽关系的基础则是父子一起运动、一起做事,比如一起建一个树屋。我对这对父子说:"我知道这种争执让你们两个人都很痛苦,尤其是在你们已经度过了多年的亲密关系的生活,一起分享了许许多多的活动并且习惯了这种状态之后。不过我觉得,阿尔弗雷德,如果你能够忍耐现阶段与父亲的观点不一致,其实对你来说是个挖掘出更多的关于你是怎样的一个年轻人的信息的好机会。吉布斯先生,每一次你与儿子的争执,同样是给予你的儿子来了解,在他与你的关系中,他的立场究竟如何的机会。同时你还能帮助儿子清晰地认识到他究竟是谁,他所期盼的未来想要成为的样子,哪些他做到了,哪些他还做得不够。阿尔弗雷德,通过与你父亲的争执你可以明白什么对你才是重要的,你其实也给了父亲一个真正了解你的机会。"

通过这样的信息传达,我将父子之间的争执重构成为另一种形式的合作,这一行为旨在引出一个正常的发展任务——阿尔弗雷德想让父亲了解,他正在形成个体的独立人格。当我们将父子之间的争执条分缕析之后,阿尔弗雷德和父亲在下一次发生争执的时候,可能会更为清晰地意识到他们之间的个体差异。如此发展,下一次争执可能会少一些恶意的攻击、多一些玩笑,或者当父子之间的分歧结束之时,彼此可能会更容易谅解对方。

生命周期信息还有另一种表达形式——轻松面对青少年的沉默。当青少年只通过肢体语言表达自我,却从不宣之于口之时,这种指向青少年的生命周期信息,同样意味着,对于父母来说,孩子将他们拒之于心门之外。他们会因此感到局促不安。一张紧绷着不搭理人的面孔如同在说:"我人可能在这里,但我就是该死的不想说话。"面对这样的情形,心理治疗师可能需要克制住威逼利诱的冲动,这样提问这个十来岁孩子,即使得到答复,可能也只是耸耸肩膀而已。反之,治疗师可以说:"保持沉默,尤其是在此刻,这种选择非常棒。事实上,你的沉默反而提醒了我,我本打算对你们所有人说的一些话,那就是:如果我向你们提出了一个问题,不管是谁,只要有人觉得他还没有准备好回答,请务必让我知道。如果你们这么做了,我就可以自在地向你们提问,询问任何我觉得会对你们有帮助的问题。我看到萨拉(Sarah)已经对于个人隐私和自主性这两方面的重要性有了一个清晰的理解与认识,我很高兴看到这一点。所以,萨拉,请不要觉得你一定要回答问题或者一定要畅所欲言,除非你觉得自己能充分把握形势。毕竟,你还没有完全了解我是个什么样的人。"

这样的生命周期信息把萨拉的抵触情绪重构为正常的、自主的,甚至助人的行为,同时,这一信息也是旨在让萨拉能够更为放松地融入治疗环境。毕竟,当个体被要求这样去做的时候,是很难再以违拗相对了。当然,这种信息当且仅当在坦白真诚地说出时才有效。需要特别指出的是,有自杀倾向的青少年,不能任其保持沉默,这种不允许,是因为要通过对话来评估他的安全。同样,某些沉默不语并非源于挑衅或者反抗,而是因为恐惧或者严重的抑郁。在后面提到的几种情形中,将生命周期信息一律加以正常化会有所例外。

发展性重构

当生命周期信息旨在将家庭视为一个整体,且总是充满矛盾,而不是正常化时,就会让我联想到,由库珀·史密斯(Cooper Smith, 1981)提出的"**发展性重构**"技术(developmental reframing)。运用这一技术的前提条件是,所有现存的问题是整个家庭卡在上一个发展阶段的信号。她会告诉家庭成员,他们成长的同时,他们的麻烦也在成长。从本质上来说,任何一个表现出来的问题,都是因为其不够成熟而非因为疯狂或不道德。家庭会被告知,他们的孩子,虽说有一些特别的表现,但"既不是坏,也不是疯了,只是因为年轻"。这个难对付的年轻人,只是有些受误导的想法,或者遭遇到一些谁都无法控制的情况。在此重构之后,再布置家庭作业,帮助家中尚不成熟的家庭成员成长,使得整个家庭脱离泥沼,同时为向下一个发展阶段前进做好准备。

这一技巧有着一个显而易见却充满悖论的意图:最为典型的是,当孩子的行为的描述被定位为是青少年期特有的时,他们会很生气。为了证明治疗师所说的是错误的,孩子所能提供的唯一的证据便是做出不符合治疗师描述的行为。当家庭中的每个成员都因为家中青少年所做的某些不成熟的事情陷入焦虑之时,治疗师可以让家庭成员说出家中发生的已经失控的事情,把重构的力量发挥到最大。或许用一个临床情景可以最大限度地阐述清晰发展性重构是如何应用于打开一个话题,打开一个整个家庭都过分焦虑而不能直接谈论的话题。

怀特(White)夫妇跟他们19岁的儿子丹尼(Danny),是由丹尼的精神科医生转到我这边的。丹尼的精神科医生已经被怀特太太压垮了,她因儿子而打来密集电话。她打电话给丹尼的精神科医生,请求他让丹尼住院接受手术,而手术的目的则是为了治愈丹尼的"脑部疾病"。丹尼被诊断为抽动秽语症,并且经过测试后证明他处在心智发育迟滞的边界线上,且18岁之后,出现过数次情绪大爆发。他情绪爆发的表现方式则是:边朝着他的母亲扔东西,边大声咒骂。药物治疗对其情绪风暴的控制效果微乎其微。

当我见到怀特一家,向他们询问他们对于最近逐渐增多的情绪爆发怎么看时,一家三口有一些共通的想法。据丹尼和他父母回忆,情绪爆发的增多与丹尼的某些行为是同时发生的:丹尼不去工作,翘了职业学校的课,每天雷打不动数个小时向窗外凝视,希望能看到住在他楼下的男性邻居。就这一点,丹尼母亲补充说,丹尼患有需要采用手术治疗的"脑部疾病",父亲的想法则是,问题就是"丹尼不喜欢我们"。蒂娜(Tina)缺席了这次会面。蒂娜是丹尼的妹妹,17岁,刚刚动过心脏手术,因"太虚弱"而无法出席会谈。母亲神神秘秘地主动说出,她给了蒂娜些钱让蒂娜去约会服务中心(dating service),但蒂娜用这些钱去做了些别的事情——"我实在羞于启口告诉你花钱干什么了。"

在会谈过程中,有这么几分钟的时间,我觉得很是焦虑:我察觉到了有几个正在进行中的话题难以解决且羞耻感强烈,但是还不到时候,他们尚未允许我直接询问这几个话题。我内心困惑,"丹尼担心自己对邻居的同性性倾向的行为吗?""蒂娜把约会的钱用在了哪里,流产或者是吸毒吗?""作为抽动症患者来说,这些表现是否有些太过不同寻常——刚巧在18岁生日时出现,药物治疗无效,仅在家中发病?"我知道我想对这家人进行心理干预,正常化这家人的麻烦,帮助丹尼成长为一个大人,并且给他留出一些发言的空间,而非以一张焦虑的面孔冲着他们发脾气。

随后,我询问了更多关于丹尼情绪爆发的信息,因为这就是怀特一家的问题所在。怀特夫妇告诉我,当丹尼失去理智,四处扔家具的时候,他们很害怕。他们还告诉我,丹尼经常忘记赴约,赴个人心理治疗的约,丹尼还经常把自己反锁在门外,然后半夜时分叫醒他们来给他开门,但叫醒他们的方式却是往楼上他们卧室的窗户上扔石头。我问丹尼,如果他结束这种情绪爆发行为,家庭会有什么不同之处,当我这么问的时候,他毫不犹豫地说,他们会更多地互相大喊大叫,他们过去一直是这么做的。

第三次会谈结束的时候,我向怀特一家提出了关于发展性重构的建议:"我觉得问题并不是出在了丹尼有脑部疾病上,也不是因为他不喜欢他的家庭和他的家人。我觉得问题在于,他表现得像个10岁的孩子——当他的愿望没有得到满足时,他会暴跳如雷,他记不住出门要带钥匙,记不住跟他的医生约定的治疗时间,所有这些行为,都是你们会从一个10岁小男孩身上看到的。顺理成章的,一个10岁的孩子不可能去上班，也不可能去职业学校上课，于是我认为，这才是丹尼退学的真正原因——他的所作所为皆是出于他似乎认为他还是个小孩子。现在，我还不知道他这么做的原因。我猜他可能会有这样一种想法——家庭需要他表现得比他实际年龄更小，可能他害怕，一旦他长大成人，他的父母彼此争执得更为激烈且频繁。或者，可能他害怕，一旦他长大成人，他妹妹的秘密就有可能会曝光。或者，可能丹尼在试图保护他的父母，试图不让父母知道他已经长大，因为他觉得父母会因此而感到焦虑。我还不清楚他表现得比实际年龄小得多的原因，但是我很确定的一点是，你们需要帮助丹尼长大起来。"刚刚说到这里，丹尼站出来反问我："如果我只有10岁，那么为什么我会考虑同性恋这回事？"随着这一秘密的曝光，怀特一家可以开始讲述所有他们家中一直悬而未决的困扰。几个月后的随访发现，丹尼暴跳如雷的情形真的消失了。这次重构，聚焦于全家在帮助丹尼长大成人上的困难，用语言来强调他还没有长大，允许一家人坐下来谈谈以前一开口讨论就气氛紧张而无法继续的话题。

仪式

各类文献中"仪式的"这个词，主要是指各种各样的宗教仪式，比如说受戒仪式（Davis，1988）；或者是日常的互动，比如说家庭聚餐（Imber-Black & Roberts，1992）；或者旅程开始仪式，如离家仪式（Quinn et al.，1985）；治疗仪式，如米兰学派的单双日仪式（Selvini Palazzoli et al.，1978b）①。同时，症状也被视为有意图的仪式，旨在指引家庭穿越转折期的困难（Lax & Lussardi，1988）。有文字记录的家庭治疗的仪式，首次出现于1978年，塞尔文尼·帕拉佐莉的《悖论与反悖论》(Paradox and Counterparadox)一书中。她给仪式提出了一个非常好的定义："一种或一系列伴随语言规则或者表达的行为，由家中所有家庭成员表现出来。仪式在每个细节之处都有其规定：必须在什么地点、最终重复的数量、谁来讲那些口头的表达、按照顺序来讲等等。"(p. 95)

我们发现从宗教仪式到症状的仪式应用的文献中，在对青少年及其父母的治疗工作中，仪式与青春期的相关度比任何一个发展阶段都更强。拉克斯和卢萨迪（Lax & Lussardi，1988）有一个激动人心的观点，如果仪式对于减少混乱以及明确角色定位真正有效，那么，青春期——本身就是个自相矛盾的阶段——正是生命中一段对于仪式有着极高接受度的时间。他们认为，青春期是个矛盾重重的阶段，因

---

① 在单双日仪式中，给家中孩子灌输矛盾信息的家庭成员会被要求表现两种不同的动作或者行为——星期一、三、五表现一种，星期二、四、六则表现另外一种。

为青少年既不是儿童也不是成年人，同时，青少年既是儿童又是成年人。

仪式恰恰可以将时间带入到矛盾的体系中去。通过仪式，治疗师可以指示家庭成员同时去做两种互相矛盾的行为，并且这是近期家庭中表现过的。通过让家庭成员在特定时间做出特定的行为，可以更为清晰地呈现家庭成员之间的关系图。例如，班克斯(Banks)一家对待家中身患糖尿病的17岁儿子的态度很矛盾，一方面把他视为不成熟的青少年，另一方面，又将他视为反社会倾向的成年人。在此个案中，给家庭进行仪式治疗的目的在于梳理和分离这些混乱的信息。

仪式1：青少年，既是孩子又是成年人

班克斯夫妇带着他们17岁的儿子汤姆一起来我这里。汤姆是个沉默寡言而易怒的男孩子。班克斯太太咬牙切齿地向我讲述情况：自从三天前汤姆跟他女朋友分手之后，就开始对她和他妹妹使用语言暴力。汤姆还朝他们扔东西，之后不声不响地离家两天。此时，汤姆的糖尿病突然发作，中断了班克斯太太的这段讲述。汤姆在14岁时确诊患有糖尿病，这些年来病情一直控制得不错，直到最近汤姆停止注射胰岛素，病情开始出现反复。此外，一个月前，他中断了课外工作，而他工作的地方，老板正好是家里一位亲近的友人。尽管汤姆已经临近毕业，但是他现在经常翘课，处于几乎不做作业的状态，让人怀疑他是否能顺利毕业。

在前几次会谈中，有一件非常明确的事情就是，班克斯夫妇分别使用了不同的语言表达方式来描述汤姆，并且已经分别用他们每个人自己的策略面对汤姆，以期让汤姆振作起来。班克斯先生是一个大家庭的长子，在他眼中，汤姆的行为很是糟糕，并且是一种标志，标志着汤姆是个可能触犯法律、陷入永久麻烦的年轻人，除非他真正见到这个世界是什么样子，让真实的一切给他当头棒喝。从另一个角度来说，班克斯太太是个直到结婚才离开父母的女性，谈及儿子时，认为他还没长大。她认为汤姆的糖尿病已经妨碍了他的成长，因此，他需要多一些与支持他的父母相处的时间，以此来补偿因罹患慢性疾病而招致的困难。在我眼中，汤姆的所作所为很明显地表明他还没有做好搬出父母家独立生活的准备，虽然我觉得汤姆在激怒他爸爸，让他提着他的耳朵把他赶出家门。而且这一天看来是越来越近了。

班克斯一家还提到了他们家中一种不寻常的交流方式。随着分歧愈演愈烈，家庭成员把他们各自的主张写在纸上贴在房子里，用特意加粗或有魔法标

记的彩虹来代表自己的情绪。就在班克斯夫妇来进行心理治疗之前,二人因为怄气已经不再互相说话。然而,他们的房子里却充满了便利贴,每张便利贴上都用不同颜色标记出特定的一种情绪——红色代表生气,紫色代表暴怒,黑色代表绝望。

第四次会谈的时候,我提出关于单双日仪式的建议。星期一、星期三和星期五,全家人把汤姆当作小孩子来看待,当作一个需要他人帮助才能长大的小孩子。班克斯夫妇一起利用晚上的十五分钟时间在他们的卧室里交谈讨论,用记号笔写下他们的想法,选择任何他们觉得最合适的颜色笔来写。写下他们认为能够帮助汤姆成长的最好的方式,包括汤姆因生病而错过的时光的补救措施。然后,星期二、星期四和星期六,将汤姆视为一个脱离正轨的人,一个我行我素的、不负责任的、有可能触犯法律的年轻人。这段时间的傍晚,班克斯夫妇还是会一直利用这十五分钟,一起交流讨论然后写下他们的任何想法,关于如何让生活给汤姆上几堂重要课程的想法。周日的时候,他们可以随心所欲,做任何他们想做的事情。

下一次会谈的时候,父母二人反馈说,对于实验,他们遇到了困难,因为他们发觉,汤姆几乎完全没有品行不端的行为。相反,他们讨论并写下了自己过去所犯的错。因而,父亲和母亲在这样的实验过程中都成功地学到了新东西。班克斯先生谈到了他从他的父母处获得的保护极少,因为他是家中长子,父母对他的期待或者要求便是尽快长大。他意识到,当妻子把汤姆"当作婴儿"一样对待的时候,他在嫉妒自己的儿子。班克斯太太也同意丈夫对汤姆提高要求的一些观点。对于汤姆,从他的角度来说,觉得这项实验完全不靠谱——问题既不是出在他太不成熟,也不是因为他太不负责任;他只是被宠坏了,并且不想再扮演一个被宠坏的角色。

据理查德·惠廷(Richard Whiting, 1988)所说,治疗性的仪式包括以下几个要素:象征、象征性行为、开放和封闭的视角,以及对时间和空间的使用规定。用班克斯一家的仪式举例,便是为了解释说明这四个要素。象征即是不同颜色的记号笔,这是从这家人对于某些事情感到生气,或者一家人意见不一致时,为引起别人注意的游戏类的情绪表达方法中转化而来的。象征性行为即是写下关于汤姆的两种不同的对话。仪式中开放的部分在于所有的东西不是治疗师口述给家庭的,这就意味着他们可以用他们想到的任何事情作为例子,并提出任何可能的解决方案。封闭的视角指的是班克斯一家描述的方式——让他们交替假设汤姆是个不成熟的或者不负责任的人。单双日时间即是:每间隔一天就让他们用两种不同且矛盾的方式去观察汤姆。最后,仪式固定了空间:主要发生在班克斯夫妇关闭的卧室门之后。

这一仪式使得班克斯夫妇找到了一种跳出他们原本互相争论谁的观点更好的角色定位,进入一种合作姿态的方式。父母协商出了统一的方法,汤姆也有了一次从回应父母一系列矛盾期望中喘息的机会。仪式也让父母看到,两种观点其实都是合理的,同时,每一种观点又与另一种观点互为补充。汤姆一直处在进退两难的境地——他到底还是个孩子,还是他几乎已经是个成年人。因为父母的分歧,汤姆的处境进一步恶化了,仪式的目的便是帮助汤姆澄清他真正的发展问题。类似这样的仪式不仅能够帮助家庭澄清关于青少年准备成人的不同观点,而且能帮助家庭这一整体从儿童中心的体系转换到更灵活流动的成人关系体系。

仪式2:奔赴新旅程的治疗性仪式

有时候,治疗性的仪式可以采用奔赴新旅程的形式,而且也表达出家中多个内在的矛盾面。这时候矛盾点其实在于:如果父母与孩子从身体上来说不在一起的话,父母要如何与孩子维系联结?换句话来说,我们都知道,让青少年搬出家庭独立生活是件好事,但是我们担心的是,青少年独立这件事会对家庭中的其他人造成可怕的影响和后果。

我在急诊室见到的巴勒特(Barrett)一家,可以作为一个设计奔赴新旅程仪式(a rite-of-passage ritual)来帮助他们面对两难困境的例子,他们的困境是如何帮助24岁的儿子托尼(Tony)第一次搬离父母家独立生活。我在一个炎热的八月夜晚见到他们一家人,在过去四天中,他们已经来过五次急诊室,而每一次都是父母抱怨托尼的行为失去了控制。巴勒特太太谴责她儿子绕着公寓边追她边朝她丢瓶瓶罐罐。巴勒特先生抱怨他妻子与儿子之间的互相喊叫该停止了。托尼承认,追赶也好,喊叫也好,都有过,但同时也声明,他从没伤害过谁,也永远不会伤害任何人。托尼的行为虽惹人不快,但并非不可改变。

巴勒特夫妇是一对退休夫妻,最近刚刚卖掉房子搬到了养老院居住。托尼五年前确诊患有躁郁症并开始药物治疗,目前已经成功地稳定病情出院生活,有一份稳定工作,还有个女朋友。偶尔,托尼会中断服药,不过通常都能被他父亲连哄带劝说服,回心转意继续服药治疗。托尼最近刚刚有一次停止服药又再继续服药治疗的经历,他父母希望随着他锂离子水平的恢复,行为能有所改进,但事与愿违。事实上,争吵与日俱增。

很快我发现托尼服药问题引发了真正的家庭危机。一个月之前,托尼提出想去住中途之家(half-way house)。既然现在他正在接受药物治疗而且病情稳定,他可以为离家独立生活做更多的准备工作,比如他可以获取一张特殊需要的乘车凭证,以便去乘车赴约。

从我的角度来说，我困惑的是如果托尼搬离家庭，这家人会面对哪些风险和挑战？根据近期搬到养老院的事情来推断，这家人在担心巴勒特夫妇的年龄愈来愈大。同时我无法忽视，只要托尼还在绕着房子追赶他妈妈，他就可以确保她还年轻。只要托尼一天无法自立，他的父母就不得不强打精神照顾他。我问了这家人几个问题，以检验我的假设，并确定他们对与此假设相关的干预的接受度。

我问托尼："如果几年之内，你离开父母独立生活了，你的父母的生活会是怎样？"托尼回答说："我妈妈会把我爸爸逼疯。"我又问托尼："如果你一直和父母一起生活，一辈子都不独立生活，你父母之间的关系会是什么样？"对此，托尼给出的答案是："我也不知道，可能还和现在一样，没什么变化。"但是当我向巴勒特夫妇询问："如果托尼搬出去独立生活，他们两人的关系会产生怎样的变化？"我听到了不同的声音。巴勒特太太宣布："噢，天哪，我们可以尽情享受老年生活了，你知道的，我们可以和养老院里的人一起消磨时间，不必担心会被人踢出门去。"巴勒特先生补充道："我想没什么不同吧，除了一点，我想我们会有更多的时间四处坐坐，一起看会儿电视。"

随后我详尽询问托尼搬出父母家与他父母逐渐步入老年之间的关联性。我跟托尼说："你似乎非常担心你父母老去。如果你依旧住在家里，在他们身边，你觉得他们还能陪你多久？"在托尼想好答案回复我之前，巴勒特太太插了一句："不等我们老死，他这些所作所为就能提前折腾掉我们的命。"托尼当作没听到他妈妈说的话一样回答我："我跟他们一起生活的话，他们会更长寿。"而当我向托尼父亲提出类似的问题时，巴勒特先生对我说，他也不知道哪种选择会让他们更长寿，但有一点他很肯定，托尼搬出去住之后，他会极其想念他。鉴于这家人对于这些以及其他一些相关问题的答案带有极大的感情色彩，并且热衷于倾听彼此的答案，我的假设是托尼离家其父母生存堪忧。这个假设看上去正中靶心。

这次会谈结束的时候，我建议进行一次奔赴新旅程的仪式。作为针对近期家中增多的争执的心理干预，我向巴勒特一家介绍了这一仪式：我认为，托尼在迈向人生下一个阶段的路口遇到了些困难，因为他唯恐他不在身边之后父母会过不下去。此外，我认为，他们正在进行的争吵其实是在帮助托尼离开家庭，因为对于托尼来说，如果家庭生活让他觉得不开心，缺乏安宁舒适，就会让他更容易生出离开的念头。我要求父亲追踪每一次争吵，记录争吵时间，然后在争吵结束时宣布记录结果。第一次吵架结束后，他跟妻子出门离开了几小时。他们出门时，不告诉托尼他们要去哪儿，并且，他们回家之后，也不告诉托尼他们去过哪儿。他们要对他们离开之后托尼的反应进行评估，同时要得出一个实验结果——不与托尼一起生活之后，他们能否生存下去。第二次争吵结束之后，托尼出门了，同样没有告诉任何人他要去哪儿。等他回来的时候，他要对他父母能否过好没有他参与的生活进行评估。托尼与其父母将在一周的时间里轮流这么做。我向他们解释说，争吵是让他们能够更好地练习彼此分开的方式。

不出所料，下一次会谈时，只有巴勒特夫妇露面。他们说，一次争吵过后，托尼出门去了他女朋友家过夜。在我们约见的当天早晨，托尼曾打电话给父母，想搭顺风车一起来，但父母让他自己来。我从中听到了对于将争吵与离家联系起来的心理干预的反馈。我并没有选择直接评论，而是询问了过去一周他们的实验情况。

巴勒特先生，在这次会面中表现得比以往积极且健谈得多，反馈说，第一次争吵过后他与妻子就双双出门了。他觉得托尼已经能够判断他的父母可以照顾好自己，进而在父母离家期间打电话给朋友聊天。第二次争吵，也就是导致托尼离家去了女友家的争吵，源头是因为托尼觉得被堂兄轻视，要求母亲为他撑腰。关于这件事的描述引发了一段关于托尼一些不成熟表现的讨论，其中尤其让母亲抱怨的是所有她现在仍在给托尼做的事情，像是洗衣服、做饭，还有铺床这类事。当我问她，如果她不为托尼做这么多事会发生什么，她脱口说出："他会走。"但很快改口说："他会伤害我。"就我而言，正是这句口误道出了托尼的离开与他的被宠坏的行为之间夹杂不清的关联。

我没让巴勒特太太就她口误背后的潜在含义做出说明（我猜直接让她进行说明，她可能会抵触），我向这对父母询问，他们觉得托尼的表现像是多大的孩子。等他们达成共识，认为托尼的表现是个 12 岁的孩子，我问他们，他们觉得哪些任务是一个 12 岁的孩子有能力承担的。我向他们说明，如果托尼本就是要离开家庭的，那么他一定需要学着自己做更多的事情。我鼓励巴勒特夫妇互相讨论，他们认为哪些事情是托尼已经准备好且有能力去做的。而后，我与巴勒特先生商量，让他去与托尼进行一场心贴心的坦诚对话，告诉托尼，他和妻子已经决定要帮助托尼为独立生活做好准备，帮助的方式便是让托尼独立完成更多事情。这种发展性重构的干预方法，将巴勒特夫妻对儿子的描述从一无是处转变成一个尚未成熟的、需要人帮助成长的年轻人。设计这一重构的目的是进一步加强巴勒特夫妇彼此之间的联系，为了下一个发展阶段——托尼自力更生、巴勒特夫妇变成一对消除后顾之忧的老夫老妻做准备。

在下一次会谈，也是我们之间的最后一次会谈之时，巴勒特先生因为汽车所有权的问题跟儿子发生了争执。对此，我的评论是，这种争执非常典型，经常会发生在青少年与其父母之间，同时，如果类似这样的战争经常爆发，这也是个信号，暗示全家还要更加努力才能帮助托尼长大。两个月之后，我得知，托尼果真搬到了中途之家。

奔赴新旅程的仪式肩负着发展性重构的重任，看似通过抓住他们对于托尼独立生活的矛盾态度给家庭提供了一种新方式。仪式解开了两种互相矛盾的信息之间的结：继续前行与离家独立，但如果你真这样做了，我们无法保证能够继续生活。矛盾集中表现在随着托尼离家独立生活的时刻日益临近，争吵也在逐渐升级。仪式通过争吵强调分离，将症状迅速转为清楚明了且更为轻松的情形。发展性重构以善意地解读他们的儿子的行为为基础，教给这对父母如何合作的具体行为指导和允许托尼离家的暗示。

仪式3：时间旅行（Time-tripping）

青春期最为棘手的任务之一便是预想未来，这时候父母与孩子虽然即将分开但仍然保持联结。安娜·泰勒（Anna Tyler）的《岁月的阶梯》（*Ladder of Years*，1995）一书中，描写了一个养育三个青少年的40岁的母亲的故事。某一天她离家出走到一个小镇重新开始人生，有一种强烈的怪念头：父母可以在被长大的孩子们丢下之前先行离开他们，以此避开失去的整个痛苦过程。

在书的结尾处，主人公蒂利亚（Delia），也就是那位母亲，回到家中出席了女儿的婚礼并决定留下。她的三个孩子，在她缺席的时间里，已经逐一成功地离开家庭独立了。当她回顾她这一年半的奇妙冒险，她将其称为一段"奏效的时间旅行。你也可以用另一种方式称呼，她最终回到了开始的地方……从某些方面来说，当时被她抛下的人其实已经走得更远"（p.325）。她回想自己抛下家的时刻，意识到那个时刻正是她的孩子们"跌跌撞撞开始属于他们的旅程"的时刻。忽然之间，我们领悟到她选择离开家庭的秘密：它并不像一开始看起来的那样，因为她觉得所做的一切都被家庭视为理所当然，蒂利亚选择离开是因为她不知道要如何与孩子们告别，或者说，她不知道当孩子们朝着没有她的未来飞速成长的时刻，她要如何与他们相处。

这本书是一则关于青少年与父母之间分离的寓言。最重要的是，它抓住了双方共有的过程：青少年与父母都在离开（leaving）与被抛下（being left）。蒂利亚对于暧昧不清的分离过程的解决方案是从她即将成年的孩子们身边主动离开，这是一种其他家庭也会使用的解决方案，但不会那么文学或戏剧化。这个故事提出了一个临床问题：还有哪些方法可以应对青少年离家时的痛苦？有青少年的家庭能否进行一段有别于蒂利亚这种激烈的方式的"时间旅行"？治疗性的仪式在这时候就派上用场。

当家庭就孩子的离开寻求帮助之时，时间旅行堪称灵丹妙药。既可以让家庭往过去旅行，也可以往将来旅行。回到过去的时候，家庭要从整个家族角度出发考虑过去他们有什么未完成的遗留事情，还要考虑关于为下一个发展阶段所做的准备工作中，他们有什么仍然想与彼此共同尝试的。在时间旅行之前，家庭可能会被要求假想一下他们已经不住在一起但彼此之间仍然保持着联系的未来。有时候，治疗师会要求家庭把两个方向的时间旅行都做一遍。克莱因（Klein）一家就是被这么要求的，这家人是一对母女组合，前来求助的原因是两人会因为 18 岁的女儿的离家准备问题而反复争吵。

珍（Jane）18 岁，是克莱因一家四个孩子里最小的，且是唯一的女儿，从 13 岁到 16 岁的时间，一直遭到家人的一个朋友的性虐待。在正式开始家庭治疗前的一个月，珍告诉她妈妈性虐待的事情。克莱因太太，曾在她自己十几岁的时候也有过这么一段性虐待，听闻女儿透露的消息非常心烦意乱，坚持要求进行家庭治疗。当知道她自己在女儿性虐待的期间正在吸毒时，她对女儿这一事件的反应变得更为复杂，因为她在关键时刻错过了对女儿的关注。克莱因太太现在已经处于戒毒恢复期，她想要了解女儿性虐待的事情，告诉女儿她自己的事情，也为这些年的情感缺席向女儿道歉。但是这些，珍都不想要。她对母亲充满了愤怒，她一直在数着日子期待自己高中毕业，然后离开家去上大学。不论何时，只要珍谈到她的未来规划，克莱因太太就会泪流满面，说她不想在她们还没有真正了解彼此的时候就失去珍，重复她与她母亲之间的关系模式，她就是直到母亲生命的最后几年时间才对母亲有所了解。

克莱因母女开始治疗的第一个框架便是时间旅行。我提议为了改变一直以来的冲突，母女二人尝试同时生活在两个不同的时间段，听起来似乎是个不可能完成的任务。母亲和女儿的表现看起来就像是珍仍然 13 岁一样，母亲想要修补在她自己吸毒期间就已经脱轨的亲子关系。同时她们又按照珍今年 18 岁，正处在独立的边缘的样子互动。问题就在于，她们不可能同时生活在不同的时间阶段。于是，仪式就应邀上场——仪式可以给她们同时提供两个不同的时代，让她们一起探索她们之间的关系。在奇数日的日子里，她们就当做珍是个 13 岁的孩子，于是她们可以谈一谈 13 岁的珍需要从母亲处获得些什么，谈一谈珍 13 岁的那个阶段她们都遗失了些什么，还能谈一谈她妈妈的遗憾。如果珍觉得因为某些事情可以原谅她的母亲，这些日子里她可以随时告诉妈妈。在偶数日的日子里，她们就专心一致地把珍当做 18 岁，谈一谈珍对未来的规划，谈一谈珍搬出去独立生活之后，她们之间想要用哪种关系来维系。

这一仪式的目标是双重的。第一，母女之间的争执被一个协作性质的框架打断了。第二，两段隐秘而痛苦的时间段被摆到了台面上——一段是五年前珍被性虐待，一段是不久之后珍还没来得及整理过去就得离家的未来。珍恐怕不愿意与她妈妈回顾过去的时光，除非她妈妈愿意跟珍一起展望未来。同样，母亲也不能忍受珍对过去不置一词就离开。为了说服母女二人都要去关注过去和未来两个时间节点，过去和未来都需要公开讨论，也都要体验。

挑战文化话语

治疗中询问家庭他们信奉的关于青春期的文化话语，在合适的时机鼓励他们质疑某些话语，这是与家庭工作时一个强有力的方法。有些时候，家庭对某些文化话语坚信不疑，意味着他们特意回到那些真正令他们感觉烦扰的行为。另一些时候，坚持某些文化话语通常意味着父母在把孩子们从身边推开，让孩子们依赖于同龄伙伴们，让孩子们相信如果这个年纪仍与家庭联结将会阻碍青少年的正常成长。

文化话语注重将青少年的混乱、与父母相处时的退缩、情绪的极端喜怒无常等行为看成是理所应当，这会鼓励一些父母将已经陷入困境的青少年视为正常无奇。父母、师长和治疗师们不断重复地说——"这只是个正常的青春期行为而已"——就会意味着许多青少年被忽视了。

桑德拉（Sandra），14岁，被他妈妈斯通（Stone）太太拽到我面前。她妈妈告诉我，她女儿拒绝跟家人吃饭，尽管有课外辅导，但是所有科目都不合格。在心理治疗开始后的第一个小时里，桑德拉几乎是完全沉默的状态。她妈妈告诉我，即使在家里，桑德拉说的话也并没有多许多。之后斯通太太为她带桑德拉过来做心理治疗而致歉，因为桑德拉的行为"很可能只是正常现象"。我向母亲和女儿说明，她们已经成为了危险且错误的文化观念的牺牲品。电影、音乐，以及书籍普遍地宣传，十来岁的孩子喜怒无常，并且一丁点也不愿意让父母了解他们。我跟斯通太太说，我能感觉到她抵抗这种观念的意愿，并且用带着女儿来进行心理治疗的方式以对其表示怀疑。当她赞同消极的文化理念，将青少年的沉默以对视为理所当然，恐怕只会将她女儿推得更远。我鼓励妈妈继续往远离文化灌输的方向前行，并且让桑德拉了解更多她对女儿真诚的关心。当母亲开始抵制文化话语，事无巨细地说出她对女儿的观察时，桑德拉开口谈到了她对哥哥充满嫉妒，因为他最近转学到了一家私立学校，还谈到了她因为学校有一帮不良少年而对于去学校感到恐惧。

这种文化话语的另一面即是一种信念：父母不应该开诚布公、毫无保留地向孩子讲述他们的生活,孩子们也应该只把重要的自我暴露信息讲给伙伴们听。某些话题,对于父母来说,似乎是禁忌,完全不可以讨论——不仅包括他们自身的经历、心理与生理上的疾病、性爱以及吸毒,还包括他们自身对于未来的设想以及他们自己的青春期阶段。父母会不会担心对孩子们说这些会增加孩子们的负担,或者担心孩子们对这些话题完全不感兴趣?临床案例中,父母对于谈论这些话题的念头与对于这些的担忧似乎是需要最先讨论的。但根据哪种类型家庭对青少年健康成长有积极影响的研究(Hauser et al., 1991)显示,如果父母坦诚以待,给孩子们讲述他们自己的心路历程以及相应的青春期经历,会对孩子们大有裨益。在《母亲的声音》(The Mother's Voice, 1994)一书中,威伽滕(Weigarten)用富于表现力的方式将她自己罹患乳腺癌的经历与养育孩子联系起来,以此来挑战某种文化话语——母亲应该对他们自己所遭受的苦难保持沉默。

为了辨别家庭对于青少年成长所持的信念,临床治疗师可能会问家庭成员一些问题,了解他们最喜欢的影片或书籍或他们觉得特别引人入胜的故事。或者,治疗师可以直接向家庭提问,了解家庭对关于青少年发展的文化理念的遵守程度或是反抗程度。举例来说,治疗师不去触碰家庭对青春期的恐惧,而是去问家庭:"身为一个青少年的家长,哪些方面让你觉得非常有趣?不同于家有'可怕的青少年'的那个部分。"或者,提出一个挑战性的观念——父母除了应该切断他们和孩子之间仍有的联系之外,如何支持孩子离开——"父母和青少年怎么看待一个人从孩童长到成人的?除了要离开家,除了要与父母切断联结以外?"我们还可以问:"与青春期之前的阶段相比较,父母和孩子们觉得哪些方式使他们感觉彼此之间的联系更加紧密?"向不愿亲密交流的父母与青少年提出挑战:"有没有一些话题,你们有时想要互相讨论一下,但却又不知道怎么说好,或者并不确信,对方是否准备好了进行这样一场对话?"这些问题引发的答案常常是转移话题的好开端。

外化问题

将问题外化需要多部分协作的技巧(White & Epson, 1990),其主旨在于将青少年与问题分离,以便让他或她不再饱受责难,或不再等同于坏(见本书第二章pp.53-54)。治疗师对于症状最初出现的原因毫不在意,他好奇的是这一行为所导致的眼下的负面结果,好奇这一问题如何在家庭中延伸触角破坏关系。通过将问题当作一个好管闲事的入侵者或者一个顽皮的妖怪,治疗师邀请家庭成员合力对抗问题,而非彼此之间互相争执。此技术最适用的、家庭依从性最高的问题是那些突然出现的、没有明确前兆也没有明确目的,仅仅是出于对发展性压力的反应而出现的问题。从某种程度上来说,这些压力可能是立足于父母预期到青少年发展的负面性。

这一技巧并不关注问题最早为什么会发生或者问题想表达些什么。我发现，在问题刚开始出现苗头的时候使用这一技巧是最为有效的，家庭对于引发问题的源头毫无头绪，换句话说，当问题看起来似乎是从天而降，且父母以为他们了解孩子却突然发现孩子非常古怪的时候，通常，他们对于孩子的看法会很快被问题完全覆盖。

这种干预的美妙之处在于，青少年常见的特质可以为保持家庭联结做贡献。举例来说，这一技巧常常以叛逆与反抗的语言、自强自立的重要性及利用自身力量和勇气等为基础。但所有这些能量并不是用来互相争个高下优劣，谁对谁错，这些能量被转换成一个团结一致与问题斗争的整体。

使用这个技巧要从转换语言表达开始。问题被贴上与青少年分离的标签。而后，要求青少年和家庭关于问题给他们的生活和关系造成的影响分别进行描述。随后，请他们回忆他们自己对问题造成的影响，包括他们的智取和对抗。关于对抗的任何例子都会改编成为可供选择的故事，与家庭最初呈现出来的主线问题故事不同。下面用一个简短的个案作为例子就能描绘出这一技巧的不同组成部分。

坏脾气的男孩

詹金斯(Jenkins)家13岁的儿子鲍勃(Bob)用自己的拳头往墙上砸，折断了一根手骨，因此，小儿科医师将詹金斯一家带到了青少年危机团队来。鲍勃是家中两个儿子中的弟弟。他哥哥菲利普(Philip)，16岁，之前有过吸毒史，不过现在已经戒掉一年多了。

詹金斯先生和太太表示，鲍勃的脾气出现得毫无头绪。鲍勃以前一直是个从容不迫的孩子，乐于哄他们开心，有一大帮朋友，而且被大多数老师青睐有加。在鲍勃八年级刚开始的时候，被确诊患有学习障碍，前来我这里就诊时，鲍勃当时正在学习障碍学校上学。尽管鲍勃对于与朋友分开表示不满，对于那一纸令他蒙羞的诊断表示不满，但是学校方面还从没有反映过鲍勃有过冲动控制失常的问题，或者难以与同龄人或老师相处。鲍勃的情绪爆炸只会发生在家中。大约每周两次，鲍勃回到自己房间拆掉一件家具或者撕碎墙上的海报。当鲍勃在治疗中被问到，这些情绪爆发都是因为什么时，他给出的答案是，他还没有在这上面花费时间仔细想，而且他的父母也非常忙，忙到没时间问他。鲍勃泛泛地抱怨他的父母对他的要求太多了，以及大部分时间他都觉得在被父母误解。在鲍勃对自己的情绪进行描述的期间，他的父母真切地感到困惑和担忧：他们一直以为鲍勃是个好相处的孩子，尤其是与菲利普相对比，菲利普是个"让人耗神的孩子"，他们不得不一直监控他的情绪。

鲍勃的情绪问题大约有三个月了。当被问及他们已经尝试去做了哪些工作时,詹金斯太太回答道,他已经让鲍勃把他弄坏的东西照价赔付了。詹金斯先生则表示,他已经训诫了鲍勃坏脾气的危险性,坏脾气会使人对你有敌视,会让你不能获得以及保有一份工作。詹金斯夫妇开始评价鲍勃变成了个暴躁又反社会的男孩,尽管给鲍勃安上这样的形容词,他们也觉得不舒服。

因为这一突然出现的症状,也因为问题如此迅速,而且变得日益严重,将问题外化似乎是进行心理干预的好选择。第一步便是引入一种谈论鲍勃情绪的方法,以此将鲍勃与他的情绪爆发分开。我以向鲍勃和他的父母询问他的"焦躁的情绪"作为开始,一种来不及费时探究究竟是什么在困扰他,或者来不及告诉家人究竟是什么让他不安的情绪。继而我向每个家庭成员提问,这种焦躁的情绪对于他们每个人都产生了怎样的影响。举例来说:"在过去几个月里,鲍勃的情绪对你们之间的关系产生了怎样的影响?"鲍勃表示说,他对自己的坏脾气感到羞耻,因而即使是他感觉良好的时候也尽量回避他的父母。詹金斯太太也说她太关注鲍勃的坏脾气了,以至于对鲍勃其他的表现都视而不见了。当询问家庭成员有没有什么"独特的结果"的时候,能够抵抗这种焦躁情绪的时候,或者可以减缓情绪的时候。举例来说:"有没有哪次鲍勃是通过告诉别人来对抗心烦的例子?有没有过哪一次,詹金斯先生,你看出来你的儿子开始被焦躁打败,尽管你当时正在忙着什么其他的事情,但仍然想办法花时间问问你的儿子的烦扰?"

为了扩展这些例子或者独特的结果,治疗师接下来会继续提问家庭一些"如何"的问题,来帮着发展出一个支线故事(alternative story):举例来说,"鲍勃,你是如何找到对抗焦虑的勇气的,并且使其得到缓解的?"对母亲则是:"鲍勃对他的坏情绪说不的力量让你对儿子有什么新的了解?"额外的提问可以使支线故事进入一个更大的人际背景环境和一个不同的时间架构:例如,"你们认识的所有人中间,如果听说你们走到这一步,谁会是最对此感到不意外的?就你现在知道的鲍勃抵抗不良情绪的能力,你会如何预想他的未来?"

治疗师在获得家庭的同意和治疗参与后,可以写一封关于鲍勃一家抵抗鲍勃焦躁情绪进展的信,将之寄送给关系密切且知道鲍勃情绪不好的人。这封信后来寄给了鲍勃的祖父母,祖父母一直对鲍勃从一个"好孩子"到一个"坏孩子"的转变高度关注。在其他的个案中,这封信可能会被寄送给孩子的上一任治疗师或者学校校长,或者是任何一个曾参与到这个孩子过去生活中并对当前的问题非常关注的人。

第五章 长程心理治疗及咨询中的心理干预

本章中讲述的两种心理干预——故事导向的家谱图(story-oriented genograms)和反思团队(reflecting teams)——被较为武断地与上一章的五种心理干预分割开来。这两种心理干预,与上一章的五种干预相比,是青少年与其家庭之间相互影响的发展性、叙事性方法的附加例证,倾向于在数次会面之中展开,不包括一系列不相关联的问题或者结束会谈时需要家庭带回家完成的任务。

家谱图工作(Genogram Work)

家谱图是一种可视化、象征性的家庭树状表达方法,用不同图形在一张图上标出家中多代家庭成员。尽管家谱图已经由内科医生祖莉(Jolly et al., 1980)和心理动力疗法专家保罗(Paul & Paul, 1975; Wathtel, 1982)使用过,系统取向的治疗师们的主要应用依据还是鲍温(Bowenian)理论。莫妮卡·麦戈德里克等(Monica McGoldrick, 1995; McGoldrick & Gerson 1985)就家谱图写了数本浅显易懂又令人信服的书,书中应用鲍温理论分析几十张家谱图,特别突出鲍温关于家庭模式的代际传承、关系的三角化概念以及相关特点,包括距离(distance)、互补(complementarity)和平衡(balance)的概念(1985)。

家谱图可以以多种方式应用于临床治疗。它可以作为一个简单的信息收集工具来使用,以便临床医生可以快速有效地获取大量的家庭史信息,包括姓名、重要日期、疾病史以及核心家庭成员的种族背景。家谱图对于改变家中自我指责与互相指责的氛围来说是个极为有力的工具。在实际工作中,家谱图有助于家庭成员视自己为更大图景中的一部分,令个体对于多代际之间复杂关系的有所敬畏。

家谱图还能展示出麦戈德里克和格尔森(McGoldrick & Gerson, 1985)特指的"垂直焦虑"或是"水平焦虑",前者指一代一代传递下来的压力,后者是指眼前的难题。例如,一位母亲和一位父亲因为其18岁的儿子来进行心理治疗,他在过去的6个月里体重增长了50磅,拒绝走出家门半步,并且从学校退了学。当父母二人被问到他们自己的青春期后期的经历时,关于家庭中"垂直焦虑"的有效信息就显露出来。母亲在18岁时第一次躁狂发作,父亲直到30岁才结婚,从家中搬出来独立,而那个时间点恰恰是他的父母与他断绝关系之时。

在我与青少年以及他们的父母打交道的过程中,我已经将家谱图应用为一个更具互动性、干预性和叙述性的模型,我将其称为"故事导向的家谱图"。通过以超出实际家谱图的资料和向一家人询问故事的方式,家庭所抱持的主要信念和价值观得以显露。治疗师的目标在于明确家庭的核心主题、隐喻以及主线故事都是什么，其后所做的工作像是一名传记作者，帮助家庭成员以一个不同的视角来书写他们的故事。

通过获取家庭成员的描述，治疗师开始听取某些重复使用的，能够表明这家人眼中最有价值的部分的形容词。举例来说，某家人会以"自私"或者"顾家"来进行描述和区分，而另外一家人则高度关注婚姻的成败，还有一些家庭非常看重创造性与经济价值。

治疗师可以单刀直入地对家庭成员的往事展开询问，同样也可以围绕眼前的家庭危机展开询问："为了帮助我更好地了解眼下你们遇到的问题，关于这个你出生成长的家庭，你有什么信息可以透露给我吗？"或者向青少年的父母提问，"给我讲讲你们自己青春期的一些重要故事如何？"这些故事既引人入胜又颇具启发意义。以一家四口为例——父母二人加上两个孩子，每天晚上吃饭时间，每个人讲一个故事。在过去的十八年的时间里，这一四口之家会产生至少 26 000 个故事，这一数字还不包括家庭聚会时从其他家庭成员处听说的故事数量，也不包括睡前故事和旅途故事的数量。然而，尽管有如此庞大的故事基数，当家庭被要求讲出他们认为最重要的故事之时，家庭会默契地一致认同某几个故事最为意义深远且具有象征意义。这些被选出来的故事有着特殊的意义，这不仅是因为这些故事一直在被讲述和复述，也是因为这些故事包含了一些对于这家人来说尤为重要的特殊的信息或者意义。通常，这些故事都带有历久弥新的寓意，比如说"福兮祸所伏，祸兮福所倚"，或者是"不要好高骛远"，又或者是"风险越大，回报越高"。

在我本人应用家谱图工作的历程中，这些故事并不需要被当作神圣庄严的内容来对待，而应被视为重新书写家谱图的素材：通过重新布局故事，或者通过高度关注家庭中某一被忽视的部分，又或者通过引出一个几乎被遗忘的历史碎片来突出强调，都能帮助他们重写家庭三代的故事。关于故事导向的家谱图的技巧和目的可以通过一个临床个案极好地描画出来。我将通过一对中年夫妻与其青春期的孩子们的个案来呈现此方法的梗概，方法中包括搜集历史数据、描述家庭成员和讲述重要的家庭故事。运用麦戈德里克和格尔森（1985）对收集到的大量数据进行分析的方法，稍后我会呈现以家谱图为原材料书写的全新故事。

家谱图干预通常出现在心理治疗的中间阶段，尤其是其充当病史采集之外的另一种功能时。家谱图是一种令人难忘的工具，同时，如果家谱图干预这一治疗方法引入过早，家庭可能会有他们最开始的讲述内容被忽略的感受。家谱图可以在评估结束之时提出，作为将会稍后使用的加深他们了解自身两难困境的方法。故事导向的家谱图也可在一位必须出席的重要家庭成员缺席之时的心理治疗中使用,在获得家庭允许之后,一封根据家谱图书写而成的信件会被寄送给这位重要的缺席的家庭成员。

当我感觉陷入僵局时,我会频繁地选择使用故事导向家谱图,因为相同的材料或者相同的争执只是在不断重复,需要背景内容的戏剧性转变。因此,它通常不是短期的心理治疗,因为家庭往往需要一段时间充分沉浸于难题,在此之后方可使用这一干预。怀着打破看似牢不可破的模式的强烈愿望,我向保罗(Paul)和凯伦·布朗(Karen Brown)介绍了家谱图。

  保罗,52岁,凯伦,48岁,因为他们夫妻缺乏亲密感、职场生涯晋升过程中对自身能力的不安以及对两个女儿的担忧来见我。他们的一个女儿大学缺课多时,另一个女儿已经大学毕业但是无业。大约在他们来进行心理治疗一年以前,布朗夫妇从南部迁离,离开他们整个大家族,而南部乃是他们长大成人和养育孩子的地方。定居到波士顿的目的,一是让保罗继续往公共健康方向深造研究生学位,二是让凯伦从家庭组建之初就担起的顾家角色中解放出来。现在,一年过去了,这一举动对布朗一家产生了深切的影响。两个女儿都待在家中,布朗先生失业,布朗太太在脑海中为自己规划了几个方案,尤其是其中一项前往远东(The Far East)的旅行计划,但是这些计划中,没有一个真正开始实施;她在等,等她的女儿们和丈夫在她感觉她能朝着找寻新生活的方向迈出第一步之前,迈出他们的第一步。总结家庭当前的发展情形时,她说:"布朗一家的每个人都处在过渡期。"

  对于布朗夫妇,家谱图是在为期一年的每周一次的夫妻心理治疗之后,我们在整个治疗过程中所做的最后一部分工作。使用家谱图的初始目的部分在于将女儿们囊括进去,因为她们拒绝出席治疗会谈。此外,随着夫妻亲密感的增加,他们的行动仍未以一对夫妇或者一个家庭整体的形式朝着他们工作生涯的方向移动。故事导向的家谱图旨在将围绕在他们生活中的僵局导入到一个三代人的背景中去。

这一工作通常从一个基本问题开始:"你能不能告诉我一些关于你们家庭的事情,以此来帮助我更好地了解你们当下面临的僵局或两难境地?"我请布朗夫妇告诉我他们家庭的过往,关于工作与金钱的过往,退休之后家庭关系是如何改变的,以及家庭忠诚度的情况。我将从他们讲述的故事中挑选出相关例子进行讲述。

保罗讲述了他父亲的父亲的故事,年轻的时候便在银行业大赚一笔,而后在他50岁退休之后开始了跨国慈善事业。这些慈善事业包括与他的妻子一起国际旅行,导致的结果便是忽略了他们的五个孩子。之后他开始进行飞行和航海事业,但屡次因躁郁症住院治疗,"修缮他的翅膀"。保罗觉得,他从没真正找到过他热爱的事业,他总是独自完成而且很冒险(他的疾病更是加重了这种风险)。保罗的母亲尝试着"控制宇宙",尝试着使她丈夫的躁郁症处于掌控之下。保罗的姐姐,海伦(Helen),十来岁的时候曾自杀未遂,时至今日,她已经为自己安排了一种相当反常的生活方式。她和她的丈夫,现在一家社团剧院担任服装设计师。保罗,显而易见是他母亲偏爱的孩子,大家庭的第二套房子就赠送给了他,兄弟姐妹关系因此长期紧张。保罗的母亲,要求保罗给予绝对的忠诚,不鼓励他与姐姐有所联络。去年,保罗背着他母亲,在多年的不和之后,拜访了他的姐姐及其丈夫。

凯伦的父亲,在中年时转行,这一行为使得凯伦的母亲极为紧张,因为她的家庭在经济大萧条时期失去了所有的钱,而这次破产引发了她母亲的父亲在48岁时自杀身亡。凯伦的母亲,几乎从不向她的丈夫抱怨,因为在她看来,这种表现标志着软弱。相反,她依旧保持着"忠诚的生活",并未显示出因她丈夫中年赚钱更少、生活变得更轻松而烦心。凯伦的母亲一直努力将他人的需求摆在她自己的需求之前,并且独自承受,而这种充满女性特质的生活准则也是她极力主张传承给她女儿的,教导她该如何做好一位妻子和一位母亲。

伴随着这些故事画出的家谱图为应用麦戈德里克和格尔森(1985)的解释原则收集到了足够的信息。这一分析主要关注三大原则——生命周期的适配性、重复的模式,以及生活中大事件的聚类——这是接下来要写的家谱图信件所必不可少的准备工作。

生活周期的适配性是指,对某一特定文化之下的某一特定家庭,在未来的常规期待之下,应该发生哪些生活事件。在对布朗家进行的分析中,让我印象深刻的是,这家人在中年时期,亦即凯伦和保罗现在的年龄,退休的人数以及在职场生涯中变动的次数。举例来说,保罗的祖父退休是在四十多岁接近五十岁时,保罗的父亲退休是在五十岁时。凯伦的外祖父在四十八岁时破产,后自杀,她的父亲在五十岁出头时转行。凯伦和保罗与他们各自的家庭决裂,保罗选择进入研究院开始深造,是为了在他和凯伦四十多岁接近五十岁时能够开始第二段人生旅程做准备。

"重复模式"通过对于家中几代人在功能上与家庭角色上的分析,揭示出几个循环出现的主题。在家庭的男女两边谱系中都表现出选择寻求安全感,抑或去冒险,选择冒险时是相当勇敢无畏且极端的。布朗家中许多男性选择从事银行业,中年之时放弃事业,选择富于冒险性的活动,且勇敢无畏地投入进去,包括飞行和到异国的土地上旅行。这些冒险性的追求似乎让婚姻与家庭背负更多负担,比如忽略了孩子们,也让妻子们因丈夫随心所欲的人生而不堪重负。最令人困扰的部分与几次自杀及自杀未遂有关,包括凯伦的外祖父母与保罗的姐姐(十来岁时自杀未遂),以及保罗父亲的姐姐家的勇于冒险的儿子和女儿(于一场摩托车事故中丧生)。

第三个原则,确认近期积累的生活事件,着重标记出使得布朗夫妇做出迁居到波士顿这一影响深远的变化的事件。1993年6月,凯伦的母亲确诊患有癌症。几个月之间,布朗夫妇便从南部搬到了波士顿定居,在他们迁居的两个月之后,保罗的母亲去世。

结合这几个原则和模式、故事和主题,我给布朗一家写了一封信,旨在以贯穿三代人的脉络来重新建构这个复杂的背景。以下便是从信中摘录的部分内容,这是一封我先读给保罗和凯伦听过,随后寄给他们的信。

> 亲爱的保罗和凯伦:
> 我想和你们分享一些我的想法,这些想法是从几周之前凯伦对保罗的评论中获得的。"你为什么不退休呢?退休之后你就可以随心所欲了",看起来,你们在这一点上很为难,而这一点也是在你们两个人家庭的几代人中屡次出现的:有没有可能既保障安全又能进行冒险?你能否同时兼顾自由与忠诚?你们家庭过往的经历所给出的答案,几乎是清楚明了地指向不可能。请允许我向你们阐述,我所听到的,关于家庭成员所遭遇的在尝试不同的冒险与确保安全上所遭遇的困难,在尝试同时忠诚于家庭与保持个体自由上所遭遇的困难。
>
> 当父母去自由追逐他们自己的兴趣之时,与保罗父亲的父母一样,他们一定会忽略其他。保罗,当你的父亲从他的工作中解放出来,可以自由自在地去从事他真正热爱的飞行事业时,他正在展开的翅膀被疾病打压了。双方家庭中均有为数不少的人从事保险行业(保罗的父亲和父亲的父亲,凯伦的外祖父和姐姐),可能都是希望给家里其他人提供安全保障。也有许多的家庭成员为了自由飞翔进行了勇敢无畏的尝试,也确实实践了,飞机、摩托车,甚至自杀。
>
> 忠诚于家庭。两个家庭都高度重视这一点,即使需要个人付出巨大的代价。在凯伦的认知里,寻求帮助、把自己置于首位、提出问题,或者抱怨配偶,都是背叛的行为,而坚持忠诚的代价可能是错过了发现重要遗失部分的机会。事实上,你已经冒险尝试过一点点不忠,脱离在家中担任的照顾者角色,搬离南部。保罗,在相当长的一段时间,你都坚信着,与你姐姐亲近,意味着对你母亲的背叛,但是你改变了这一想法并且开始了解你的姐姐,甚至那时候你的母亲还在世。

我看到的是你们每个人都在尝试帮助对方进行更多冒险。每个人都发自内心地给对方建议："保罗，往前走，退休吧。即使会犯错，世界也不会就此终结。""凯伦，放轻松，享受一段属于你的旅程。勇敢地抱怨任何你不喜欢的吧，说出你的心声。"但是现在的情形似乎是独自一人进行冒险并不足以抵消你们双方内化的家庭传承（legacy）。这个传承说，将自己置于首位、大声说出所承受的、抱怨、犯错误，这都是背叛家庭的所为。我很好奇，如果你们一道踏上征途，而非轮流冒险单打独斗，会发生什么。如果你们握住彼此的手，一起起飞去面对未知，而非仅仅鼓励另一半去冒险，会发生什么。举例来说，如果两个人一起为凯伦的旅程定计划，即使她会独自踏上旅途，会是怎样的情形？或者一起为保罗与他姐姐的公路旅行头脑风暴一下？或者一起牢骚、抱怨下你们的家庭，或者去上一堂你们两个人都不懂的课程？单打独斗，这些冒险中的任何一个，上几代人将其视为背叛而对你们进行谴责，而你们也会在这样的重压之下崩溃，这是铁定的事。凯伦，你怎么可以丢下家庭独自去旅行？保罗，你和你姐姐从没这么亲近过，你们公路旅行时会在车上谈些什么？这是我对于家庭忠诚幽灵会对这些新计划进行的质问压制的想象。

对于你们双方来说，学习如何放松都要进行艰苦卓绝的努力，如果我们对放松的理解是充分投入到任何你在做的事情中的话。我想，学习这项艰苦卓绝的工作，把它应用在其他新计划上，计划去旅行、去写作，以及计划与彼此交谈、计划与女儿们交谈，这会成为给予孩子们新的传承，教给孩子们多种忠诚的形式。

在这封信中，我尝试向布朗一家表达："正视你们正在遭遇的一切，人到中年时做出改变，且改变方向不那么保守，本身就会如此困难。请允许我辅助你们以敬畏之心面对你们的传承，进而减少你们的自我批判。"事实上，我告诉他们，因为服从性的传承，以及当个体打破服从时的可怕后果如此强大，应对的最佳策略应该是团结力量而非互相督促着去单打独斗。此外，我注意到他们彼此对话中的极端化带来的彼此抑制：你或是努力工作，或是放弃、放轻松，完全不工作。这些也是上几代人被抑制的部分。在我的信中，我试着模糊这些部分，提出人可以在娱乐中努力工作，同时娱乐可以引导人全情投入工作。

布朗一家被这封信引发了兴趣，决定暂且中断一下心理治疗，看一看，运用他们的新领悟以及刚提升的沟通能力，凭借他们自身的力量，他们能走多远。一年后，凯伦告诉我，她和保罗做得很好，一个女儿已经回到了大学继续学业，另一个女儿则开始了职业生涯。这封信仍然贴在他们家中的冰箱上，在他们需要的时候，就可以随时查看。

反思团队(The Reflecting Team)的应用

反思团队的历史与青少年与其家庭之间并没有什么特殊的关联性。1985年，挪威精神病家汤姆·安德森(Tom Andersen)及他的三位同事首次在Romso大学(Romso University)自然而然地使用此方法。安德森回忆当时从单向玻璃后观察会谈的过程，治疗师再三被家庭拖进悲观主义的观点，弃团队提议的更多积极正向的问题于不顾。最终，在三次尝试改变会谈方向，三次均以失败告终之后，"我们向家庭和治疗师提议，可不可以由我们来讲述，由他们听我们讲述。我们的胆怯让我们希望他们拒绝这一提议，但是他们接受了"(Andersen，1995，p.17)。让反思团队直截了当地讲话给家庭听，让家庭接触多种声音而不去事先筛选任何评论，反思团队这一想法就这么诞生了。

从那次开始，反思团队逐渐发展成一种激活巨大改变的方法。在多种情境中，观察反馈这一方法本身都是相当的灵活适用。在一间私人开业办公室里，唯一的实践者可以对他自己做出反馈，家庭都在房间里倾听。在门诊或住院环境中，可以通过在单向玻璃背后进行团队协作的观察反馈，或者在没有玻璃的场所，反思团队可以与家庭同坐在一间屋子里。

不论团队的形式如何，它的目的都是在听和说之间给予转换，都是激发来访者和治疗师双方的新想法和新观点的活动。卢萨迪和米勒(Lussardi & Miller，1991)对这种由来访者和反思团队共同制造的从讲述到倾听的转变给出了这样的描述：

这是一种从一种释义到多种释义的活动，它允许产生信息，新含义和新行为的可能性……倾听他们故事的一个版本，同时单向玻璃之后的一队治疗师对这故事进行解读，这样做，可以使得这故事看起来比生活更广阔。其效果与观看大银幕上的电影的情况类似，在银幕上，角色特点以及他们的问题看起来更具有戏剧性。(p.235)

反馈的实践(The Practice of Reflecting)

成为一个反馈者要遵守二级控制论的一个主要原则：那些家庭治疗师不可以因为他们的专家身份而与家庭脱节，相反，他们要将自己视为他们所观察的系统中的一部分。因此，举例来说，反馈者可以以他们自身的情绪反应来评论个案的材料，也可以结合他们自己的亲属关系和家庭来评论。

多年之后，成为一个有效反馈者的指导出台了(Andersen，1991；Griffith &

Griffith，1994)。举例来说，安德森(1991)提出："我们拥有的规则，全部都是关于我们不应该做什么。"(p.61)他特别向我们提出一点，我们不应该脱离当下的环境来评论我们从来访者那里获取的信息，我们不应该做出负面评论。至于反馈者应该做些什么，安德森也给出了建议：表达的观点应该是试探性的、不带专家观点的权威性，以此令来访者可以自由拒绝任何他们没有发现有所助益的观点。团队成员会被鼓励在他们之间进行内部讨论，以此保持倾听角色与讲述角色之间的独立性。如果团队直面来访者，回应来访者可能会让他们觉得比旁听更有压力。反馈者接受的指导是，可以呈现出难题的两个方面，从一个"或者……或者"的位置转变成到"不仅……而且"。如果一位反馈者与上一位的评论一致，他仍会被要求说出原来的观点，以此表明这是多种观点的复合，而非仅有一个答案。最后，安德森主张反馈者留意他们的评论并使其保持在最佳的熟悉度水平上。换句话说，反馈者的评论不应该太过接近来访者自己使用的语言，否则无法产生任何效果。他们的评论也不应该过于与众不同以至于来访者因为评论过于古怪或稀奇而拒绝接受。反馈者的评论可能的内容包括下列表单中的一部分：进行一次自我披露，倾听一段隐喻而后进行扩展，向治疗师提出关于他们的感受或者想法的问题，询问家庭在会谈过程中未曾讨论过的话题，向家庭提供一个关于家庭问题的可供选择的替代性描述，建议家庭一项可在家中完成的实验，或者关于家庭发展做一个正常化(normative)的评论。

使用反思团队的进程持续几年之后，我和同事们已经对反思团队的影响力印象深刻。虽然，有时候我们观察到，反馈者对于家庭产生的影响远大于家庭在一次会谈中可以接受的。家庭成员的反应是目光呆滞，或者直白地告诉我们，他们觉得被大量关于他们的评论所淹没。研究揭示信件对来访者有诸多影响(Hylund & Thomas,1994)，受此启发，我们决定做一项实验，向每一个反思团队见过的家庭再寄一封信。信中既包括对于反馈的总结，也包括家庭对于反馈的评论。信件如果仅包括反馈者的评论，可能会将反思团队提升到专家的地位，这是违背反思团队最初出现时无等级之分的精神的地位。

家庭对于这些信件的反馈无一例外都是肯定的。许多来访者告诉我们，这封信，甚至比现场的反馈更有用。也许文字书写的方式提升了真实的观察反馈，文字的形式允许来访者接受任何他们喜欢的部分，而不需要被期待着做出任何回应。写信，也成为一种有益的教学工具，允许团队观察和回顾他们自己的观察反馈过程。举例来说，信件这种反思团队的形式，是以最为令人舒适的方式给予，对于那些倾向于回避被给予的人而言，免去了一些继续工作的需要。

适应青少年及其家庭的反思团队的变化形式

尽管使用反思团队并非是专门针对青少年及其家庭的技巧，但仍然需要一些适应性的调整，使其更适用于这一特定人群。家庭如何作为一个整体与部分得到个体反馈，如何运用青少年同伴来组成反思团队，使其成为与青少年及其家庭互动的重要模式。

划分反馈小组亚组

在一次会谈过程中，房间里明显因为几个话题的出现而气氛紧张，治疗师可以建议将来访者分成更小的团体来谈话（比较典型的划分是，父母在一组，青少年们在另一组），同时，体谅那些不想谈及某个特定话题的人。然后，反馈者可以对每一个小团体逐一评论，同时还要将家庭视为一个整体来进行评论。运用这种方法，反馈者对家庭做出了一个"既——又"的陈述：你们是一个家庭整体，同时，你们作为夫妻与青少年，有着相互独立的担忧点。

利奥波德（Leopold）夫妇及其 18 岁的女儿萨曼塔（Samantha），找到我要求进行一次反思团队咨询。萨曼塔是家中三个孩子中最小的，正打算五个月后离家去读大学。利奥波德一家已经在接受家庭治疗，意图改变家中痛苦的争吵，诸如母亲与萨曼塔已经因汽车的使用产生争吵，同时，母亲的期望是"女儿不要像这样离开家"。利奥波德家的治疗师就谁应该前来参与会谈专门要求一次会谈。母亲和女儿是否该一起来，专门解决他们之间的争执吗？母亲是否应该独自一人过来，因为她看起来精神不振？萨曼塔是否应该自己单独过来，谈谈她对于离开家庭的感想？或者，有没有隐藏的夫妻问题，可以在夫妻治疗中得到最好的解决？

在最开始的五分钟时间里，这家人告诉我一些线索，他们认为谁需要接受治疗。当我进行自我介绍和反思团队介绍时，利奥波德太太一直在无声哭泣。当我问她关于眼泪的问题，她告诉我说，眼泪是因为"其他事，与其他在场的人关"。当我再追问她时，她解释说，所谓"在场的人"的意思是指她的丈夫和女儿。接下来，萨曼塔对我说，"我不在乎他们是在一起还是分开，只要他们幸福快乐就好"。将未说出口的与说出口的拼接起来，我推测，利奥波德夫妇为了女儿尽力地待在一起，至少在她离家上大学之前。我理解萨曼塔在就关于他们分开一事表达许可，她的希望是脱离他们婚姻决策的漩涡，可以不受牵绊地离家上学。为了帮助萨曼塔从他们婚姻漩涡离开，我提出一个建议，将我们的反馈者时间划分成几个时段，使得会谈中的一部分时间可以只与夫妻二人一起，一部分时间则是与他们三个人一起。相应地，反思团队最初仅是为夫妻二人准备的，随后萨曼塔融入了他父母和治疗师，在第二轮倾听反馈。

随后，与反思团队干预形式相匹配，我写了两封总结观察反馈的信给利奥波德一家：一封写给夫妻二人，一封写给全家人。

观察反馈以及这两封信足以梳理出重叠的部分——战争、亲子，以及家庭问题。通过逐个与不同的子系统对话，咨询澄清了最初的问题——谁应该进行治疗。令萨曼塔很安心的是，利奥波德夫妇带着萨曼塔的祝福开始每周进行夫妻心理治疗，以确定既然孩子已经成功离家，他们有没有任何理由还要在一起的问题。

邀请同龄伙伴担任反馈者

随着青少年的生活越来越多地与家庭外部的系统交织在一起——从媒体到同伴、学校、法律和社会服务，有时需要在对青少年进行治疗时合理地包含进这些其他的系统。马修·塞莱克曼（Matthew Selekman，1995），一位在芝加哥的家庭治疗师，已经发展出一种在青少年治疗中使用同龄伙伴系统作为反馈者的方法。尽管有确定的发展性研究强调，在青少年的生命中，同龄人往往扮演着积极的角色（Haber，1987；Merie et al.，1984），我认为他使用同伴充当家庭联合治疗师的方法非常引人注目。塞莱克曼提出几种青少年同伴担任反馈者的方法。第一种，当父母与他们的青少年之间出现了信任危机之时，仅仅通过引入同龄人就能有所助益。举例来说，父母可以询问同龄人，问一问他们父母是如何对待他们的。第二种，可以募集同龄人来扮演一个互助小组，尤其是在青少年对于参加一个更结构化的小组有抵触情绪时，诸如匿名戒酒互助小组（Alocoholics Anonymous）或者匿名戒麻醉品者互助小组（Narcotics Anonymous）。同龄伙伴可能会同意建立起一条热线，或者与一位友人的父母分享，分享他们自己的父母是如何帮助他们戒除毒瘾的。同龄人还可能被要求扮演正在进行中的家庭治疗的顾问角色，汇报他们所观察到的青少年来访者在学校中产生的积极的改变。

如塞莱克曼所述，邀请同龄人融入家庭心理治疗的过程需要几个步骤。他建议，首先与青少年来访者及其父母探讨引入同龄人这个主意；而后，由青少年作为代表，向他的同龄人介绍问题情境以及邀请他们过来的缘由；如果同伴们愿意参与进来，那么，青少年来访者的父母需要向参与治疗的同龄人父母解说让这些孩子们参与他们的治疗的缘由并签定契约（contract）。塞莱克曼也会让他的来访者签订知情同意书，同意在必要的时候，将一些私密信息告诉这些伙伴及其父母。当有严重拉帮结伙违反法律或者严重药物滥用的情况时，引入同龄伙伴毫无疑问是不恰当的。

选择技巧

关于选择上述技巧中的哪一条或者以怎样的组合方式使用这些技巧，并没有什么固定公式。这些方法作为反思团队心理干预治疗的一部分，既可以单独使用，也可以全部同时使用。当家庭充满了病态的意志和责备，以至于他们没有余留的精力来解决问题时，生活周期信息以及发展性重构是很有帮助的。当家庭陷入矛盾状态中时，比如既希望他们的孩子长大又希望他不长大，仪式通常在此时最有效。奔向未来技巧（时间旅行）似乎最适用于挣扎在离家过渡期的家庭。当家庭对于青春期有了先入为主的观念，并且这些观念在限制他们进行自由、开放的对话之时，挑战文化话语很是有效。故事导向的家谱图，在所有提到的心理干预技巧之中，是最为复杂、也可能最为强有力的技巧。因为它要求治疗师花费大量时间在上面，因此，它通常是心理干预的最后手段。

这些互动性的方法不能替代尊重且善解人意的倾听，这是任何理论取向的优秀的治疗师都必需的品质。有时，将整个家庭聚集起来这一单纯的行为，对于家庭而言，也是所有心理干预中最为强有力的一种干预。然后，还有最后一种干预可用，同样是一种尊重发展取向的方法。在我看来，当其他所有心理干预均以失败告终之时，还有一种父母使用了几个世纪的对付青春期孩子的策略。我自己的父母就在我身上使用过。它是这样进行的。我母亲在紧锁的门背后对我父亲说话，但是声音足够大可以隔着门听清楚："你不会相信，安娜（Anna）今天卷入了什么麻烦里。"我的父亲会倾听，然后以他惯有的冷静口吻回应："好吧，我想这只是她正在经历的一个阶段。随着时间的推移，她会迈过去的。"而后我母亲会回应说："只能希望我们活得够久。"尽管我母亲如此悲观，但是希望永远存在，当其他所有都以失败告终，时间会来干预并拯救青少年和他们的家庭，引领我们所有人走入下一个发展阶段。

第三部分
发展性的变化

第六章 永远的青少年：困在青春期的家庭，或"我们是不想长大的一家人"

一种常见的临床表现是，一个青少年表现为不能或者不愿长大。场景可能是这样的：一位年轻人，高中毕业后从没尝试过离家，或者，一位年轻人，从大学退学之后回到家中且对于未来毫无打算。也有可能是这样的画面，家庭中的孩子生理上并非青春期的年龄，但是家庭无法帮助这些年轻的、已成人的孩子们进入到下一阶段。

本章将探讨特定发展阶段的家庭剧本——青少年，或者刚刚成年的孩子们准备与家庭分离，但却困在这个阶段。毫无疑问，许许多多的青少年的发展，不幸被精神疾病的发作所阻碍，请注意，这里的精神疾病不是严格意义上的。更多关注的焦点是那些因与家庭动力学相关的因素而在成长上遇到瓶颈的年轻人。

本章将以一个家有6个孩子、困于此阶段的临床家庭个案作为开始。随后，将会讨论阻碍或促进这一过程的家庭因素的研究和理论。这一案例同时包括青少年和年轻的成年子女。他们是一个非常棒的案例，很好地展示了家庭如何因与孩子们就离家任务进行协商而陷入瘫痪。一位有症状的家庭成员、一位父/母的过世与青少年离开家庭同时发生，以及三代人之间因对于成长的不同信念而彼此纠缠——所有这些问题恰好勾画出这一个案的特征，而其中的一部分特征，也在其他陷入发展僵局的家庭中有所表现。

布鲁诺(The Brunos)一家：不想分开的一家人

布鲁诺太太是六个孩子——15到25岁不等——的母亲，在她丈夫去世一年之后，由她的内科医生带到我这里。她向她的内科医生抱怨，孩子们让她觉得不堪重负——他们对于照顾一大家子人的重担毫无帮助，反而让她走上了与她丈夫在世时同样的生活方式。她偶尔会感到惊恐发作，伴有胸痛和心悸。内科医生建议她去做个人心理治疗以及药物评估，此外，找到我进行家庭治疗的相关咨询。所有建议中，她唯一坚持到底的就是这最后一条建议。很久以后，她告诉我，当她第四个孩子出生后，因为产后抑郁症住院治疗多年，与第四子的年龄同样长的年头，并且，对于药物治疗以及个人心理治疗，她并未觉得有所帮助。

第一次会谈时，布鲁诺太太由她六个孩子中的五个一起陪同出现。她是个娇小玲珑的爱尔兰女性，不大悦耳的烟嗓，精致的光滑无皱的皮肤。她语速很快，同时，有着并无敌意的率直。在最初的五分钟时间里，她告诉我她最为核心的抱怨：

"我们是不想长大的一家人。"并说出一个实际情况:她的六个孩子中,只有大女儿罗斯(Rose)搬出家生活。罗斯,24岁,为了赴这次约,专程从缅因州(Maine)开车抵达波士顿(Boston)。她所处的情形乃是一家人中独一无二的——完全地离开了家庭独立生活;四年前,她怀孕离家,与一个男人私奔,那男人并不为她父亲所喜,女儿出生后,她很快跟那男人离了婚。家中第二个孩子名叫特德(Ted),23岁,早产,先天性心脏缺陷。他宣称,他与他母亲之间,永远是杀气腾腾的局面,包括在他年幼时期她对他进行虐待。彼得(Peter),22岁,订婚两年,仍然居住在家中。凯文(Kevin),18岁,被诊断为学习障碍(learning disabilities),正在完成一项职业计划(vocational program)。海伦(Helen),15岁,非常清楚地表达她是被硬拉过来参加会谈的,她其实满心期望是和她的朋友们在一起。没有出席这次会谈的孩子,名叫罗伯特(Robert),25岁,家中其他人谈到他的时候总是百感交集——既担心又恐惧。特德告诉我,自从他们的父亲过世之后,罗伯特就一直在滥用可卡因,并贩卖毒品。当我问到,罗伯特为什么没有来参加这第一次的会谈时,布鲁诺太太告诉我,因为没有人告诉罗伯特有这么一件事。她很肯定,如果与罗伯特当面谈论滥用药物会是件危险的事情,并且,她已经命令她的孩子们,阻止一切错误的发生。对于我,她的解释是:"如果他真的来到了这里,我恐怕他会给你的墙壁锤个洞。"

我很好奇,除了罗伯特的药物滥用,家庭在父亲过世之后还发生了些什么事情?我向他们询问,是否发生了任何其他的变化。最重要的是,家庭中所有事物的运作方式是否仍然与父亲过世之前一模一样。当父亲在世时,孩子们从不听母亲的话,但是会等待父亲告诉他们应该做什么。自从一年前他去世之后,孩子们仍把向母亲寻求帮助的要求置若罔闻,但是因为父亲不在了,这个家正在变得支离破碎。此外,正是因为父亲在世时对母亲的虐待,现在如果兄弟姊妹们询问罗伯特的行踪,他便会对他的兄弟姊妹们以暴力威胁(threatening violence)的手段进行虐待。正是因为家中没有人可以对父亲酗酒以及失控的行为做出评论,现在,整个家庭也有一个心照不宣的约定——不去干涉罗伯特药物滥用的事情。我得到了一个鲜明的印象——这家人,被困在了时间里。

第一次会谈结束时,我观察到家中存在一场争议(controversy):是否需要从儿子中选出一个,成为父亲角色的替代人选,或者,是否所有的家庭成员可以共同分担,一起填补因为父亲的离开而给家庭造成的空洞,然后一起,组成一个全新的家庭。随后我们定下了两周之后再见的计划,布鲁诺太太挖苦地说了一句话,"我们是只有领导没有下属的一家人。"

布鲁诺太太、罗斯、特德、凯文,还有海伦来参加了第二次会谈,谈话的焦点集中在已故的老罗伯特身上。一家人回顾了他久病的时期,他的化疗治疗,以及长期以来的兄弟姊妹之间的竞争——谁是父亲的最爱。一目了然,这是这些年来布鲁诺一家首次谈及父亲。在关于父亲的讲述之后,很自发性的,布鲁诺太太说起另一个很具对比性的故事,她自己及丈夫的离开家庭的故事。她16岁时就开始工作,直到她21岁,都是独立生活自力更生,而她丈夫,来自于一个很大的第一代为意大利人的家庭,是直到为人夫为人父后好多年之后才离开那个大家庭。布鲁诺太太详细讲述了她的丈夫阻拦小罗伯特去一个临近的州读大学,因为他认为这就等同于离开家庭。特德补充道,他是家中目前为止,唯一一个去读大学的孩子。说到这里,他不禁泪水涌了出来,他觉得自己是被踢出了家门,并且在离别之时,体验到了从未感受过的忧伤。这次会谈以一家人对于谁是下一个离开家的人做出的预测作为结束。他们一致认为会是凯文,17岁的凯文,是第二梯队的孩子们中年龄最大的,受到母亲的影响远大于父亲。

应布鲁诺太太本人的要求,第三次会谈,仅由她独自前来。她想在没有孩子们在场的情形下,谈论一些难以启齿的话题。她以懊悔的口吻讲述了她对孩子们身体上的一些虐待,尤其是她的儿子特德。特德小时候就经历了多次心脏手术。她告诉我说,虐待的种子乃是经由虐待她的母亲,以及她那位威胁要杀掉自己母亲的父亲种下的。在前来进行家庭治疗的一个月之前,她的母亲搬进了布鲁诺家,这样照顾年老体弱的母亲也会是她肩负的责任。她无奈地说着:"今时今日,谁都想把别人拒之门外。谁都不想被上了年纪的父母打扰。但她像只小鸟,你会怎么做?你可以想象到这份责任。"随后,她聊起了那些年她为丈夫所做出的牺牲,她的丈夫抱病近十年,并且在她年轻的时候一直对她进行身体上的虐待。她还谈了谈她丈夫的家庭,对于他的家庭,她充满了强烈怨恨,起因是他们对于她的婚姻诸多干涉。她承认,无论如何,她和她的丈夫至少在一件事情上达成共识——照顾他们各自逐渐年迈的父母的重要性。在这些评论中,她补充了关于离家的对话的另一年代层次——尽管她相信,她的孩子们应该在青春期学会独立,但在他们的母亲需要他们的时候,他们不应该视若无睹。(多年以后,在她抱病的时候,她的孩子们也注意到这项传承。)

随后的会谈中,关注焦点集中在罗伯特,以及针对他的药物滥用情形该做些什么。全家人(除罗伯特之外)和我一起讨论关于罗伯特的药物滥用一事,他们面对他的不同的方式,包括大家庭范围中涉及的家庭成员。大家认为他的潜在暴力倾向是一项真实且可怕的可能性,我和家庭一起针对这一可能性,拟定了一项安全计划。该安全计划中包括一项共同的意愿——报警叫警察来,以及,一旦家庭中任何一个成员觉得受到了罗伯特的恐吓,立即撤离家庭。我着重强调了从一个小小的行为开始学习对抗的重要性,而非突然之间同时与罗伯特的药物滥用、暴力倾向,以及他偷窃家人的钱物来购买毒品相较量。然而，很快，明确的是，这家人根本无法将任何一项计划坚持到底，这些计划都是他们自己在我们的家庭会谈中提出的。看起来，这种方法——指导和动员全家人共同应对危机——尚不足够，因为这一方法并未将罗伯特药物滥用一事对这家人产生的作用考虑进去：使得家庭在父亲去世后仍然维持一种他还在家中的感觉。

由于我在心理治疗过程中所面临的两难境地——一个关键的家庭成员缺席家庭治疗会谈，直接面质针对罗伯特的策略均告失败，我决定采取一个截然不同的策略：我打算画一张故事导向的家谱图，并附上一封长长的信寄给这家人，并且，这张家谱图以及这封信，我可以寄给罗伯特一起分享。通过两次会谈，我画出了一张故事导向的家谱图，一张与布鲁诺一家不同成员工作得出的家谱图，包括一次罗伯特出席的会谈。需要特别指出的是，我在过去几代人的脉络中追踪两个主题——离家独立和尽管已经离家但依然与家庭保持联结。

在这两次会谈中，我发现当父亲还在世的时候，父亲和母亲在观念上主要的分歧在于离家独立。母亲坚持认为，孩子在20岁或21岁前走出家门，走入世界非常重要，而父亲及他的家庭都认为，从家庭中独立出去是一次重大背叛。事实上，父亲是五个孩子中唯一一个成功结婚的，只不过是在37岁的时候。他和他的新婚妻子一直和他的父母住在一起，直到三年后他的妻子坚持他们应该自己租一栋公寓去住。

下面这封家谱图信，我在第十次会谈的时候念给布鲁诺太太、特德、凯文和海伦听，并且复制多份分别寄给每个家庭成员，信的内容摘录如下：

> 我想说，你们一家人给我留下了非常深刻的印象。你们有倾诉许许多多不同话题的意愿，即使这些话题令你们痛苦。你们一直愿意坚持来参加多次家庭会谈，即使，有些家庭成员在会谈过后感觉糟糕，但是你们所有人都成功地找到了达成一些共识的方法，提供了大量值得思考的信息。这些努力充分反映出你们对彼此的贡献，以及相互之间的关心。

在所有正式与家庭的口头和书面沟通中，我都是从家庭整体的积极部分入手。直截了当地传达出系统的信息——我的注意焦点是整个家庭，而非单一的某个家庭成员身上。同时，我相信，在一个互相尊重的环境中，家庭成员更愿意对另一个人的观点保持开放——我希望，在引出一段对他们的肯定的介绍之后，布鲁诺一家可以对接下来的内容少些防备，多些兴趣。

从你们开始来见我,转眼数月已经过去,你们展现给我的主要的为难之处便是:"我们是应该作为一家人齐心协力,还是应该彼此分开,各走各路?"

这是对于家庭关于成长的两极分化的观点的总结陈述。它也是一种关于成长可能性的非常普遍的结构,也正是它,致使许多的家庭陷入僵局。摆在孩子们面前的,只有两条路可选,一条路由母亲代表,一条路由父亲代表:布鲁诺家的孩子,走向成年的方式便是与家庭脱离关系,彼此没什么好保持联络的(母亲所阐述的观点),或者,布鲁诺家的孩子,就该待在家人身边,放弃承担起对他自己的家庭责任(父亲的观点)。但是,对于绝大部分的布鲁诺家的孩子们来说,任何一种走向成年的轨道都是不可能的。父亲在世时,通过让家人待在一起来保证家庭成为一个团体,但在父亲已经过世的现在,这种方式变得不再可行。自从父亲过世之后,家中的三个较年长的男性开始进入彼此竞争的状态,争夺取代父亲的地位。罗伯特作为最年长的一个滥用药物者与人身威胁的存在,看起来很是适合父亲的角色。母亲提倡的方向也并不清晰。一方面,她说想让孩子们离开家独立,但她看起来又需要孩子们待在家里,照顾她自己的母亲,照看她的房子,也需要借由他们来转移她因丈夫过世而产生的悲痛心情。再者,搬出家这一行为,可能会被其他人视为对父亲的背叛,因为父亲在临终之时嘱托罗伯特要照顾好母亲。因此,这两种被当做模板的道路选择,在实践中都不可行。也正是这一矛盾,使得这个家庭如此进退两难。

布鲁诺太太,因为你自己的经历就是通过走出家门长大成人的,故而你通常代表的观点是,你的孩子们应该长大,应该离开家。另一方面,特德,看起来,你似乎被家庭凝聚力牵绊住了,尽管你已经和罗斯一起从你们的母亲那里很好地学习到如何长大的课程。特德,你告诉妈妈说,要提升家庭凝聚力需要她更加具有指导精神,尤其是对被全家人视为精神迷失的罗伯特。

然而,在我对于你们家庭的考量中,我认为,问题并不是在于你们是应该聚在一起还是各自分离。在我看来,主要的僵局在于如何保留对于老罗伯特——作为父亲和丈夫的老罗伯特——的记忆,依然活在家中。

当我找出困住家庭的反复出现的两极化信念时,我尝试将它们重构。我提出,这一已经持续多年的战线并非在于成长的两难僵局,而是如何才能最为适宜地处理对老罗伯特的回忆。因为这一观点比较新鲜,并且并未被充分谈论过,所以更容易灵活而深入地引发谈话、新想法和一些故事。目前你们记住他的主要方式好像是保持一场关于离家独立的争论,一场从他在世时候就激烈进行的争论。对你们所有人而言,这都是个非常熟悉的争论。你们父亲在世的时候,他所持的立场是,无论如何,不惜任何代价,一家人都应该在一起。他的人生经历是,直到37岁时仍然住在家中,甚至于在结婚之后,仍与他的父母亲以及兄弟姊妹保持着非常紧密的联系。他激烈地阻止他的孩子们离开家庭。具体而言,他不想让小罗伯特离家去上大学,并且,罗斯搬走的时候,他很不开心。他在世时,他和你们的母亲就何时才是你们离开家的正确时间这一问题有着诸多分歧。布鲁诺太太,你一直坚信你的孩子们应该在21岁或22岁前开始自力更生,而你的丈夫则认定,他们应该永远都不离开家。随着你们的丈夫和父亲的过世,你们每个人都想到了一种方法,一种能够每天回忆他的方法——让这一激烈的矛盾继续存在。

我选择了布鲁诺一家非常熟悉的往事,而后将其重新剪辑。我在展示另外一个不同的故事,把他们关于成长的不同观点视为一场辩论,一场父亲在世时便出现的,在他已经过世的如今,以纪念品的形式依然存在的辩论。随后,我给每个家庭成员写了一段话,着重强调了参与这种纪念形式,他或她所付出的个人代价。

  布鲁诺太太,你保持这场辩论的方式是坚持认为孩子们应该搬离家庭,显而易见,你对这一辩题的感受也相当复杂。并且,你看上去很渴望和孩子们联结得更为紧密,但这恐怕只有在他们更加独立自主,真正赢得你的尊重之后,才有可能发生。

  罗斯,我不太确定你在这场辩论中所扮演的角色。看起来,你似乎采纳了你母亲关于离家独立的建议,离开家族,承担起你自己家庭的那份责任,你长大了。

  罗伯特,为了保持一种你们父亲还在家中的景象,你所做出的牺牲是巨大的,是所有人当中最大的。作为家中的长子,作为被赋予极高期望的长子,毫不令人意外,你会如此严肃地扮演你的角色,严肃到与生命和死亡相关。而且,罗伯特,在你父亲去世前,他要求你务必确保你母亲不会失去家庭,而事实上,你已经做到了令你母亲几乎不可能放弃家人,因为她觉得你们需要她。尽管你在诸多方面很有天赋(比如说,运动方面、照顾老年人方面),你却使得你的家人忽略了你的天赋,反而聚焦在了你的自我毁灭式的行为上,因为你的自我毁灭行为其实给家庭提供了一个齐心协力的团结方式,表达你对父亲的尊敬。我很遗憾你没能找到另一种不会让你付出如此巨大代价的实现你父亲愿望的方法。

再次，我的用词很是慎重且深思熟虑。这家人从没当面对罗伯特说起过关于他的药物滥用和贩卖毒品的事情。所以，其实我没有获得写下这一行为的允许，进而使用了"自我毁灭"这一我曾在家谱图会谈中引入过的词语来作为替代。

特德，你一直在要求你的母亲，"更像是一个母亲"，要求她将家庭的时间倒回去，倒回到孩子们还很小，还需要父母的引导和保护的时间。为了实现这一要求，你牺牲了与你母亲之间的关系，因为这些要求让你母亲对你感到不安。

彼得，你在这场辩论中的位置非常有趣。因为有一个认真交往的女朋友，你可能正在打算尽快建立属于你自己的家庭，但是你却还在和你的兄弟们争夺家中首脑的位置。我好奇的是，你是否会牺牲与你未婚妻之间的关系来留存你对父亲的记忆，或者，你是否会找到其他的两全其美的方式——既忠诚于父亲，又能继续你自己的人生。

凯文，你一只脚在家门里，一只脚在家门外，一方面被哥哥们当作小孩子对待，但又经常被你妈妈当作一个成年男性一样尊重。在我看来，你处在了一个极为困难的位置——同一时间要站在极端化的两端，既要遵循父亲对家庭的期许，一家人在一起，又要忠诚于母亲对你的期望，长大成人。

海伦，你似乎是所有人之中最为无拘无束，可以随心所欲的，而且，好像已经能够看到你已经准备就绪，即将有能力离开家独立生活的那天。我很好奇也很困惑的是，你是如何成功地置身于这场席卷你们所有人的争论风暴之外的。

我不知道你们会如何改变这场争论，如何以争论以外的其他方式铭记你们的父亲，所有这些离家的争斗争论导致你们中的许多人做出了如此多的牺牲。布鲁诺太太被这些待解决的问题压得精疲力竭，甚至身体健康也受到威胁，罗伯特也为此几乎完全放弃了他的未来。罗斯也无法为自己长大成人，并从家中搬出去独立而感到理所当然的自豪。

接下来就是一系列的关于成长的理念，不像他们眼下所抱持的这么极端的成长理念。这些理念中的一部分建议团聚与分开其实是相互关联的，而非针锋相对势不两立。其他的建议则旨在提供一些可供选择的哀悼策略来缓解这一"争论"。

我不知道谈谈你们的父亲和丈夫，老罗伯特，谈谈时至今日你们所有人都还多么的怀念他，会不会有所帮助。

我不知道与你们父亲这边的家人保持更多的联系，会不会对你们家中更多的成员有所帮助，即使这对布鲁诺太太来说可能很困难。

我不知道作为一个家庭整体，齐心协力帮助小罗伯特改善他的自我毁灭式行为会不会有效。你们齐心协力，最终可能会帮助每一个人成长，帮助每一个人继续他们自己的人生。

我不知道有没有可能以一个家庭整体去计划更多有趣的事情，因为显而易见，这是热爱乐趣的一家人，为了保留关于在一起还是分开的分歧，他们已经放弃了太多的欢声笑语。

我相信，一旦你们解决了这一在物理意义上是否要在一起的争论，你们就会拥有一个在感情上联系更密切，让你们更真切地了解彼此的机会。我这么说并非空穴来风，而是已有一些迹象。我注意到，特德与他母亲之间产生的变化，变化在于，只要并非就家庭的未来这一问题上产生分歧，他们就能够互相倾听互相尊重。同样，海伦也有些变化，自从父亲去世之后，海伦和她的母亲变得亲近了。我相信，当一家人不再为离开还是留下激烈争执的时候，他们彼此之间会更亲密。我认为只要你们逼迫彼此在物理距离上待得更近，就会造成如此大的个人牺牲，以至于你们会精疲力竭无法感受到彼此之间情感上的联系。

如果家中的事物应该开始有所改变，如果什么人开始思念老罗伯特，并且觉得他已经被遗忘，你们永远可以选择随时重启这场关于离开家庭的争论。特德和罗斯可以回到家中，批评母亲对凯文和海伦的养育。这样他们就会说，家庭需要再次团聚在一起，或者，小罗伯特可以加重他还在进行的自我毁灭式行为，因为这样，他就会确信，家庭不可能分散。或者是任何一个孩子，忽略母亲寻求帮助的呼唤——这样，你们就会想起你们父亲还在世时事情都是什么样子。

最后一段是一个米兰学派的"阻止改变"（restraint from change）疗法。指出家庭已经在做的特定行为，但是加上了不同的支点——他们是在向父亲致敬，这样治疗师可以确保，即使家庭再次回到之前的行为，它们也会有全新的意义。

不论是对你们一家齐心协力的能力，还是顺利迈向下一个阶段的能力，我都觉得充满希望和信心。

这最后一行乃是再一次的尝试，尝试打断家中重复出现的极端化对立，尝试建议齐心协力的并肩前行，而非彼此之间针锋相对。我在跟布鲁诺家的孩子们说：你们可以拥有你们自己的蛋糕，也可以吃掉它——你可以与家庭紧密相连同时创造你自己的人生。你不需要在忠于你的母亲或者忠于你的父亲之间做出选择；你可以同时忠于二者。

布鲁诺一家对这封信的回应

布鲁诺一家对这封信的回应迅速且五花八门。布鲁诺太太在听完这封信四天之后，打电话给我，告诉我凯文正在搬出去，搬到他自己的公寓里去。他说他再也无法忍受被他三个哥哥"颐指气使"。特德一周后打来电话，为他自己向我要求进行个人心理治疗。他说，他厌倦了将全身心投入在家庭上，觉得是时候为他自己寻求一些帮助了。他补充道，他和他的兄弟们不再对罗伯特的药物滥用保持沉默。他们已经在跟罗伯特谈，谈他们对他的关心和愤怒。罗伯特反过来让特德来找我要一份药物滥用的评估，然后转交给他。据特德所说，罗伯特胆怯于直接跟我联络。

一年之后，我接到了一通来自特德的电话，事实上，自从家庭治疗结束之后，特德一直在做个人心理治疗。他告诉我说，通过他的个人心理治疗，他发现了对他母亲愤怒情绪的源头——因为她在他孩提时对他进行的身体虐待。就这一点而言，他希望的是，或者尝试在家庭治疗中解决他对他母亲的情绪，或者选择永远不再见她。当他母亲欣然同意进行家庭会谈之时，特德也决定选择家庭治疗的道路。在为期六个月的家庭治疗过程中，特德迫使他母亲正视所有他还能记得的虐待事件，讨论了过去的虐待行为对他如今的成年人生的持续性影响。随着时间的推移，母亲能够专注地倾听他所说的，并向特德表示诚挚的歉意。她解释了她对特德的所作所为而并非诡辩，描述了在他出生之后，她因精神疾病而住院治疗，描述了贯穿他整个童年阶段，她与抑郁症的斗争。治疗结束的时候，他们共同举行了一个仪式，仪式中，特德分别谈论了那些他可能能够原谅的虐待行为，以及那些他可能不会原谅的虐待行为。

数年之后，我再次接到了特德的一通电话。他告诉我，他的母亲刚刚进行了心脏手术，需要她的孩子们给予帮助，而此时，除了罗伯特之外，所有的孩子们都已经离开家庭独立生活了。他提议召开一次家庭会议，协调对母亲的照顾，以此确保公正。每个人现在都有了脱离母亲之外的自己的人生——罗斯依然和她的孩子住在缅因州；特德有了几次工作晋升，而且现在有了一帮朋友；彼得结婚了，有了两个女儿；凯文订婚了；海伦已经动身去上大学；还有罗伯特，尽管依然住在家中，但已经停止滥用药物很长一段时间。特德解释说，尽管他们的生活已经非常忙碌，但他们依然希望，能够确保他们的母亲有人陪伴，并获得她所期望的帮助。我将这一消息，视为他们关于成长的理念的一个重要改变。过去，独立与联结被解读成针锋相对水火不容，现在，它们被当作并行不悖的两个目标。

该个案包含着许多其他困在从青春期到成年阶段过渡期的家庭的特质。一个有症状的家庭成员，罗伯特，滥用药物且贩卖可卡因。他是备受关注的焦点，尽管实际上，显而易见，家中的每位成员都在相似的两难境地中挣扎：如何在这个家中长大的同时又能保持联结？

在家庭发展的关键点上，父亲或母亲的去世又使得这一过渡变得更加复杂难解。通常情况下，如果父亲或母亲的去世与有人要离家同时发生，那么离开的进程就会被打断，随着悲痛的心情回到家庭之中。此外，布鲁诺一家还给他们自己对转变到成年的观点构建了一个共通的、限制性的分歧——家人或者需要彼此分开，以确保个体成员追求他们独立自主的生活，或者，家人可能会卡在这样的阶段里，仍和家庭有所联结，但并没有自己的住所和小家庭。这种维持联结同时创造属于他们自己的独立的人生的模式在进行家庭治疗之前从未有过。

关于上几代人成长经历的问题，会引出一系列彼此纠缠的相互矛盾的往事。作为引导出这些往事、帮助家庭发展一段新的故事的工具，家谱图是非常强有力的。此外，当罗伯特的家庭纠结于是否让他来出席家庭会谈时，家谱图对于确保罗伯特来参与家庭治疗，也很有效果。

布鲁诺一家关于成长的争论——是必须从家庭中分离出去还是坚定不移地与家庭联结，在相关的理论文献中也有过论辩，关于亲密关系、身份认同与分离的意义。传统心理动力学观点(Blos, 1962; Erikson, 1968; Freud, 1958)认为，离开家庭和创造出一个成人身份认同，必须先于亲密关系的能力形成。后来的研究者们的观点(Apter, 1990; Chodorow, 1978; Gilligan, 1992; Offer & Schonert-Reichl, 1992)则认为，身份认同和亲密关系的能力与青少年正在进行的与家庭的联结是共同发生的。

传统观点所持态度为，完成一个完整的成人身份认同会手忙脚乱且困难重重。在这一模式中，父母与孩子们之间的冲突被看作一个必要的表达工具，是表达青少年宣布脱离童年的工具。人们期待青少年先从他们的家庭中分离开来，目的在于能够随后形成家庭之外的亲密依恋关系。

埃里克森(Erikson)身份认同发展模式的修订

尽管布劳斯(Blos)和埃里克森强调，离开父母身边是完成身份认同的关键前提,但许多研究人员(Campbell et al.,1984;Gilligan,1992;Steinberg,1990;Waterman,1983)已经发现,个体与父母亲的联结是预测同一性发展(identity achievement)的关键因素。对埃里克森的身份认同发展理论最富有说服力的反对意见之一来自于阿普特(Terri Apter,1990)的《可选择的爱:青春期的母亲与女儿》(Altered Loves: Mothers and Daughters during Adolescence)一书。书中阿普特将埃里克森的成长理念称为"哀悼的学校"(school of mourning)。作为替代,她给出了一个不那么极端的关于成长的理念,兼顾创造一个显著不同的自我和与父母保持联结的成长理念。她认为冲突并非一种必要的分离工具,冲突可以是一种交通工具,父母搭乘冲突来认识青少年正在蜕变成为的那个人。

阿普特在美国和英国访问了六十五对母女组合,发现仅仅聚焦分离的问题无法引出受访者想要讨论的全部生活经历。因此,她开始提问些不同的问题,包括:"你是如何保持与你母亲之间的情感的?"以及"你是如何尝试说服她,以全新的眼光来看待你?"她发现,相对于女儿们谈论她们从母亲身边独立需要什么,年轻的女士们更愿意讲述"他们的母亲看到了什么,又错过了什么"(p.15)。阿普特将这些评论,解读为女儿们的努力是为了让她们的母亲如其所是地看待她们,而不是为了争取独立自主。她写道:

> 我发现,这些采访从始至终涉及:身处青春期的女儿们,仍然深切地关注着她们的父母,尤其,与她们的母亲保持着强烈的情感依恋,这也是她们非常渴望得到的。女儿们潜移默化地影响着她们的母亲,希望获得母亲对于她们新产生的成人自我的认可。她们每天提供给母亲很多关于对她们惯常的看法不再那么准确的暗示。母亲们回应了女儿们的努力,不过,她们(指母亲们)也给出了一些关于女儿们应该做的,应该思考的,应该感受的,或者是应该成为的暗示。交流本身是一种关于自我定义(self-definition)和自我辩护(self-justification)的辩论形式。这种辩论有时会剑拔弩张,有时会平缓一些。这种辩论经常充满着爱意与喜悦。这种辩论也经常充满着愤怒与失意。**但是,辩论的目的从来不是为了分离;隐藏在辩论之下的需求,永远都是"看到真正的我,然后,因为我是我,而来爱我"。**(p.22)

根据南希·乔多罗(Nancy Chodorow,1978)和卡罗尔·吉利根(Carol Gilligan,1982)所做的研究,阿普特强调所有女性发展(以及部分男性发展)中的关系背景。她认为女孩子任一阶段的发展,都与他们的父母彼此关联,而非敌意相对。

扩展时间架构

除了对埃里克森的理论进行评论,提出青少年的代际冲突(generation conflict)模型之外,阿普特还对完成青春期任务的时间架构提出挑战。她写道:"如果我们将青春期视为一段孩子为了建立成人身份认同而离开父母的时间,那么,我们就往这个阶段塞进去太多东西了。很少有女孩子会在她们青春期晚期时有种她们拥有成年身份的感受。最好的情况是,她们觉得已经为此做好准备。"(p. 145)阿普特的研究中,当母亲们被问到女儿离开家庭独立这一行为的意义所在时,她们解释说,她们并未将女儿们离家上大学视为离开家庭独立。母亲们觉得,离家应该是女儿买了自己的房子,在另一个城市建立起家庭,或者,将她们所有财产从父母家中搬出去之后。我相信这些结论可以顺理成章地应用在青春期的男孩们身上,尽管男孩们并非她研究的关注对象。

分离与心理健康的故事

一些研究人员(Offer & Schonert-Reichl, 1992; Quadrel et al., 1993; Silverstein & Rashbaum, 1994)对一个精神卫生行业里奉为经典的关于青春期的文化话语提出批判。例如,希尔弗斯坦(Silverstein)和拉西鲍姆(Rashbaum)在《养育好男人的勇气》(Courage to Raise Good Men, 1994)一书中,挑战关于青春期男孩子需要从他们母亲身边分离开来的一组文化理念。其中一则理念是,男孩要获得一个令人满意的性别认同,必须与母亲分开。如果母亲鼓励男孩与她亲密,包括身体上的亲昵与情感上的亲密,她们将面临养育出软弱无力的男人的风险;健康男性身份的定义,以这种观念看来,与分离同义。在《走出家门:受干扰的年轻人的心理治疗》(Leaving Home: The Therapy of Disturbed Young People, 1990)一书中,杰·海利(Jay Haley)聚焦于那些准备离家之时开始生病的男人,他建议,家庭应该学着放开他们的儿子的手。希尔弗斯坦和拉西鲍姆主张,年轻男性可能会在应该离家之时因为他们尚未做好离开的准备生病。他们引用了《男人的心》(The Hearts of Men, 1983)一书的作者,芭芭拉·埃伦瑞奇(Barbara Ehranreich)的话,"'成年人'……对于一个男孩而言,除了'离开',应该还有些其他意义"(p. 181)。

分离与文化的故事

青少年在获取亲密关系之前必须从家庭中离开,切断与父母之间的联系才能形成最好的身份认同,个体只有离家之后才能长大,这些理念都在许多文化故事中被精心详述过。《圣经》中浪子回头(the Prodigal Son)的故事,与这些失去身份认同的主题很相符。赫姆·史梯尔林(Helm Stierlin, 1974),精神分析流派的家庭治疗师,曾使用过这一故事。该故事,抓住了青少年离家时家庭成员问题的特征。

在这一故事中,两个儿子各分得了父亲的部分财产。小儿子拿着分给他的那份钱,环球旅行,肆意挥霍,而大儿子,遵循父亲的期望,留在了家中。过了一段时间,小儿子回来了,准备向他父亲祈求原谅,愿意以他父亲的仆人的身份住下。出乎小儿子意料且令他哥哥懊恼的是,他们的父亲欢迎这个挥霍无度的儿子回来,并为此事举办了盛大的庆祝会以及宴席。父亲向他义愤填膺的长子这样解释:"我的儿子,你一直在我身边,我所拥有的一切现在都是你的了,但是,这场狂欢与庆祝,自有其道理;你的兄弟死去了,现在,他死而复生,重焕新生;过去已被舍弃,现在已被找到。"(路加福音 15:31-32)放弃了家人的儿子要比从没真正离开的儿子更出色吗?这似乎是埃里克森关于成年过渡期个性化发展理念的核心前提:一个男孩子,在完全实现身份认同之前,必须先在物理上从他的家庭中分离出来。

过渡为成人途中的阻碍与援助

虽然文化及心理动力理论一直在鼓励青少年与父母分离,关于身份认同发展的研究也强调亲子关系的有益影响。研究人员一遍遍地向家庭和帮助他们的治疗师提供相同的建议:与你们的青少年保持联系,并且宽容他的想法和观点,不论他们的与你们自己的差别有多大。

在一份该领域相关研究的综述中,沃特曼(Waterman, 1982)根据玛西亚对埃里克森的同一性发展理论的操作实践推断,不同的父母养育方式可以预测身份认同形成的不同方式。沃特曼推断,当青少年与父母关系亲密,父母宽容他们的孩子们的独立观点,二者并存时,青少年最有可能获得最为理想的同一性状态,这看上去和埃里克森强调与父母分离是成功的同一性发展观念相对立。

坎贝尔等人(Campbell et al., 1984)在一项关于大学年龄段的男性和女性的同一性发展研究中,赞同了以往关于最佳的发展同时需要联结和独立的研究结果。他给方程添加了一层复杂的变量,包括母亲与父亲之间的区别。研究人员发现,在青春期晚期,与母亲中等水平的联结和与父亲中等程度的彼此独立,是与延期完成或者完成同一性状态最为紧密相关的家庭因素组合。

然而,确实有很多类型的亲子联结因为过于亲密而变成问题。一种方式是,青春期向成年阶段的过渡与另一事件同时发生,例如离婚抑或父亲或母亲的亡故,经常会造成一种影响——使家庭成员彼此之间更为紧密。如果父亲、母亲或者祖父、祖母、外祖父、外祖母过世与孩子正准备离家同时发生,孩子可能会觉得,他或她需要留在家中,以弥补亲人逝去造成的空缺,或者转移亲人的悲痛情绪。无论如何,面临悲伤可能导致的严重后果，家庭往往会选择互相安慰，在这种情形之下，迈出独立的步伐，似乎不合时宜，或者根本就是彻头彻尾的背叛行为。

相同的，如果父母在孩子青春期晚期时离婚，孩子可能会觉得有义务待在父母中有监护权的一方家中，因为他或她可能因为身负单亲的责任而感到精神抑郁或是不堪重负。青少年可能会被拉回家中扮演看护人的角色，而非自在地与小伙伴一起挥洒汗水，参与家庭之外的活动。沃勒斯坦和凯利（Wallerstein & Kelly, 1980）提出，对那些在孩子们离家阶段父母离婚的青少年们而言，最好的预后便是实践"战略性撤退"（strategic withdrawal）。这个名词的含义是虽然父母离婚了，孩子依然全心全意地保持家庭之外的活动和关系原封不动。

凯歇特和米尔金（Keshet & Mirkin, 1985）描述了另一种青少年离家进程被父母离婚打断的方式。他们主张，常规的分离过程通常具有以下特征：青少年利用愤怒轮流增强与父亲、母亲之间的疏远关系，因此，他一次只会向父母中的一方发脾气。但是，父母离婚之后，这种分离试验的方法，变得极其危险。青少年唯恐表达愤怒会使其完全失去无监护权的父亲或母亲。作者断言，父母在家中最大的孩子离家去上大学时离婚，会给排行第二的孩子的离家进程造成最大程度的阻碍。这种情况下，排行第二的孩子会遭遇双重打击——失去兄姐和父母。随着家中最大的孩子离开家庭独立，排行第二的孩子失去了承接父母离婚这一强烈冲击的缓冲中介，进而承受着全部的冲击。

富林外德尔-布什和雅科布雷滋（Fullinwider-Bush & Jacobvitz, 1993）从另一有利角度展现了青春期晚期过度联结的危险性。他们考察年轻女性同一性发展过程中父母与女儿之间"界限消融"（boundary dissolution）的结果。界限消融指的是，亲子之间侵入性的互动，这种互动几乎对彼此观点毫无尊重可言。或者是，等级逆转，孩子因此被要求反过来向父母提供支持和安慰。研究人员发现，与许多过往的研究成果一致，那些被父母以兼顾亲密性和独立性的方式抚养的年轻女性，极富探索性，尤其在约会方面。相反，当女儿与父母中的某一方过度亲密时，会对女儿的人际关系方面产生不利影响。

他们还发现了另一种亲子联结对个体同一性发展截然不同的干扰。当母女关系呈现出界限消融的特点时，女儿们很有可能贸然选择以母亲或者家庭信条为基础的身份认同，完全不经探索。也许，这些女儿们为了继续扮演看护人的角色放弃了他们自己的同一性发展。当父女关系出现界限消融时，女儿们的回应是，事业方面少有探索。研究人员推断，女性的职业生涯追求，受到父亲的影响要远大于母亲的。

家庭治疗的意义

对养育成长面临困难的青少年的家庭进行心理治疗的艺术，是充满悖论的。通常，心理治疗要求让青少年与家庭更亲密，这样才能让青少年走出去。面对困在过渡期的家庭的治疗师可以就几个涵义丰富的领域探询家庭：首先，评估家庭对关于成长的极端化理念的认同程度，这非常重要。类似布鲁诺一家的家庭是否真的相信，一家人相互联结与长大成人后搬出家庭独立生活互相排斥吗？如果确实如此，治疗师会将两种观念可以同时是正确的这一概念引入谈话中。正如布鲁诺一家也是正确的，家庭中关于成长的理念，很可能是从前几代人那里所继承下来的智慧。治疗师可能会试图了解，来源于父母以及祖父母或是外祖父母生活中的他们讲给家人听的关于向成人阶段转变的故事。在讲述这些故事的过程中，这些过往，是牺牲了关系还是增强了关系？在同辈人中，有没有任何堂亲或表亲成功地离开家庭独立的？

将关于同一性发展的研究（Campbell et al.，1984；Waterman，1982）考虑进去，治疗师可能需要评估家庭对与父母不同的价值观的容忍度。当个体挑战家庭中的一项重要价值观或者生活在家庭容忍度边缘（比如，杏林世家中的艺术工作者、选择不要孩子的阿姨、同性恋的叔叔）时，他们会被如何对待？父母对不同于他们自身所抱持的理念，如何表示尊重及感兴趣？

因为家庭系统中其他部分对家庭支持青少年离家独立的意愿也能产生影响，治疗师还可以通过提问来了解其具体的影响方式："有没有其他的力量，对家庭提出了额外的亲密与联结的要求？比如说，刚确诊的疾病、死亡、离婚或再婚？"就布鲁诺一家来说，近期父亲的亡故，导致三个年长的儿子留在家中，竞争替代父亲的位置，同时回应他们母亲隐含表达的陪伴以及帮助的需求。

青少年的离开对夫妻产生的影响

因为布鲁诺一家中没有处在婚姻中的夫妻，所以这一个案中缺失了一个青少年准备离家的剧本中的关键因素。非常常见的现象是，孩子变成成年人时发生的众多巨变会同时对夫妻关系产生深刻影响。当父母卸下沉重的照顾孩子的职责之后，他们自身的关系便成为了聚光灯下的焦点。治疗师也许想要问问父母（在夫妻会谈中）关于养育一名青少年对他们婚姻产生的影响。家庭系统通常会因为一名青少年而涌现汹涌澎湃的情绪负荷，父母对此做何回应？父母是否注意到了家有青少年对他们的性关系、对未来的考虑、对他们职业生涯的满意度方面各有什么影响？青春期的孩子们离家之后，父母对他们之间关系的长远改变作何猜想？作为父母,他们对自己的所作所为的感觉如何？一旦他们的孩子离开了家,他们对于未来与孩子之间的关系,有什么梦想吗？

因为青少年给家庭带入了新的想法、新的乐章和新的伙伴,整个家庭系统充满了改变的可能性。青少年对未来的聚焦往往具有感染性：父母反过来受到推动,提出关于他们自己未来的深远问题,以及与过往那些年有何不同之处。夫妻如何回应新刺激的涌入,如何回应他们逐渐减少的养育责任,这些是下一章的关注焦点。

第七章 缺席的青少年：如何在青少年缺席时进行婚姻治疗

写一本青少年题材的书却没有突出养育他们的父母，这无异于在回顾一场即兴表演时忽略了观众的反应。正如观众都会对表演产生一定影响，并使剧院多少有些改变一样，夫妻俩通过青春期塑造孩子们的成长道路，反之，也被他们和孩子们共享的旅程所深刻影响。在这段旅程中有两站会对夫妻有特别的影响——青少年开始性发育时的过渡期，以及预期青少年告别家庭之时。

很多作家和治疗师们都注意到青少年与他们父母之间这种相互作用的关系。费舍曼(Fishman, 1988)在他有关青少年家庭治疗的经典著作中，同样有一个单独的章节是关于养育角色中的父母的。他对于青少年和其父母之间的这种相互作用阐释为一种内部自我平衡(homeostatic)：一段波折的婚姻通常由于青少年惹出的麻烦而稳定下来，一旦青少年们表现好起来，这段婚姻就会成为下一个需要治疗的主题。费舍曼使用逐层剥掉洋葱外皮的隐喻，表明夫妻治疗是遵循一定序列的，并且通常紧跟着青少年的进步。

有几个研究者调查过青少年和他们父母的婚姻之间这种相互作用的关系。他们测试了夫妻间紧张的关系对青少年期孩子的影响(Emery, 1982; Emery & O'Leary, 1982)，并审视了两种戏剧性的结局给婚姻带来的影响——一是青少年进入性发育期，二是青少年离家。在过去的二十年里，有大量累积的调查测试了性发育期的这种影响(Farrell & Rosenberg, 1981; Glenn, 1975; Silverberg & Steinberg, 1987, 1990; Steinberg & Silverberg, 1987; Swenson et al., 1981)以及空巢期对中年婚姻的影响(Brim, 1968; Deutscher, 1964; Harkins, Lowenthal & Chirboga, 1972; MaCullough & Rutenberg, 1989; Neugarten, 1968; Wallerstein & Blakeslee, 1995)。如果说带着年幼小孩的年轻夫妇最容易离婚的话，那么家里有正处于青春期的孩子的夫妇则是下一个最容易感情破裂的。这些数量可观的调查聚焦于这样一个问题：这些冲突不断加剧并且离婚风险增高的婚姻是怎样的呢？

这一章节将从一对家里有两个即将离家上大学的青少年的中年夫妇——帕默(Palmer)家的故事开始。帕默夫妇的这个故事会引出发展心理文献中有关中年婚姻问题的讨论，说明这些问题有时会如何和青少年问题发生冲突，有时又会如何跟它们吻合。然后，本书会呈现几个典型的中年婚姻治疗的案例以及如何进行治疗的指导方法。正如关于青少年及其离开父母的必要性的话题上会有一个主导的文化性故事，这里也会出现关于中年的文化性故事。这些故事——尤其是不可避免的"中年危机"以及"空巢期综合征"——都将得到探索和挖掘,并且会同临床研究的数据相比较。这项调查结果显示,儿童进入青春期时的转变以及对于儿童长大离家的预期,是对中年夫妇来说最有挑战性的两个阶段。

案例简介——帕默家庭——父母和即将离家的孩子们

萨姆(Sam Palmer)向我打电话预约第一次婚姻治疗,就在几个小时前,他的妻子萨利(Sally)给他下了最后通牒:要么去治疗,要么她就签离婚文件。在电话里,萨姆偷偷地告诉我,他和他的妻子需要的不过是一次"小调整"。然而,在他们拜访我办公室的头几分钟内,萨利就明确表示,如果要继续这段婚姻,那么这段婚姻需要的就是一次彻底的大检修。中年夫妇彼此对于婚姻问题的重要程度的认知差异是非常普遍的。夫妻的一方认为,从他们作为一个家庭和孩子们相处到作为一对夫妇,这段婚姻需要的只是调整和和解。而同时,另一方却认为这段关系需要的是一种戏剧性的、跳跃性的改变。在新的变化过程中,为了给一段建立新秩序的婚姻腾出空间,旧的秩序会得到实质性的改变。一次婚姻治疗通常从需要改变的深度和广度的分歧开始。

萨利是一个45岁,身材健康,穿着运动化的女人,这个魅力十足的女人已经沉郁了几年;她被自己所不能控制的满溢的怨恨所折磨,她坚持要让别人听到她冗长而枯燥的抱怨。只要一想到她两个孩子——一个17岁,一个18岁——要离家去上大学,只剩她和她的丈夫单独待在一起的时候,萨利的沮丧情绪便一发不可收拾。他们的大女儿,艾伦(Ellen),一个高年级高中生,刚刚完成她的大学申请流程。而他们的小儿子迈克尔(Michael),一个低年级高中生,也在不久后要离家。没有孩子们充当缓冲区,也不再有他们的陪伴,萨利变得对未来十分恐惧。最让她失望的是萨姆对她的火气,这些火气似乎都是没有预兆地突然发作,还一发作就是好几天。

萨姆,一个42岁的中年男人,脚踏一双轻便的运动鞋,手里提着一个公文包,时而郁闷孤僻,时而又无法抑制地充满活力。在形容自己对妻子的感情和爱慕时,他显得落落大方。在他的描述里,他的妻子是他遇见过的最漂亮的女人。他承认自己很轻易地就会被她对他的冷酷无情所伤害,而这种伤害很快就转变成愤怒。他希望自己能忽略这种受伤害的感觉,而只是专注于他爱着的有关萨利的一切。

在第一次访谈的最初十分钟里,萨姆叹了口气,轻轻说道:"如果你想理解我的婚姻,我真该谈谈我的家庭。"他的生父在他三岁时出车祸去世。他的母亲一年不到就改嫁给了另一个男人,这个男人在萨姆进入青春期后对他的虐待越来越重。抱着要离他暴虐的继父越远越好的想法,萨姆17岁的时候离开家。在整个青春期间,他借住在朋友家里,为了存够上大学的钱,他每天放学后打好几份零工。学校一个辅导员关注到他,帮他争取了一所大学的奖学金。他的另一个安慰,则来自于他那年近百岁的、极富母爱的外祖母。萨姆照顾了她二十年,一直到一年前这个老妇人去世。

萨姆告诉我他以前从来没去看过治疗师。他相信通过努力工作和保持坚定的乐观情绪,他能够克服童年带给他的负面影响。然而,他提到处理消极情绪的常用方法就是不去工作。即便如此,他每天都被来自于他妻子的排斥感所折磨,这种排斥感和他母亲及继父曾经带给他的排斥感一模一样。

我这样假设,萨姆挚爱的外祖母去世,小孩也到了他当年离家并且再未回家的年纪,充足的经济保障也允许他的职业投入慢慢降低,这一切混合在一起,促成了他充满创伤的童年里那些未了情感的又一次浮现。这是中年期间一个普遍的现象:一个束之高阁很多年的问题不得不被再次提起。

当被问到他们希望自己的婚姻有什么改变时,萨姆和萨利给出的答案不尽相同。女方的答案展示了一种逐渐展露的自信,而男方则反映了他渴望更多的亲密。萨利说她希望自己能够有更多的话语权,能发表她自己的意见,能掌控她自己的社交生活——而所有这些都不需要建立在担心伤害到萨姆的感情或者惹他发怒的基础上。她形容萨姆的怒火就像一个定时炸弹。一旦发怒,萨姆就变得对她言语粗鲁,他还曾经试图拿走她的钥匙和支票簿好把她困在家里。她补充说在孩子们即将离家上大学的时候,她很想找一份工作,但又担心她的丈夫会强烈的表示反对。总之,她说:"我不想过那种只是为了取悦我的丈夫而活的日子。"

在他们步入婚姻殿堂后的头二十年里,萨姆对自己的工作十分认真勤恳,现在他才四十出头,就已经挣够了足以退休养老的工资。因为担心他的妻子会和他待在一起只是因为他有能力养活她,所以萨姆渴望妻子给他更多的爱,以及更多的她"真的需要我"的证明。

在我进行评估的阶段,我要求他们做一个想象练习(imaging exercise),一个大体上基于佩吉·帕普(1983)在她的著作《改变的进程》(*The Process of Change*)里所描述的测试。我让这对夫妇闭上眼睛,分别描述自己变成另外一种生命形式的模样,比如说动物,一棵树,或者乡村风景的一部分。然后我让他们分别再描述把对方变成具有他(她)本质特征的一种生命形式。最后,我让他们把这两幅画放在一起,并且互动起来回应对方。通过这种方式,这对伴侣对他们的关系做了一个十分有力并且引人共鸣的描述,这一描述让彼此惊讶不已的同时也对对方有所了解。

萨姆把自己的形象描绘成一道充满力量的、飞快流淌的激流。他形容他的妻子为一匹毛皮光滑的在夕阳下奔跑的母马,这道激流在它身后追赶。萨利则把自己形容成海洋,"平静而狂野"。她勾画的萨姆的形象正如他对她的描述——一匹成年的公马。这匹公马"专横而独立"。当他踏过流水时"不带任何对流水的感情"。这些画面在主题和形象的选择上惊人的相似。萨姆和萨利都感到对方没有考虑到他们的需要(needs)和欲望(wants)。他们各自都觉得彼此有更多的自由和权力,并且彼此都运用这种自由和权力来对另一方进行掌控和统治。我的婚姻治疗的经验总是会分为四个疗程:一个联合咨询疗程,两个个体咨询疗程,以及由我对夫妻说明我的印象和建议的第四个疗程。这是我在第四个疗程中给帕默夫妇提供的建议:

你们两个人的行为和想法似乎总是南辕北辙。当萨利说"我不在乎你怎么想"时,她正在练习表达自己的声音和看法。对于孩子们即将离家而给生活造成的转变,她有自己的见解。但是在萨姆看来,她的见解和他是对立的,他仅仅从字面上去理解萨利说过的话,然后就希望能再次得到萨利确实爱着他的保证。萨姆,你现在要求的是更多的爱和关心,而同时,你,萨利,想要尝试更多的自由,探索脱离家庭禁锢的更广的世界。你们两个人都处于一个对你们各自来讲都极具挑战性的阶段,而作为一对夫妻,萨利马上就要失去全职主妇这份工作,她会想看看每天不用再照顾孩子后她的生活会变成什么样子,她也清楚要想适应这种角色的转变,肯定会有一些戏剧性的变化发生。

萨姆,可能是因为你在年近四十的时候外祖母去世了,而现如今你的孩子们也到了当年你逃离家庭的年纪,你变得对过去经历过的隐藏已久的痛苦更加敏感。但是你的过去就好像恶作剧似的关节炎,总是在特定的情况下才会发作。当你变得对你妻子任何轻微的变化都有所察觉时,你也开始注意到自己的这种脆弱心理。萨姆,有没有考虑过你对妻子的怨愤可能受到过去被虐待的经历所影响,忽略了那段受虐的历史再次抬头的可能性。当你在计划你的后半生的时候,可能这也正是你重新审视过去的恶魔的时机。我不清楚这一过程最好是由你单独完成还是在萨利也在场的情况下进行。

在你们的婚姻刚刚开始一半的时候,你找到了在你以前成长的家庭里极度缺失的和他人相处的亲密感。你们在很年轻时就结了婚,因而你们能在成长中互相扶持。但是现在当你展望人生的下一页篇章,身边失去孩子陪伴的这页篇章时,你心里会产生许多的疑问和不确定。萨姆想要的是这段婚姻里有更多亲密的时光——比如说,他希望萨利能和他一起躺在沙发上,在深夜拥抱他,去公司找他,对他有性渴望。另一方面,萨利则想知道这段婚姻能不能给她更多的话语权,好让她讲出自己真实的感受,即使这些感受里包括烦恼和失望,包括找工作的渴望,以及过上一种不用担心他随时发怒的生活的希望。我认为这些改变的发生是有可能的,但是可能需要你们彼此重新开始一段新的恋爱期——在这期间,你们可以展现过去由于抚养小孩和负担家庭的压力而没有时间呈现的隐藏的那部分自己。这段恋爱期也包括重新回顾你们的童年时期,谈论梦想和失望,无论它们是大是小。

这是一段你们各自重新评估对方以及评估你们两人作为夫妻的时期。我认为进行治疗的益处在于能帮助你们发起一系列有关过去和未来的对话,这些对话仅靠你们自己是很难发起的。我把这段治疗比作一场即兴表演的戏剧,在这里,任何新的角色和新点子都可以在正式表演前冒出来。我们可以谈论你们怎么看待自己身为父母的角色。我们也可以谈论小孩离家去上大学后你们对婚姻的幻想。这些幻想可以囊括和假期有关的对话、独自度过的时光、共同的闲暇追求、你们房子里发生的改变、性亲密的方式和频率、你们想和你成年的孩子保持怎样的关系、怎样平衡爱情和工作、空出来的和朋友待在一块的时光,以及任何你们脑海里有过但从来没说出口的东西。

我对萨姆和萨利进行的婚姻治疗持续了好几个月。早先时候,帕默夫妇跟我讲述了最近的一次争吵,在他们看来这无非是过去那些年里屡次发生且十分典型的一次争吵。萨姆因为公差去了另一个城市,几天后回到家已经是深夜。回家的时候,他发现自己的妻子已经睡着了,根本没有等他回来,这让他暴怒不已。他打开房间里所有的灯,对妻子发出一连串炮弹似的质问,追问她为什么不等他就睡着了。全身无力,沮丧不已的萨利什么也没说。然后萨姆就开始不停地往她身上扔杂志,直到萨利开始啜泣,他才停止这一举动。在我表达了自己对于萨姆这种虐待性行为的愤慨后,萨姆显得十分吃惊。他跟他的妻子说,在看到我的表情后,他才第一次意识到他对萨利造成的伤害和怨愤。他愿意去探索:他的继父曾经是如何对待他,以及他现在一旦生气是怎样对待他的妻子,这两件事的相似之处。这个弱点——在受到拒绝时,他就会表现出来——我们称之为他的"作怪的膝盖(trick knee)"。

这次领悟后又过了几周,发生了另一件严重地伤害到萨姆的感情的事件。他为他们的假期旅行做了一个计划,去他们最喜欢的那个岛,但是他没能够预定到他们常去的那家宾馆。当萨利听说他们只能住新宾馆时,不悦地表示她根本一点都不想出去旅行。最初两人认为,通常在这种情况下,萨姆会对她大喊大叫,然后拿走她的房间钥匙。然而,他却哭了,他对她说,她没有意识到无论两人住在哪家旅馆,两个人待在一起才是最重要的,这让他很受伤。萨利回答说:"我能理解你受的伤害,我也愿意去回应。你受的伤害不再是以愤怒的形式表达出来,这让我感觉完全不一样。"萨利告诉萨姆这是第一次他向她展露了自己受的伤害,这种主动给予的回应让她感到温暖、感动。他们一起协商出一个两人都同意的办法:他们会把以后萨姆发泄的任何情绪都当作是他受到了伤害的标志,然后两人会分开一段时间,这样萨姆的愤怒就会逐渐平息。然后萨姆再向萨利说明自己的感觉,而不是一味地告诉她他想让她做什么。正是这种说教让萨利觉得受到了控制,让萨姆感觉到不得不去请求萨利的受辱感。

在治疗不断往后进行的过程中,萨姆意识到虽然他有这种渴望,但在他的情感词典里往往缺乏词汇去描述他的感觉。所以,他同意用日记记录下他每天的情感生活,包括身体的感觉、梦、感到受伤和愤怒的瞬间,以及唤起心中积极情感的事件,比如兴高采烈和满怀期待的愉悦。至于萨利,她决定记下与萨姆的关注点不同的东西:一旦她有时间从全职家庭主妇的角色中解脱出来,她要把对于未来的规划和梦想都记录下来。她同样会记录下来任何她监察到的自己的对源于过去萨姆激烈反应的恐惧。萨姆和萨利的这种自我探索以及互相分享日记的做法持续了很多周。通过这种治疗方式,两人的关系重新得到了良好的发展。二十年的婚姻之后,他们终于开始了解对方身上对他们来说还是崭新的那一部分。

发展性话题:处于中年期的夫妇

在整个章节中,笔者会假设这些中年夫妇的小孩正处于青春期。当然,也可能有些中年夫妇是没有小孩的,或者小孩还年幼,或者家里已经有了孙辈,又或是以上这些情况都有,但是这些夫妇的婚姻和有青少年的中年夫妇的婚姻相比有本质上的不同。相对来说,较少有临床性的著作涉及中年夫妇的题材。为了弥补这类著作的不足并加以扩充,这里还会大量引用有关中年男女内心变化的文字材料。许多发展过程中可预期的个体变化会被理解为中年夫妇的双重困境。下文将要讨论由个体在性及性别认知上的转变带来的双重后果。

生命周期发展心理学家们眼中的中年期:个人内在的改变

在过去的三十年里,有关中年男性和女性的个体发展的研究有不断增长的趋势(Levinson, 1978; Lowenthal and Chirboga, 1972; Masters and Johnson, 1966; Neugarten, 1968; Neugarten and Gutmann, 1968; Sheehy 1974, 1995; Vaillant, 1977)。许多这类著作都聚焦于个体在中年期应对自身的疾病、父母的死亡、青春的消逝,以及日渐认识到余下生命的有限时,他们所失去的那些东西的重要性。如何平衡这种丧失课题,一直是充满无数可能性的中年期所感兴趣的地方。对于那些二十年来都在为他们的事业打拼的男性来说,中年期给他们提供了一个放松和享受这些成就的机会,他们可以把生活的中心转向家庭和朋友。对于始终把家庭放在首位的女性来说,中年期带给她们更多的自由,让她们远离家庭责任,同时也给她们提供了去学校深造或者追求事业的机会。而对于那些始终在职场打拼的女性来说,比起过去为了兼顾家庭和工作而弄得自顾不暇,中年期可以让她们有更多的精力,也可以更加专注地去追逐自己的事业。

中年期个体内心转变的双重效果

在中年题材的著作中,关于中年男女经历的比较研究屡见不鲜。概括而言,对于女性来说可以观测到的转变就是她们开始显露更加男性化的一面,而对男性来说,则是他们开始显露自己更女性化的一面。正如伯尼斯·诺加顿(Bernice Neugarten, 1968)所观察的,"男性和女性在年纪渐长时发生的迥异变化是极具研究意义的。男性似乎会变得更加有亲和力,并且更乐意抚育小孩,而女性则会更加有责任心,并且也更少为自己的进取心和自我中心感到愧疚"(p. 286)。盖尔·谢伊(Gail Sheehy, 1974)将这个男性和女性分别开始呈现女性化特质和男性化特质的过程称为"转换的四十岁"。谢伊认为当女性不再依赖生殖能力去定义自己的创造价值的时候,她们会变得更加自主,更加有事业心。她认为这些心理变化同样伴随着生物性的进程:这一时期男性的睾丸素减少,而女性的雌性激素也在减少。

在中年期,有关性的东西也变得更加复杂。整体来说,荷尔蒙和血管的变化导致了中年期男性和女性在性方面的变化。比如说,随着他们日渐年长,男性和女性在发生性关系时可能需要更多对他们生殖器官的直接刺激。

莱文森(Levinson, 1978)认为中年期男性和女性的性反应差异比他们人生中的任何一个时期都要巨大。如果说女性的性高峰期大概在38岁的时候到来,那么许多男性在青春期晚期就达到了他们的性高峰期。处在中年期的男性,首次生理反应以及不应期比他们在二十来岁的时候更长,性高潮也没有那么强烈。总的来说,莱文森认为男性会更容易被身体的变化所影响,而很多中年期的女性随着性欲和性反应到达巅峰期,且之后的衰退也十分缓慢,她们依然可以达到多重的性高潮。然而,也有一类女性报告说她们在更年期以后性欲和性反应都有急剧下降。无论是性别角色,还是和性有关的变化,都需要夫妻坚持不懈地去了解和探索对方。人的身体和角色都是不断变化的。引用荣格的一句话:"生命中早上还是真理的事物可能到了中午就成了谬论。"

夫妻工作:不邀请青少年参与治疗时

尽管中年夫妇遭遇的不可避免的危机并非命中注定,也有很多中年夫妇确实是人生中第一次遭遇危机。什么时候应该给出婚姻治疗而非家庭治疗的建议呢？很多处在代际背景下的中年夫妇在袒露自己内心深处时会犹豫不决，正如他们具有隐私意识的青春期孩子一样。这些夫妻置身于一个象征着不确定的未来的十字路口。很多人问，正如帕默夫妇所说：我们还能，而且我们还想依然遵循已经过去一半的婚姻时光里走过的道路吗？或者说，我们是否能并且应该转向其他方向，比如说离婚、婚外情、新工作，或者为这段婚姻重定一套全新的规则和期望？接下来要讨论的就是中年夫妻在婚姻治疗中提出的诉求背后最普遍的原因。

处于抚养青春期孩子的十字路口

一些夫妻虽然把他们遇到的困难归咎于他们的青春期孩子，但他们仍然希望由自己来面对。当他们的孩子开始进入性发育期，或者正面临某次离别，孩子们的快速成长刺激了处于十字路口的父母们，使得他们开始设想未来的道路。这些青少年孩子们虽然被卷入了父母的困惑中，但他们并非问题解决的中心。这些夫妻的婚姻也非常有可能由于家里的青少年孩子遭遇的苦难而处在重压之下，比如说小孩被诊断出精神分裂症或者癌症，又或者，为了孩子的学习障碍，不得不去和很多治疗师以及学校沟通协商。其他夫妻很少提到他们的青春期孩子，然而孩子带给他们婚姻的影响是显而易见的。当青春期孩子挑战他们父母对于未来的选择和梦想时，这一具有感染性的过程也促使夫妻去质疑、审时度势，并且考虑未来。

性

随着男性和女性机体的自然衰老，夫妻之间也更容易产生误解和伤害。想象这一场面：一位丈夫，由于身体内血管的老化和睾酮素的减少，发现自己要完成一次勃起需要几分钟的时间，而不再是以前的几秒钟。他的妻子把他这种变化看作是丈夫不再认为自己有魅力或者甚至是他对别的女人有了兴趣的象征。为了重新确认自己对他的吸引力，她可能会要求他按照以往习惯的方式作出回应。而这些要求也许会让她的丈夫变得更加性无力，从而只会使她感到自己更加缺少关爱。也或者，他在性事上的变化可能仅仅只是让她变得对做爱开始生疏，并且使得两人都开始对过去进行得轻松自然的性事感到头疼。

职业话题

如果说夫妻俩在工作和家庭之间遵循传统的分工，那么照顾家庭事务的女性和外出挣钱养家的男性正好达到这种平等。但是当孩子们长大离家，这种公平的局面将变得不再公平。丈夫可能会嫉妒他们的妻子的自由悠闲。而妻子也许会对自己新获得的自由感到内疚。一旦伴侣中的其中一人丢掉工作,这一事业上的转变对中年夫妻的婚姻的打击可以说是灾难性的。在你五十来岁的时候,找一份新工作不仅举步维艰,而且还会动摇你婚姻的根基。所有这些变化都在挑战婚姻的基本前提,并且需要双方灵活真诚地重新协商早年制定的契约。在这个重新审视婚姻的过程中可能会冒出许多问题,这些问题在过去的年月里都得以愉快地解决。比如说,我们的空闲时间可以用来做什么?我们是应该和我们的朋友一起度过这些时光,还是去发展一项新的爱好?我们真正需要的钱大概有多少,而这些钱又该拿来做什么呢?

自我的改变

很多进入中年的夫妻都会用这样或那样的方式对他们的另一半宣告,"我早就不再是二十年前跟你结婚的那个男人或女人了"。在一次富有成效的治疗后,或者一次具有转化意义的养育孩子的经历,或是经历一场重病,又或者在一方的父母过世后,许多关于人格特征的具有深远意义的问题开始浮出水面。中年时期婚姻的核心问题就是介于成长与停滞之间的选择。罗斯·戈德斯坦(Ross Goldstein)在他所著的《四十岁的那些事儿》(*Fortysomething*,1990)里写道:撇开婚外情不谈,中年期婚姻的第三者通常是不断发展的自我,而这一自我往往受到束缚。在不影响婚姻前进发展的情况下,你要如何去探索自己对于个人成长的需要?你要如何将一种新的生活融入一段似乎已经停止发展的关系里(p.182)?他建议夫妻应该重新挖掘对方身上吸引自己的特质,并去了解对方的成长。通常情况下,这个过程应该在孩子们的青春期开始,但由于那时夫妻的空闲时间往往被养育小孩占满,很少能注意到对方的改变。

中年夫妻治疗工作的指导条目

评估这段婚姻需要做多少改变才能重归良好状态。许多中年夫妇,如帕默夫妇,往往在治疗的一开始会就婚姻需要改变的程度产生激烈的分歧。当他们各自的看法变得极端时,一方可能会认为这段婚姻需要的只是一些小调整,而另一方却觉得这段婚姻需要的是甚至连结婚誓言也需要颠覆的一次彻底大检修,不然就只能离婚。这一分歧反映的是个体在中年期的发展中面临的常态化的阻力:当个体处在生命中的十字路口或者说中间点时,激烈的、颠覆性的改变是必须的吗?或者说,是否到了给剩余生命增添或减去一些元素的时机?为中年夫妻服务的婚姻治疗师需要做的是询问双方对这段婚姻不满的深度和广度,以及个体生活的其他方面,包括他或她的工作、友情、闲暇爱好、性生活和身体状态,以及和孩子们、父母还有其他亲戚保持着怎样的关系。只要夫妻之间对于婚姻需要改变的程度存在巨大的分歧，那么在治疗的一开始就应该直截了当地提出来。

暂且不论夫妻俩的社会地位，如何去解决伴随中年期到来产生的各种失落感。 年轻时的梦想失落，身体衰老，以及双方父母陆续过世，这些都和日渐年长的过程紧密相连。然而，有青春期孩子的父母可能会有更加突出的失落感，并且他们也会产生没有孩子的中年夫妇不会遭遇的其他失落感。对于有青春期孩子的父母来说，那种格外强烈的失落感不仅是因为身体的衰老，更是因为每天都有某个处在生气勃勃的青春期的人提醒自己正在失去的东西。和年轻一代的这种鲜明对比使很多父母都感到沮丧，更有甚者会对他们的孩子充满忿恨。接下来中年夫妻必须面对的就是由孩子们引发的失落感，首先是因为他们开始变得独立，然后，当他们离家，日常生活再也没有他们的参与。对萨利·帕默来说，正是由于这种即将失去孩子们的失落感，导致了她和萨姆走到了婚姻治疗这一步。当她设想儿子和女儿离家的情形并且试图想象生活的意义和继续婚姻的理由时，她完全不知所措。

治疗师可能会对这对夫妻产生这样一些疑问：在两人的婚姻关系里，这是他们第一次感到不知所措吗？在他们婚姻的早期，有没有过丧失的经历，比如说流产、父母或者兄弟姐妹去世，又或者是丢了工作？以往遇到这些情形时，怎样做对他们是有帮助的？

接着，在另一个两人共同参与的情境中，由于一些夫妻对于"失去"这个词的理解迥然不同，因此在其中一方沉浸在悲伤中时，另一方却表现得激动不已，并对未来满怀期待。一对有两个青少年孩子的中年夫妻计划搬到新房子里住，这栋新房子比他们的旧房子要宏伟很多。这位妻子泪眼朦胧地收拾着他们的物品，想带走一些旧东西，并且忍不住一再回顾他们在这栋房子里共同经历的艰难时光。这位丈夫，和他的妻子恰恰相反，想要扔掉他们所有的旧家具和油画。对他来说，这些东西提醒他们自身的痛苦疾病，也让他想起不久前在这栋房子里过世的母亲。和妻子不同，他把这次搬家看作是一次重新开始的机会，一次把失落和悲伤都抛在身后的契机。对这对夫妇来说，指出并询问他们在丧失这种情感上的劳动分工是有帮助的：你是否注意到当你们中的一方在缅怀过去时，另一方却已经承担起展望美好未来的工作？如果你们俩能共享这些任务，届时会发生什么呢？那样做能让你们的工作变得更轻松还是更困难？

为这种伴随着更加复杂和成熟的自我发展变化留出内在空间，这可以说是中年婚姻治疗的焦点。 在伊索·佩尔松（Ethel Person）所著的《爱之梦与命中注定的相遇》(*Dreams of Love and Fateful Encounters*, 1990)一书中，她写道，分享两人没有意识到的东西对婚姻有利无害。她认为，互相和对方分享自己的内心生活的婚姻伴侣，有着源源不断的激情和新奇来支撑一段终生都保持热情的关系。在中年期，这种对双方的内心世界的相互探寻，能够使一段由于失落和再评估的重压，以及抚育青少年的压力而萎靡的夫妻关系重新获得生机。

婚姻伴侣能否扩展他们和彼此的沟通交流，以便使伴随着衰老和流失的外部变化发生的内部变化占有一席之地？弗吉利亚·伍尔夫（Virginia Woolf）所著的《黛洛维夫人》（Mrs Dalloway，1925)记录了一个中年妻子生命中的一天。她计划举办一场晚宴，她曾经的追求者对于人到中年给出了这样的观点："彼得·沃尔什（Peter Walsh）认为，逐渐老去的补偿……不过是：热情还是跟以前一样强烈，但是人们已经得到——终于！——给活着增添最好的调味剂的力量，就是抓住人生经历的力量，使它逐渐公开于世。"(p. 119)

婚姻伴侣是否愿意开诚布公地和对方公开他们的经验，这成了婚姻治疗中一个重要的发展性问题，也是一个成熟的夫妻工作领域。伴侣们可以直接受邀和对方分享自己的梦想，或者，也可以要求他们像写日记一样和对方谈话，在谈话中聆听者对于日记作者的描述不发表评论或意见。或者，也可以询问他们有什么话题是他们意识到和对方在谈话中遗漏的，然后让他们去思考如果将这些话题引入谈话中会损失什么和获得什么。在小说《月亮的牵引》（The Pull of The Moon，Berg，1996)(译者注：一部畅销小说，人到中年的女主角因为对生活不满，而直接开车跟随月亮的指引沿途旅行，走到哪里算哪里，和路人聊天，并给自己写日记，给丈夫写信，最后在这过程中勇敢面对自己内心曾经不敢面对的很多议题，并发现自己可以在生命中融入新的元素，做真实的自己。)中，女主角在一段旅途中运用了很多策略，一开始这些策略的运用导致她离开丈夫，踏上了一段曲折的旅程，最后她才带着对两人的未来的美好憧憬回到丈夫身边。在她的旅途日记中，她发现自己记录日记的方式和她所希望的和丈夫谈话的方式一样。她在这段旅程里最重要的发现就是：她的内心世界离她的丈夫是多么的遥远，以及她的内心生活对她是多么的重要。最终，她意识到她想回到她丈夫身边，想去理解"他石头下面的另一面"，正如她开始欣赏她自己身上隐藏的那部分。

对于帕默夫妇来说，他们的日记重点在于记录两人各自被忽视的内心世界。对萨姆来说，它是一个可以专注于情感上的细微差别的地方，而这些细微的差别一直被占主导地位的愤怒所掩盖。对萨利来说，它正使自己开始梦想一种不用再负担母亲的责任的生活。帕默夫妇比《月亮的牵引》中的女主角更近一步。他们选择去和对方分享这块石头下面的另一面。

中年期是前一半生命中一个重新评估的时期，一次包括婚姻在内的重新评估。夫妻可能对他们自己和对方产生了一些疑问，好像婚姻的"前提基础（givens）"现在已经提上议程一样；比如说，我们有多少时间可以在一起，又有多少时间我们会单独度过或者和别人一起度过？作为父母的我们应该怎样做？既然现在我们的小孩正要准备离家或者已经离家，那么我们以后的精力会花在哪儿呢？这种再评估会同时在一些公开核查中成为关注点，比如在青少年在申请大学的过程中如何看待打分、排名。当青少年们质疑他们的父母的选择时，他们的理想化也会使他们有时用很难听的评价强调凸显出这种再评估。

婚姻治疗师可以通过迅速跳到未来夫妻关系的问题来减轻内部和公开的压力：十年后，你会怎样度过一个周末？你希望那时你的性关系是怎样的？一旦你的小孩从大学毕业，或者已经忘记他们第一份真正的工作，你觉得你会怎样回顾这段时光？婚姻治疗师也许可以引进即兴扮演的治疗方法，在剧院里，新角色和新点子可以在表演即将开始之前演绎。

为家庭提供经济和情感需求的优先的时期，在之前需要花费大量精力应对的问题，现在已经摆到眼前。 很多参与治疗的中年夫妇中的一方出现某个问题，夫妇两人都不想再容忍下去——比如强迫症、抑郁、酗酒、缺乏性欲、脾气暴烈，或者童年创伤的残留影响。这次评估的其中一个目标，就是去弄明白个体治疗是否对这些长期存在的问题确实有效，尽管如此，这对夫妻可能更倾向于一起解决类似的问题。

帕默夫妇提供了一个范例，在这个范例里丈夫存在已久的个人问题急需得到他妻子的关注。如果萨姆愿意的话，我就可以转介他去做个体治疗来探索他童年所受的虐待，这些虐待似乎是他阴晴不定的脾气的根源。然而，对萨姆来说，改变的主要动力来自于他的妻子。他愿意去处理他的"作怪的膝盖"，确实是为了他的婚姻和家庭着想。而为他自己的话，他应该会更乐意继续一瘸一拐地走下去，不需要任何治疗师的帮助。但是为了他自己的婚姻，他愿意去检视他的阴晴不定的脾气的缘由，并且承诺在受伤的感觉变质成愤怒之前，把这些感受倾诉出来。对萨利来说，当萨姆不再对她进行言辞的猛烈抨击，而是哽咽地表达了被她拒绝的感受时，这次治疗的转折点来临了。萨利告诉他，就在那个充满勇气和脆弱的时刻，她重新爱上了他。

帕默夫妇的例子证明了在中年期获得第二次机会的可能性。这一观点和认为中年期仅仅是一个危机和损失的时期的观点有着颠覆性的差异。博格（1996）赞同将中年期看作成长的时期，在这一时期里人的逐渐年长带来的视角是年轻时不会有的："然而为什么变老不能是另一种意味，意味着有更多的时间和眼前的一切待在一起？当你学会从镜子中移开目光，当你从你的双手往上看，你真的有可能看见一座花园，因为你没有阻碍自己。"（p.190）中年婚姻治疗是一次照料那座花园的契机;它帮助夫妻去弄清楚是否到了重新播种,或者到了掐掉不开花的球茎的时机,去轮种农作物,或者去学会享受他们过去因为太忙而忽略的已经萌芽的各种颜色和品种。在治疗师可以接受将中年期视作一个充满可能和成长的时期之前,去审视其中一些关于中年生活的受束缚的文化性故事(由治疗师和来访者分享),以及把那些故事同近期的临床研究相比较是至关重要的。

比较中年婚姻的文化性和科学性话语

跟青春期本身一样,中年婚姻一直由文化性和历史性因素所决定。例如,现代中年生活典型的特征就是和孩子离家的时间相符,从20世纪初开始,中年生活持续的时间开始发生戏剧性的延长。第一个孩子的离家标志着这一阶段的开端,直到配偶一方去世才结束。这一阶段持续的时间从平均两年增加到几近二十年,使得现在后养育时期(post-child rearing years)成了婚姻中时间最长的阶段。这一戏剧性的变化之所以出现,是因为家庭规模的不断减小,女性在怀最后一个小孩的时候更加年轻,并且有更长的预期寿命(McCullough & Rurenberg, 1989)。

中年婚姻中的另一个历史性变化是对中年危机的文化性期待。英国精神分析学家艾略特·杰基斯(Elliott Jacques, 1965)在研究了几位杰出的艺术家、音乐家,以及作家的创造性发展后,首创了"中年危机"这一条目。他总结道,所有的天才艺术家在他们近40岁的时候都会遭遇事业危机。这场危机有不同的表现形式:对于一些人来说,比如像高更(Gauguin),他37岁的时候辞掉稳定的银行工作,离开了妻子,创造的冲动第一次开始凸显。对其他人来说,像莫扎特,所有艺术的火焰都在那个时候燃尽或熄灭。在杰基斯调查过的310个具有天赋的画家、作家和音乐家中,年龄在35到39岁之间的人的死亡率格外引人注目,这个死亡率远远高于在一个可比较的历史时期所报道的普通群体的死亡率。对那些成功度过这个危险时期的人来说,中年期是一个创造性天赋得以重生的时期,这个进程被放慢,并且给其注入新的有关失去和死亡的主题,正如发生在莎士比亚身上的那样,二十来岁的时候他写喜剧,到他年近四十的时候就转向了悲剧。

这一语言建构是如此有力地塑造了我们自己和其他人在中年时抱有的期望,以至于当一场中年危机并没有明确发生时,很多人会觉得他们错过了某些重要的东西。正如一个丈夫这样描述他的婚姻的枯燥:"我45岁了,我一直都在期待某些可以动摇我们的婚姻的东西,然而日复一日出现的都是那些一成不变的旧事物。难道是我们已经过了中年危机的年龄了吗?"心理上经历一次中年危机的必要性在丹尼尔·莱文森(Daniel Levinson)所著的《男人一生的季节》(*The Seasons of a Man's Life*, 1978)做了明确阐述。莱文森认为没有经历过一个骚动不安的时期的男人,或者说仅仅是平和地完成了中年期过渡的男人,会在后来付出高昂的代价。在随后的成人发展阶段,他们会缺失成长必需的生命力。

然而,近期一项涵盖了对15 000名中年人长达八年以上的调查表明,中年危机更多的是一个社会建构,而非事实建构。这项由奥利弗·布里姆(Oliver Brim)主导的调查并没有证据支持中年期的危机比其他年龄段出现得更加频繁。相反,大部分参与调查的人都表示中年期的时光是他们一生中最好的时光。

在有关家庭生命周期的文献中,中年危机出现的时期往往和青少年离家的时期,或者说空巢期相符。然而,尽管这一观点——认为空巢期和中年危机相似,是一个面临巨大丧失的时期——非常流行,仍然没有研究可以证实这个观点。布里姆(Lowenthal & Chirboga, 1972)总结了几项对于婚姻幸福度的研究,得出以下结论:

> 在后养育时期,夫妻对婚姻的满意度比其他任何时期都要高。对大部分人来说,这并非一个危机四伏的时期,反而是一个"黄金时期"。在这个"黄金时期"配偶共同参与的活动有所增长,同时对经济状况的担忧开始减少……由于在25到30岁抚育小孩期间婚姻伴侣的人格特征会不断发展,期间可能会有一次对伴侣人格的"新发现"(p.8)。

在一项涉及超过300名女性的调查中,哈金斯(Harkins, 1978)总结到,就客观标准而言,报道指出处于空巢期和非空巢期的女性在心理健康状况方面并没有差异。基于客观标准,处于空巢期的女性明显有更加积极的心理状态。调查发现只有一个变量可以解释女性对于孩子离家的反应的差异:那些自己的孩子没有按计划离家的母亲,相对于同龄群体来说,心理健康状况较差。

如果这项研究能十分有力地表明后养育时期并非令人望而生畏,而是显得宁静平和,那为什么人们还是惧怕空巢期并担忧充满危机的中年期呢?凯茜·维加腾(Kathy Weigarten, 1988)认为我们不仅使用语言,也被语言所利用。比起只是反映一段普遍的经历,"中年危机"这一话语决定了我们如何看待这个过程。她建议如果我们能使用不那么戏剧化的语言来描绘它,也许我们看待这次转变的视角会有所不同——比如说,一次"中年酝酿"(midlife simmer)。有趣的是,沃勒斯坦(Wallerstein)在《美满婚姻》(the good marriage, Wallerstein & Blakeslee)一书中注意到,婚姻幸福的夫妻里并没有产生严重的中年危机。对这些夫妻来说,孩子离家即将带来的改变在预期之中,并且他们欣然欢迎。他们将空巢期看作是一个为双方提供更多的时间追求新爱好的时期,也是一个让他们可以重新经营婚姻的时期。

中年危机和空巢期的这种联系模糊了中年婚姻中更加普遍的酝酿节点(simmering point)。早在青春期的最初迹象开始显现,在夫妻开始预见他们的孩子将要离家时,这些节点就已经来临。

中年婚姻中两个酝酿节点

当家里的小孩进入青春期时

临床上有许多关于青春期早期的亲子关系如何影响到父母的心理健康的趣闻轶事。有一个12岁小孩的妈妈对短短一个夏天里儿子身上发生的改变感到十分震惊。这个男孩长高了六英寸,下巴生了大胡子,她一度以为他是患了喉炎,结果却是男孩已经永久变声。她含泪讲述了他现在是怎样逃避她的触碰,好像她手上带着电流一样。一旦现在的他急于展露自信,嘴里就会咕哝着冒出简短的答案;他的母亲对难以和他进行轻松的谈话感到崩溃,她确信她深爱并抚养长大的那个男孩已经永久地消失了。一个13岁女孩的父亲讲述了对他女儿的深切思念,他的女儿现在大部分时间都和朋友待在一起,但他说他不会采取要求她陪在他身边的方式去"阻碍她"。另一位父亲则透露了在养育最小的青春期孩子时、受到儿子频繁的质疑和争辩时,他感到了自己的无能为力。青春期孩子的父母们经常会倾诉这些话题,震惊于青春期带来的实质性变化,以及一段曾经理想的亲子关系的失去,还有面对亲子冲突时的无能为力。

有一些明确的研究结果支持了这些临床现象。斯墨及其同事,(Small et al., 1983)认为当他们的孩子处在青春期早期时,会比他们处在青春期前期或青春期中期更让父母感到有压力。在一项为期三年,涉及200个家中长子(女)接近青春期的家庭的调查中,斯沃伯格和斯滕伯格(Silverberg & Steinberg, 1990)报告说几乎一半的父母都会受到幸福感明显下降的折磨,而这和青少年自身的变化密不可分。青春期孩子自主性的加强导致的抗拒感以及增长的亲子冲突带来的压迫感,都和父母们的苦恼密切相关。当他们的孩子开始质疑规则并且和他们分离,父母们可能也会置身于一个重新评估的时期,而且对他们自己身为父母和配偶的角色感到不确定。此外,在临近青春期时大量爆发的有关规则的争吵可能会使父母感到自己能力不足,结果使得他们站在一个不利的角度来看待他们自己和其他人。

同性别的亲子关系在青春期的最开始尤其易受影响。在一项更早的调查中,斯沃伯格和斯滕伯格(1987)查看了129个长子女在10岁到15岁的家庭,他们发现丈夫和儿子的关系决定了丈夫对婚姻的满意度,而妻子的婚姻满意度则由和她女儿的关系所决定。当和他们同性别的孩子在情感上变得更加独立时,母亲们和父亲们更容易产生中年困扰。也就是说,如果他们的儿子不再理想化他们,而是开始形成一种分化的自我感觉,那么父亲们可能会倾向于重新进行自我评估。同样,当她们的女儿产生情感分离,母亲们也会有高度的内省感。当女儿们在社交上更加活跃并且身体更加成熟时,母亲们在中年时期的担忧会更加明显。

在另一项调查中,斯沃伯格和斯滕伯格(1987)直接研究亲子之间的距离对婚姻的影响。他们总结到,同性别的亲子之间的距离事实上会导致夫妻对婚姻不满。他们同样报告了女性在中年期会有的担忧,同样预示着对婚姻的不满。他们这样解释这种性别差异,女性对中年话题的高度敏感可能会导致她,而不是她的丈夫,去挑战婚姻中的权力关系,并且要求对这份婚姻契约重新进行协商。对于中年期婚姻问题的这种关注可能本身就是一个导致降低婚姻满意度的因素。或者,这种情况也可能发生:一方(或两方)已经发展了独立的内心世界,并且当照顾小孩的需要占据了夫妻的时间和精力时,他们因为太忙以至于没时间分享各自的内心世界。在第一个孩子进入青春期时,并且当这些压力累积到重新评估的阶段,对大人来说就更有必要去展现他们自己的内心,去检视这些不断改变的自我是否在婚姻中依然留有一席之地。

帕皮尼和洛格曼(Papini & Roggman,1993)在一项有关父母对青春期孩子的依恋的调查中,发现那些认为自己和青少年孩子间有着强烈的依恋联结的父母也会更少经历焦虑和沮丧。但有趣的是,他们同样表现出更低的婚姻亲密度。为了给对青少年的安全性依恋腾出空间,一定要牺牲婚姻的幸福感吗?在《月亮的牵引》一书中,伊丽莎白·博格(Elizabeth Berg)提供了部分答案。

在该小说中,南(Nan),一个50岁的母亲和妻子,独自离家开始一段有着表面和深层意义的自我发现的旅程。当她意识到她女儿四年后就会离家时,她感到自己在婚姻中失去的那些东西开始逐渐显露出来。在她决定回到她丈夫的身边的那一刻,她找到了那些过去在婚姻中不能言说的和自己有关的东西。在将自己的日记和信件轮流寄到家里的丈夫——马丁(Martin)手上时,她记录了自己所获得的启示,突出了所有的经历、恐惧以及在她的婚姻一直无法言说的幻想。

在旅程的开始,南给马丁写了她是怎样在婚姻中隐藏了大部分的自己的内心世界:

> 很长一段时间里我都有种自己正在溺水的感觉。而我们生活的方式总是一成不变,以至于我无法跟你提及我内心发生的所有改变。就像这样:我会站在你身边,给你倒咖啡……而且我会深爱着你,马丁,但是我会觉得自己像

一艘离岸的船……我会把咖啡壶放回加热器上,然后坐在你对面,跟你讨论报纸上的新闻,可我内心深处有一个声音是如此激烈地在叫嚣,以至于我难以相信这些声音竟然不是从我的耳朵里出来的,也不是从我的指甲下面出来的。我难以相信我们都没有对我内心突然产生的、让人无法呼吸的这种过度的情绪、不可控制的混乱感到震惊。有一段时间里我试着告诉你这些,但是我做不到。我不知道该用怎样的言语表达。即使是现在,我依然不知道,说不清楚(p.6)。

这段文章中蕴藏了许多智慧。她描述的这些危机在婚姻伴侣没能跟得上各自的内在变化时会产生,而这些变化来源于他们自己的衰老过程以及他们的青春期孩子的发展。当一对夫妻有一个即将进入青春期的孩子,他们的情绪就能被轻易激起,以至于没能停下来去反思自己以及进行接下来的沟通。这都会引发婚姻矛盾。

展望小孩离家的情景对夫妻产生的影响

有关生命周期的文献中有过暗示,在空巢期即将正式到来之前的这个时期对夫妻来说比空巢期更加难熬。格伦(Glenn, 1975)在一项全国性调查的回顾中发现,后养育阶段比起孩子正要离家之前的阶段会带来更高的婚姻满意度。在另一项调查中,多伊彻(Deutscher, 1964)采访了31位孩子已经全部离家的父母,大部分父母都表示后养育时期比之前的时期会轻松很多。这些父母们的年龄从40到65岁不等,他们尤其强调了孩子的离家带给他们的身心自由:从日常家庭职责中脱身出来的自由、从不得不为子女作榜样中解脱的自由、旅行的自由。他们感到自己已经完成了养育工作,并且不用再设法对付在空巢期即将来临之前的不确定因素,这个时期他们对孩子们未来将会如何还是未知的,这些感受的积极影响也在他们中有所提及。

当紧张的养育时期越来越近,夫妻俩会不可避免地开始评估对方和自己。在他们放手让孩子独立的最初阶段,他们会问:"我们做得够多吗?我们是否已经尽力去当一对好父母?"这可以是一个对那些没采取的行动感到深深遗憾的时期,也是一个对未来感到焦虑的时期。当这样的自我评估变得让人极其难受,它可能会转变成对父母中的某一方的责备。在孩子即将离家前的这个阶段是身为父母进行评估的一个阶段,在这个阶段,他们会面对孩子们独自行动时产生的不确定因素。这通常也是一个和孩子的冲突加剧的时期,已准备好离家的孩子可能会将引发更多的不和当作是缓解过渡期的方式。好像这些还不够似的,孩子独立前的阶段往往也是一个接受公开核查的阶段：在孩子准备大学申请,参加学业水平(SAT)考试时、在准备面试时、尤其是在被大学录取或拒绝时,父母们必须面对其他人对他们的孩子做出的评价。自我评估、加剧的争吵、对于孩子未来的不确定,还有局外人的评价,这些共同构成了引发婚姻动荡的原因。帕默夫妇的例子代表了这样一种婚姻,由他们的长女要离家上大学这件事而引发的婚姻危机。对帕默夫妇来说,一旦他们长女离家,他们之前的某些不确定将会消失,而且他们能享受更多的自由时光,日常争吵也会减少。除此之外,他们还能分享圆满完成一项工程的自豪感。

律米查姆(Lil Meachum)在电影《了不起的撒丁尼》(*The Great Santini*)中表达了在送别孩子踏入社会时身为父母的成就感。在她儿子18岁生日时,她给他写了一封信,信里写道他成长为一个男人的过程对她意义重大:"无论你做什么,无论你去哪儿,我的祝福都伴随着你。在抚养你之前,我对什么是爱,对爱的界限一无所知。这些是你带给我的礼物。"在他即将离家的时刻,她意识到她对他强烈的爱,以及他给予了她多少爱。处于治疗阶段的父母,在他们即将告别他们正要离家上大学的孩子们的当口,有时也会发表同样的言论。在最佳的状态下,这是一个进行评估和反思养育孩子是如何让他们自己成长的时期。婚姻治疗中青少年的缺席,或者青少年即将离家的情况,都能帮助夫妻自豪地意识到长久以来贯穿于他们的养育过程所发生的变化,以及帮助他们去讨论在未来的日子里带着这份馈赠,他们将会怎样继续走下去。

第四部分
专业人士的生活故事

第八章 理解与青少年及其家庭工作的治疗师们的故事

我从事家庭治疗的教学和督导已经超过十年,我仍频频惊讶于新任治疗师在与青少年打交道时富有激情的观点。这些观点主要可以分为两类。第一类治疗师所持的观点昭示了与青少年共处的强烈渴望,并且自信地断言他在此类工作中具有天分。另一类观点则反映了新任治疗师们抱有的某种巨大的恐慌,伴随着这种恐慌他们相信青少年治疗工作绝不能出现在未来的职业规划中。这两类治疗师通常都是新近从医学院或研究生院毕业,他们在不久前才度过自己的青春期。由于这些观点大多基于有限的与青少年工作的经历——如果有的话,所以他们必须从治疗师自身作为青少年时的个人经历中去推断。

这些对青少年治疗工作的真诚回应激起了我的求知欲,使我经常询问受训生们自己的青少年经历。没多久后,我开始对临床治疗师们早期的经历如何在他们跨入中年时发生转变这一点产生了兴趣。治疗师们现在为青少年服务和他们当年作为青年人工作时心理感受相同吗?与他们自己当时很接近这些青少年的年龄阶段相比,现在的他们,又会怎样看待这些青少年们的父母?比起和其他年龄段的人打交道,他们认为和青少年以及他们的家庭打交道会给他们的治疗工作注入什么不同的特性吗?在他们和青少年相处时,什么事对他们来说是最有难度的?而什么又是最令他们享受的?这些问题是许多将自己定义为青少年及其家庭治疗师的治疗师们不得不面对的。

这一章节会呈现治疗师们所做的定性研究和探索性研究的成果,他们的故事将从不同角度审视他们自身的发展,同时也着重阐述了在他们与青少年打交道时遇到的反复出现的障碍以及持续的激情。然后这些治疗师们的回应可以作为讨论如何训练和督导事宜的跳板。这些讨论也对反移情作用进行了一番回顾,并强调了赫姆·史梯尔林所分析的在同青少年及他们的家庭打交道时三种普遍的反移情效应。紧接着,我会探讨如何运用鲍温派理论(Bowenian)和系统方法来整合治疗师在利用原生家庭来开展家庭治疗时所陷入的多种僵局。

家庭治疗师是怎么炼成的?

关于治疗师自身的家庭情况的文献令人吃惊的缺乏。布鲁斯·拉基(Lackie, 1983)这样解释作为一个看护者的家庭资料不足的现状:作为治疗师,我们也许可以保护自己的家庭免于曝光,这种立场和我们作为家庭看护者的角色十分一致。

在克鲁尔(Krull)所著的弗洛伊德传记中(1980年,讨论于罗温斯坦),克鲁尔对治疗师在提及自身的家庭情况时往往保持沉默这一趋势有所附和。她认为弗洛伊德出于对他父亲的忠诚而放弃了自己的性诱惑理论。在他描绘出该理论的轮廓的前一年,他的父亲去世,并给他在梦里留下了一条信息,"该闭上眼了"。克鲁尔写道,弗洛伊德将这条信息的意思解读为他不该再深入挖掘性诱惑理论,因为有可能在这个挖掘的过程中他会发现他的父亲一直内疚于曾经受到的诱惑,比如说婚外情。克鲁尔认为弗洛伊德的这种忠诚带来的结果是极好的:于是他转向俄狄浦斯情结的阐述,这个过程使得他认识到了他对他父亲的敌意,并且没有揭开这敌意背后的真正缘由(Lowenstein,1980)。虽然大部分家庭治疗师为了保护其原生家庭而没有著述或者没有重新著述,我们仍然可以从对治疗师的原生家庭的研究中得出结论,治疗师们普遍趋向于重复其从童年时期就熟悉的角色(Lackie,1983;Titelman,1987)。

在一项涉及1 577名临床社会工作者的调查中(Lackie,1983),超过三分之二的人把他们自己描述成调停者、好孩子,或是假定他们在自己生长的家庭中扮演一个早熟的且十分有自主性的角色。因而,拉基主张,为了给他人提供他们自身从没有拥有过的父母模板,在一个无意识的层面上这些亲职化儿童决定成为治疗者。或者正像拉基下面说的:

> 专业性的看护者,至少是在最开始的时候会尝试提升其象征意义上的父母的形象,或者是我们所说的内射父母(parental introjects)的教养能力。这是一次扭转历史的尝试。它可以是一次交易,一次妥协,一次将父母的某些特别角色转到父母角色上的个别化尝试。它也可以是一种尝试,通过更有限制的、更容易把握的控制,来减少不可能的传承(legacy)。

这些关于是什么激励特定的人们去成为治疗师的见解十分吸引人。更多的问题出现了。身为一个曾经在他自己的家庭里是个亲职化的好孩子的治疗师,他会如何处理青少年患者的行为表现和反叛?我假定那些做了大量的青少年临床工作的治疗师们多少扮演了不同的家庭角色。拉基所做的研究引发的疑问多过其解答的困惑。她的研究结果中有性别差异吗?如果就像前文所说的,"在最开始"治疗师们被某种专业性地重塑一遍他们的童年的愿望所驱使,那么,比如说,"在中间的时候",他们身上又会发生什么呢?

对服务于青少年及其家庭的治疗师们的研究

为了探索其中的一些问题,我采访了16名家庭治疗师,所有这些治疗师在他们的职业生涯中至少花了三分之一(尽管大部分人花的时间在一半到三分之二之间)的时间或是致力于面向青少年及其家庭的心理治疗,或是做有关的教学和督导工作。这些治疗师们都是白人,实习地点在大波士顿地区,年龄分布在34岁至72岁之间,平均年龄为45岁。在这十六个治疗师里面,有三名社会工作者,六名精神病医生,还有七名心理学家。性别比例一比一。所有的女性治疗师都写下了她们那些问题的答案,但男性治疗师们是口头回答的那些问题,我在一旁用笔记录他们的答案。这种性别差异只是许多差异中的一种,标明着我所采用的方法是不科学的和定性的。旁白补充下,这种回答风格在性别上的差异缘于我最初把这些问题发放给了大概二十名治疗师,调查样本中只有女性治疗师交回了她们的问卷。当我重新联系那些男性治疗师,询问他们是否更倾向于用现场访谈的方式来回答问卷时,每个人的回应都是肯定的。由于这并不是一个关于研究依从性的调查,所以接下来我不会去解释这种性别差异,这里只是单纯地描述它。

这项调查是探索性的,调查的成果只能说是试验性的,并没有建立在任何严谨的科学性假设上。这一调查询问的最开始会要求治疗师们讲述三到四个引发他们回想起自身青少年经历的故事。我们假设这几个入选故事承载的意义和个体最早期记忆反映出的人生重大主题和冲突有片段性的一致。因此,我询问他们是否有任何发生在青少年时期的故事或者相关记忆对现在处于中年时期的他们尤其重要,尽管这些故事或者记忆在他们二十来岁的时候没有那么重要。

于是几个和职业发展相关的问题出现了。根据我对二十来岁的治疗师的督导经验,这个年龄段的人对于青少年工作有强大的发言权,我对于他们如何进入这个工作领域感到很好奇。我假设这个选择早早地就降临在那些最终服务于这个群体的治疗师们身上。我同样感兴趣的是随着这些治疗师们年纪渐长,他们会有哪些职业领域的变化,他们最初的对青少年群体的忠诚是否会让步于一种更加复杂的和双亲共情的忠诚。

除了纵向的视角外,我还想运用一种横向的调查角度,询问治疗师们,与其他的临床工作相比,和青少年群体打交道的工作感受如何。最后,我想知道在对青少年以及他们的家庭进行治疗的过程中,什么是特别有挑战性的(问卷的实际问题详见附录)。

治疗师的故事:性别差异与共性

男性治疗师和女性治疗师的故事在某些比较典型的、可预测的性别差异方面存在差异。很大一部分女性治疗师讲述了她们青少年时期的故事,关于青少年时学习到被其他人聆听,或是聆听他人时产生的转化性的治愈力量。比如说,有几位女性讲述了他们在少年时期是怎么寻觅到一个治疗师或者老师，在他们面前她们可以放心地倾诉一些重要的事情。有个叫艾希礼（Ashley）的女性，38岁，是名心理学家。她现在都记得拨打过一个这样的热线电话，在电话里她能"和某个人聊聊我的感受和离家出走的念头。他们在听，而我可以畅谈我自己的感受，这一事实反而让我不再有离家出走的念头"。另一位心理学家，莫利（Molly），记得自己曾离家出走，到了一个她确信自己的感受能被聆听的老师家里。女性治疗师们同样讲述了许多在她们的孩童时期聚精会神地聆听他人的故事。艾希礼这样写道："身为一个亲职化儿童，我感到聆听（我父母的）想法和解决（他们的）问题是我的责任。"

女性治疗师们排名第二的高频回忆是和她们母亲争吵的场景，通常是少年时的她们给自己的母亲造成伤害的能力的视角。汉娜（Hannah），一名40岁的心理学家，同时也是两个年轻儿子的母亲。为了养活家庭，她从曼哈顿搬到新英格兰的郊区。她忆起她少年时的这种能力，尽管这些回忆简短，却十分清晰："人生第一次我对我妈说你下地狱去吧，她哭了，那年我14岁。"关于父亲的记忆却令人吃惊的缺乏，基本是他们生病或者去世的情境。

这项调查中男性治疗师们的讲述普遍围绕两个突出的主题。第一个主题是关于他们记忆中的一次不公正对待，以及他们对这种不公正对待的回应是如何在他们的同一性形成过程中成为了关键的转折点。举例来说，一名叫贾斯汀（Justin）的心理学家，现在在波士顿一家大型教学医院任管理主任，同时他也是两个处于青少年期的男孩的父亲，在讲到三十年前他因为某件他根本没做的事被老师责难，并且被迫把座位移到角落时，依然双眼含泪。他告诉那个老师他不会让自己因为根本没犯过的罪行而受到惩罚，接着他就走出了教室，然后把发生的事告诉了校长。当校长并没有为他平反时，贾斯汀直接走出学校大门回了家，在家里待了几天。那时，贾斯汀才刚进那所学校没多久，那件事情足以定义他在同龄人眼里和在他自己眼里他是个怎样的人。贾斯汀坐在那里，伸展的双腿随意地搭在桌子上，告诉我这个故事，"不分青红皂白地被错误指控，还因为申辩而受到沉重的打击"，到现在还是会让他觉得不好受。但是他也发现了一个重要的事实，这个事实对他现在身为一个直言不讳的治疗师的人格特征的形成发挥了重要作用："当我觉得某些东西不公平时，我会忍不住要做些什么。"

另一个心理学家，41岁的格雷格（Greg），四个小孩的父亲，作为一个治疗师，他拥有的不仅是在部门会议上让众人开怀大笑的魔力，同样名声在外的还有他卓越的临床技能，从他那里我得知了这个引发人产生共鸣的故事，"在我读中学的时候我没能进入足球队，我觉得这很不公平"。大概一年之后，在证明了自己的运动能力后，足球队的教练补偿给了他一个特殊的奖励，以承认早先对他的不公正。格雷格说："赢得那个奖励是我人生中的转折点。这个奖励是从一直没有亲口承认过自己的错误的教练手中拿到的。"在这两个故事中，经受并转变发生在他们身上的由成人造成的不公，这样的经历是很有意义的。

第二个特别的男性青少年的故事是和同龄人一起冒险和旅行，这一过程确认了这些年轻人与家庭的分离。这个主题有几个变式。其中一个被数名男性描述过的版本是关于和同龄人一起经历的一段非常愉快的旅程，"找地方住宿，假装我们比本来的自己更老练——我们能比待在家里时表现得更加独立"。约翰，现在是一个杰出的精神病学家，依然能忆起19岁时去国外念医学院的经历，那时他会因为家人即使靠电话也不能再过度干涉他的生活而激动不已。同样还有另一个叫哈利的精神病学家，现在已经七十多岁了。他形容自己的少年时期就像被固定在一个框架里，框架的一端是离家去寄宿学校，另一端是在二战期间被派遣驻外。对于这些人来说，这些关于离家以及和同龄人待在一起的记忆对于他们摸索长大后将会成为怎样的人的过程中非常关键。只有两位女性讲述了类似的独立于家庭之外的冒险故事，作为她们对青春期的一种定义。

接受调查的治疗师们讲述的不仅仅是这几个故事。忽略性别的话，贯穿大部分治疗师们的少年回忆的有两个主题：在他们自己的家庭和同龄人的圈子中，他们或是帮助者或是局外人。基于研究治疗师的原生家庭的文献，最能预见到的就是治疗师们早年就学会在他们自己的家庭中成为一个照顾者（Lackie, 1983; Titelman, 1987）。里面的很多故事是关于在他们的少年时期双亲中的一方生病的经历，包括精神、酗酒，或者癌症等。

鲍勃，一个友善的高个子精神病学家，同时也是一个年近四十的管理者。他讲述自己11岁快过完时的那个夏天，他从夏令营回来，而他的父母亲正好度完假回到家里后发生的故事。

> 当我的父亲回来时，他完全是个疯子、神经病。我妈生病卧床了。我跟他在一起待了几天。那几天里我觉得自己被打击到快崩溃了……我以前是一个优秀的篮球新星，但是因为无法集中注意力的缘故，我错过了很多次练习。我依然是那个在学校表现良好，而且受欢迎的小孩吗，还是成了一个贴有父母神经躁狂的标签的人？要让这个聪明、人缘又好的小孩与疯子父亲和平相处实在是太困难了。

这个心酸的故事是一个男人在回顾自己的少年时期时清晰地讲述的，其中似乎融合了许多治疗师的故事都具有的主题特征。这不只是一段关于如何成为一个看护者角色的记忆,更是作为一个局外人的感受,假定自己是一个看护者角色而区别于其他小孩时的记忆。

一个男性社会工作者,斯坦(Stan),同样把他在少年时期作为帮助者的记忆和认为自己像一个局外人的感受联系起来。斯坦在西海岸一个单亲家庭长大,是家里的独子,过早地承担了照顾他自己的责任。他记得在一个冲浪聚会上,当其他人都在喝酒时,他却是"那个把每个人送回家,还给人们泡咖啡的人"。在评价他作为一个帮助者对他的同龄人而言的社会角色时,他说道:"很多时候我都像个局外人,因为我不嗑药或是喝酒,我觉得自己在青少年文化中格格不入。"此外,他也很清楚他永远不会去破坏家里的小车,因为他和他妈妈都依靠那辆车出行。

很多女性治疗师们也同样讲述了这类既担负看护者角色同时又感觉处于边缘状态的双重状态的故事。一个叫卡伦(Karen)的精神病学家,同时也是波士顿一家教学医院的一位德高望重的教师和治疗师,她回忆少年时自己在学业方面成就卓越:"但是在人际交往中却活在那些更有魅力和更性感的同龄女生的阴影下。"由于她有意识地站在局外人的位置旁观那些更受欢迎的同龄人,卡伦渐渐变成了她的男性朋友和女性朋友们的知己。这一聆听者的角色使得她"去理解他们的经历,利用他们作为盾牌去应对令人害怕的女性角色"。从中年这一优势位置,卡伦终于明白了她在少年时的角色,那就是在她感到自己因为太不成熟而难以独立处理的问题上,用那样的方法在为长大成为什么样的人做准备。她回顾说:"我感激这种不安全感,是它促使我形成心理学思维,这已成为我很珍视的自己的一个部分。"

身为一个帮助者的同时感到自己和同龄群体或者家庭格格不入,这一特别的角色组合似乎在大多数致力于服务青少年的治疗师们讲述的故事中都贯穿了相同的脉络。这一组合有着许多不同的类别。有时处在一个局外人的位置给予青少年一种更加成熟的感受,因而他们才有能力去帮助他的同龄人。另外一些类别中,倾听他人的能力可以掩盖自己和同龄人的不同或者不够成熟。还有另外一些类别,当建立在遇到双亲中的一方生病或者去世的情况下,这种区别于同龄人的经历会强化成一种对他人的早熟的敏感性。无论如何,这些故事都引出了一个问题,就服务于青少年的治疗师而言,先前关于治疗师童年时作为亲职化儿童,或者调控者的角色的报告是否是不完善的?尽管在这项调查结果中,很多治疗师看上去都曾经担任过家庭的帮助者这一角色,但很多人也同样描述了强烈的区别于同龄人群体的感受。虽然这种感觉不可避免地会和看护者的身份相关联,但也许正是这种与众不同的感觉会使这一治疗师群体更易于被这种独特的青春期的多变性所吸引。

专业化发展

用上述的倾向作为思考的出发点，这些治疗师是如何最终决定与青少年工作这个问题还没有得到解答。正如我的一些刚入门的受训生似乎存在的情况，他们了解自己是否适合这份和青少年打交道的工作吗？如果他们确实在参加培训的一开始就有想和青少年合作的念头，那么他们看待自己身为治疗师这一身份的视角，会怎么样随着他们的年龄越来越接近青少年的父母，而改变呢？

不出所料，几乎所有参与调查的治疗师在他们的职业生涯的早期就开始和青少年病患打交道。事实上，几乎所有女性以及少数几个男性治疗师都说到，在他们自己还没脱离青春期时就已经开始为儿童服务——比如给小孩做家教或者在日托中心和夏令营工作。

五个男性精神病学家中四个都是从儿科医生开始做起的，接着就转入了儿童精神病治疗的工作。换句话说，这些治疗师似乎都起步得很早，通常都是在他们自己还处于青春期的时候，或者在他们的事业生涯的开篇阶段。

我最初认为这种早期参与儿童工作的经历对于他们的吸引力标志着一种早熟的自我认识，认为他们非常适合这项工作。这项调查所发现的东西多少让结论更加暧昧不明。许多治疗师说，他们是无意间涉足青少年心理治疗的，与其说是他们选择了自己的工作，不如说是工作选择了他们。这些治疗师把这一与青少年共事的决定称为"碰运气的结果"或者是因为行政管理的结果"不小心陷了进去"。一个叫艾伦（Allen）的精神病学家，今年五十岁，是三个青春期男孩的父亲。他简洁地陈述道："我最终是如何参与青少年心理治疗工作，这个过程始终有点令人费解。我当时并不看好未来的前景。"有几个治疗师表示他们在注意到很多他们的同龄人在与青少年打交道时感到不快，这才选择了参与这项工作。对于这些治疗师来说，似乎是他们自身那种与青少年工作时的相对轻松感，帮助他们的自我认同得以逐步确立。

不少治疗师反映，他们之所以痴迷于青少年治疗工作是因为他们自己的青少年时期曾经十分令他们难忘。有两个治疗师特别提到，他们在少年时期得到过一名治疗师和一位老师的帮助的影响尤其深远，这种影响驱使他们也有了从事和他们相同的工作的欲望。

除此之外，还是有另一组治疗师表示选择青少年心理治疗不仅仅是深思熟虑后所做的决定，他们列举了一系列引人注目的特质，这些特质让他们在事业生涯的很早期，就能与青少年联系起来。这些治疗师所提及的青少年的热情、率直、活泼，这些特质都有独一无二的吸引力。此外，发展阶段本身，一个"承担无数可能性的时期",其具备的流动性、可塑性,以及个人和家庭可以改变的机会,可谓是激动人心。正如一个精神病学家这样表示:"这是最后的从事预测性和预防性工作的机会,这正是我所享受的。"

在那些着迷于从事青少年工作,以及在那些机缘巧合下选择这项工作的治疗师中,很多人提到和青少年的这种治疗关系对他们来说十分有趣。治疗师报告了通过建立恰到好处的距离而受到的激励,以及当青少年不愿意让他们隐藏在专业人士的面具下时受到的挑战。因此,很多治疗师报告说感觉自己更加的"真实"、"自我暴露"以及"坦率",还有报告说相比其他年龄段的工作对象,他们在与青少年相处时会更频繁地运用幽默。斯坦在回顾自己作为一家服务于患情绪障碍的青少年的机构主管时说道:"他们教会我怎样坦率地面对我现在正在做的事,并且将这种态度在我所有的工作对象身上维持下去。当孩子们问我,'你为什么从事这个工作?'我就这样回答了,这些态度不是我通过接受教育得来的。"

中年时期的转变

许多治疗师都察觉到,在他们事业生涯的早期,他们在学习与青少年工作的过程中,不断慢慢总结出一种治疗师类型,并且逐渐定义了他们现在与所有来访者工作时的治疗师类型。贾斯汀描述了这一早期的青少年工作是如何逐渐形成他中年时期的典型治疗风格:

> 我变得更放松了,也更开心了。我不关心临床理论。我知道我这种不敬行为有丰富的经验在做支撑。在我更年轻的时候,我曾经觉得自己不得不变得更加婆婆妈妈(parental)。而现在,我觉得我已经学会怎么运用治疗青少年的方式去治疗其他年龄人群。我认为每个人都得回到那种边缘(limbic)的现实中,那种对青少年而言的当下状态。我已经把在与青少年共处时学到的东西广泛运用到其他年龄段的人群中。

贾斯汀描述的是一个会同样引起他人共鸣的过程。治疗师最初被青少年治疗工作吸引的原因是:这项工作让他们能呈现更多的情绪,展露更多的幽默,也在自我暴露中表现得更加弹性。他们报告说,到了中年,这种成为治疗师的方式开始成为他们所有临床工作的特征。

治疗师们察觉到,在他们逐渐年长和经验更加丰富的背后,还有一些其他功能的变化。一些治疗师切中要害地指出,他们所从事的青少年治疗工作让他们开始意识到那些自己在少年时期忽略了的东西。斯坦,独生子,假定自己过于早熟地承担了对自己和对更加冒险的同龄伙伴的责任,他希望在自己少年时就已经学会把更多的注意力放在自己身上,因为那是一项在中年时期也十分需要的技能。

另外一名治疗师,莎拉,则希望当年在面临自己的双亲多次离婚和搬家时不要表现得那么顺从,站在回顾过去的立场来看至少不会让她这么的抑郁。其他人也在和青少年相处时间接地体验了他们曾经错过的童年时期的种种,比如说和父母吵架,早恋。一些治疗师描述了当他们通过青少年患者去重新体验某些他们早年时的内心斗争时,他们对自己处在青少年时期的自我是如何有了更深刻的了解。哈罗德(Harold),一个五十多岁的精神病学家,作为一个智商极高的独生子,他形容自己的童年是孤独的,他说道:"当我越长越大,我变得对年幼的我越来越宽容。我在我所拥有的方面做得很好。这让我也去帮助小孩们变得对自己更加宽容。"

迄今为止提到的最频繁的改变,都出现在治疗师和青少年的父母打交道的过程中。这种改变不仅因为治疗师正步入中年,也是因为他们自己正成长成为父母。鲍勃,一个不久前才成为父亲的精神病学家,告诉我:

> 以前是这样,"你们(青少年来访者)和我一起反抗那些混蛋"。直到我妻子怀孕后,变成了"你们这些可怜的父母和那些难以忍受的孩子"。我以前对父母两个字几乎没有任何看法。在我自己成为父亲前,无论我的父母告诉我什么,我都觉得他们是偏见。我并没有体会到大多数父母已经尽了最大努力做到最好。

另外一名叫艾伦的精神病学家,同时也是三名青少年的父亲,这样形容一次观念的转变:

> 有了自己的青春期小孩时,我有种"我们"和父母在一起的感觉。我并不常感觉自己是一个知道自己在做什么的理智到极致的父亲。我经常用这几个词,"我们作为父母",我不会去讲述和我的儿子们在一起的经历,但是我会提到"作为父母的我们"。家里有三个儿子得以让我保持了适度的谦逊。我先得在真实生活中解决问题,然后才是在办公室解决问题。

这种亲子关系引起的观念上的转变使得一些治疗师报告说,他们在投身于代际冲突之中时感到更加宽慰,因为他们最终意识到,他们可以同时理解两代人的观点并且不会被其中一方影响以致有失偏颇。一个叫哈利(Harry)的精神病学家,提供了一个独特的关于代际冲突中治疗师的角色的观点,哈利今年72岁,他提到过去的十年里他更加积极地利用了他的年龄的功能，"现在做青少年治疗工作比以前轻松了点，"他解释道："因为我和他们的父亲相比有很大的不同。这种不同对我来说是一个优势，因为这样我就置身于代际较量的战争之外。我更安全了。"

其他治疗师描述了一种改变，中年时期的他们常常特别希望将父母拖出痛苦。一位女性心理治疗师，莫莉，在她的临床工作中注意到了这种变化，她将这种改变归因为临近中年，她也成为父母，以及忆起自己的母亲，在她还是个青少年的时候，隐瞒了身患乳腺癌的事实。

> 现在，我特别注意父母保持沉默的那些话题，也许是为了保护他们的孩子，也许是因为他们觉得父母，尤其是母亲，不应该有自己的痛苦。我以前最感兴趣的是孩子们不得不默默忍受的东西，而现在我注意到的是父母们如何处理他们遭遇的挫折和悲伤。我询问父母们关于他们为什么只谈论特定的经历而不谈论别的——比如说只说工作，但只字不提他们的酗酒问题。

这种对父母的理解与同情与日俱增的改变，同样促使很多治疗师变得不再轻视父母的角色，反而在治疗过程中尽可能地让他们参与进来。我惊讶于治疗师们将青少年的父母们纳入治疗过程所花的时间之长，他们设计出的让青少年的父母参与治疗过程的各种策略，比对其他来访者更加弹性灵活。许多治疗师描述了这样一种治疗方案：首先对青少年及其家庭一起和分别做一次评估，然后做一份持续的每个人都参与的治疗计划。我认为，这些弹性的治疗计划尽管被每个治疗师描述成一项治疗这个年龄群体的独特解决方案，本意仍然是出于对青少年家庭独特的尊重，当然，也是为了支持父母对他们的孩子的重要贡献和依恋。

什么是最困难的？

如果说提到治疗师们的发展性变化时，他们各自的经历会有许多的重叠和共鸣之处，那么回答最后一个问题："在为青少年及其家庭做治疗工作时，什么是最困难的？"他们的答案却十分迥异。在调查中，几乎每个治疗师都有一个自己的答案。唯一一个被数位治疗师认可的答案是这样的，他们现在认识到，想对冲动且表现出自我毁灭性的痛苦的青少年做临床治疗，却不变得父母化（parental）是很难的。另外，治疗师们回答这个问题的方式也各有特色。

苏（Sue），在一家青少年住院病人评估中心任社工和主任，她陈述说，治疗中她最大的障碍就是：来自青少年表达的愤怒和沮丧，这些情绪之强烈以至于夹带着这样一层含义："这是对你的控诉。因为你是个成年人，所以你有责任。"正是这名叫苏的女性，在写到自己的青少年经历时，描述了几次对他人的痛苦过于感到有责任的事件。她忆起当年她的父亲死于癌症的几个月前，最后的感恩节晚餐。她记得当时，她听到母亲告诉全家人直接开始用餐，不用等父亲出席。没多久，大家开始用餐后，苏的妈妈推着她坐在轮椅里的丈夫到了餐厅，后者惊讶地发现全家人没有等他就开始用餐了。苏对于自己竟然没有意识到要等父亲吃饭而感到十分难受，她记得当时自己"在疯狂的自我厌恶的情绪中跑出了家里。跑到上气不接下气后，有那么一会儿，我把脸埋进泥土里，打碎路边管道里的玻璃来伤害自己。父亲的最后一个感恩节就这么毁了。"一个面对父亲的去世感到如此深重的自我厌恶和责任感的治疗师，会在许多年后被她治疗的青少年表露出的强烈愤怒和沮丧所触动，这似乎并不算令人诧异。

露西是一位体贴且说话温柔的40岁的心理学家，专攻女性发展领域，她把这两个问题做了一个外显的联结，在做青少年治疗工作的当下什么是最难的，以及在她自己的青少年时期遇到的最有挑战性的事是什么。在露西自己还是个少年时，她个性害羞而且内向，在教堂里会被一群不那么受欢迎的孩子所吸引。几十年后，她认识到在面对一个人缘很好、个性外向的青少年时她依然会感到焦虑，并且担心自己能否与他们建立联结。她解释说，

> 这种焦虑感就像把我带回了自己的少年时期，在那个时期得与周围所有不同的人群相处——尤其是这些"受欢迎的孩子"——是一件很艰难的事。但是我能区分开来，与成人后我与他们建立关系时相比，那种儿时与他们建立关系时的局促感。现在相对轻松多了，这也让我相信随着时间推移这种焦虑感会逐渐消失。

对治疗师来说什么是最难的，我认为这个问题的答案的特异性正表示答案触碰到治疗师独一无二的个人经历。治疗师们提供的回答不仅仅是应答问题，而是充满了个体多变性，以至于很难从答案中呈现出一种模式或者趋势。当然，有一个规律是，对个体的治疗师来说，治疗工作中最困难的，不是青少年治疗工作中独有的发展性趋势或者特征，而是更多与情感性伪装、个体在其原生家庭中的角色相关的问题。治疗师特有的作为青少年的个人历史和他身为一个家庭治疗师所陷入的僵局，这两者之间的交叉领域对督导工作是很具挑战性的。

督导的运用

在督导过程中，当一个受训生遭遇到一块反复出现的并且和他的技能水平和

理论知识不相关的绊脚石，我虽然对这个年轻的治疗师自身处在青少年时的个人经历感到很好奇，但同时也小心注意着不跨越督导的界限。如何在当下的临床工作陷入的僵局以及治疗师原生家庭间反复迂回，在许多涉及完整理论体系的家庭治疗师的著述中都有提及（Chasin and Roth, 1991; Framo, 1976; Guerin and Fogarty, 1972; Roberts, 1994; Stierlin, 1977; Titelman, 1987）。

弗兰克·皮特曼（Frank Pittman），既是一名家庭治疗师，也是著作《转折点》（*Turning Point*, 1987）的作者，他曾写过下面的话，"我不确定人们是否真的长大成人，除非他们从头到尾完整地经历了青少年时期……从儿童长大成人的过程与这个时段的精神分析相比，前者是一段更加生动的经历，并且使得他们和自己的父亲更加亲近"（p. 176）。我认为对于为青少年及其父母做治疗工作的治疗师来说，这项工作同样也可以成为一段相似的生动经历。这个生命周期阶段的剧本通常会让治疗师们与某一群体产生认同。也许当作为治疗师的我们学会同时站在青少年和他们的父母的角度，并且当我们能够同时看到他们处于两难局面的那一刻，正是治疗师们专业成熟的时刻。

赫姆·史梯尔林（Helm Stierlin），既是一位家庭治疗师也是一名精神分析学家，他认为这些是反移情效应的僵局，并且描述了在做青少年及其家庭治疗工作的治疗师中尤其普遍出现的三种僵局（Stierlin, 1977）。他认为青少年家庭治疗工作格外容易受反移情作用的影响，因为这个年龄群体本身固有的忠诚会加剧冲突。这类反应中的其中两种在青年治疗师之中更加典型，而第三类反应更多的是中年治疗师们的标志，比如说出现在我的调查里的那些治疗师。

在第一种反应类型中，治疗师——通常是一个十分年轻的刚脱离青少年时期没多久的治疗师——往往站在生病的、受迫害的青少年一边。史梯尔林说，这类治疗师相信，病人的父母正在用投射性认同，来把他们自己身上的烦恼和忧虑完全加诸在他们的孩子身上，这类治疗师更易于倾向偏袒青少年。史梯尔林警示道，这类治疗师应该按捺住和青少年站在一边对抗他们的父母的渴望，相反，治疗师应该对青少年能在父母身上起作用的力量有所了解。史梯尔林认为这种反移情效应最有可能出现在这样的情况下，即治疗师并没有真正地和他自己的双亲脱离，并且希望来访者的父母会为治疗师的父母当年对治疗师所做过的事感到难受。

第二种反移情效应，像第一种那样，在年纪稍小的治疗师中出现得比较普遍。在这类效应中，治疗师倾向于站在反叛的青少年这边，而这类青少年显然看起来正在治疗师的帮助下为对抗父母获得独立而战。史梯尔林告诫说，这类治疗师可能会错过投射认同中关键的一层，那就是这类青少年除了表现出反叛外，还有可能遵从其双亲不愿承认的叛逆性冲动。史梯尔林总结到，这类治疗师常常自身还带着一堆涉及个性化和分离的问题卡在青少年晚期，他们也许会试着把个性反叛的青少年患者纳入自己的阵营，好继续自己的反叛斗争。

在第三类反移情效应里，治疗师们往往为被屡教难改的青少年所摆布而备受困扰的父母感到难过。史梯尔林陈述到，通常这些治疗师自己的孩子也是青少年，他们可能会鼓励父母们去拒绝孩子。史梯尔林同样警示这些治疗师，不要让他们的青少年来访者经历过去治疗师的父母对他们做过的事情。不论是哪种反移情效应的类型，史梯尔林建议治疗师要关注这一点，并且通过探索治疗师在青少年期间与家庭分离时遇到的各种困难来逐渐培养对此的理解。

这条提醒治疗师们检视自己的原生家庭的劝诫得到了数位鲍温学派（Bowenian）家庭治疗师们的回应（Bowen，1978；Guerin and Fogarty，1972；Titelman，1987）。1970年召开的一场家庭治疗研讨会上，在其中一场现今看来颇具传奇性的报告演讲中，莫瑞·鲍温（Murray Bowen）临时放弃他已经计划好的理论性论文，而是在最后一刻转而描述了一段十分私人的探索他自己的原生家庭的治疗性经历。利用他自己建构的三角化理论和自我分化理论，鲍温识别出他在其中扮演了主要角色的三角化，并在随后采取行动使得他和家庭成员分化得更好，同时也更加亲密。通过他的例子，鲍温证明了家庭理论和实践不可分割的关系，同时他也鼓励治疗师们去和他们的家庭成员共同经营他们之间的感情，以成为更优秀的家庭治疗师。

盖琳（Guerin），鲍温的忠实追随者之一，他主张家庭治疗的督导者应当在受训生面前亲身示范自我原生家庭工作的历程的重要性。福格蒂（Fogarty）强调在督导过程中进行个人探索的迫切性。他写道："任何仅限于受训生及其所见的家庭的督导工作实际上毫无意义。它仅仅变成了一项智力训练。像这样的督导工作不应该继续进行。"（Guerin and Fogarty，1972，p. 20）。

盖琳认为，治疗师应用鲍温理论（Bowenian）来探索自己的家庭能最为简洁地描述和教授鲍温理论的概念（Guerin & Fogarty，1972）。他建议受督导者制作一份家里三代成员的家谱表，把关注点放在界定那些运作良好的和出现问题的三角化关系上。随后，受训生可以采用写信、打电话或拜访面谈的方式，通过——比如说拒绝和某个家庭成员谈论另一个人的八卦的行为，尝试去让他自己从其中这些三角化里脱身出来。每个受训生经营自己的家庭的理想目标就是获得和每一位家庭成员维持一段一对一的关系的能力。

叙事流派的家庭治疗师们同样也提供了不少富有创造性的方式，将某一受训生的家庭故事和他们的临床工作联结起来。珍妮·罗伯特（Janine Roberts）在《故事和转变》（*Tales & Transformation*，1994）一书中描绘了学习家庭治疗的受训生在接受培训时脱离束缚的有力进程。"对大多数人来说,这项调查在几个水平层面上引起了有关他们自身的经历的深思和内省"(p.148)。学习叙事性疗法对于一个年轻的治疗师来说意味着学习一门新词汇。这门新词汇帮助他以某些新的角度或方式去理解他自己的家庭历史。"而对于其他的受训生,这也许表示他们开始留意到过去那些曾长时间被痛苦的缄默所埋藏的故事,比如说母亲的酗酒、遭受某个兄弟的性虐待、有一个脾气暴躁的父亲等等。"(p.148)她提倡受训生与自己的故事工作,以此作为联结个人经历与理论的高度投入的方式。这项提倡还有一个更深刻的优点,由于受训生们处在一个平行于来访者家庭的位置上,引出受训生的故事可以让他们不至于沉浸在专家的角色里出不来[利用受训生的故事做的创造性训练项目范例可以参考《故事和转变:家庭和家庭治疗中的故事》(*Tales and Transformations: Stories in Families and Family Therapy*, pp. 147–182)]。

罗斯和蔡辛(Roth & Chasin, 1991),剑桥家庭学院的两名治疗师,一起设计了一项咨询技术,这项咨询技术使得治疗师们从他们当下在临床工作中遭遇的僵局转移到他们在原生家庭里遇到的对应的挫折中。在和同一小组的受训生共事的过程中,罗斯和蔡辛(1991)关注的是治疗师在个人咨询中所陷入的两难境地。治疗师利用其他小组成员去建构这样的临时"家庭",重演的治疗场景正好切中僵局的要害。这些咨询人员通过关注独特的空间构型、个性另类的语言,以及使用特殊的身体语言来放大这一时刻。这种强化法的目的在于"激发一个问题时刻的重要的'闪回'……在治疗师原生家庭中充满问题的时期"(p.3)。随后,治疗师会被问到以下问题,"在你的童年时期,什么时候你会陷入这样一种境地或者说感到或重演这一状况?"(p.2);然后他会受邀去扮演由这些联结性问题引发的原生家庭的场景。其他组的成员也会再次参与扮演该治疗师的家庭成员。

当然,培训师并不会任由治疗师在这场艰难的角色扮演中摸索。相反,治疗师需要采用问问题的方式修复他自己曾经的痛苦记忆,比如说询问,"这里应该要发生些什么?"或是"在你父母的童年时期,如果他们对你刚才重演的场景有不同的反应,有什么东西会因此不得不改变呢?"总之,治疗师得按要求将小心谨慎抛诸脑后,重写历史,尽量根据需要地回到不同年代。培训师通常扮演家庭中的每个角色,同时出演转化者和被转化者。

当治疗师们直接重写他个人生活,自编自导自演的整个过程结束之后,该临床案例重新得到审视。治疗师采用的这种修补他自己的家庭历史的自由即兴的方法应该与临床材料相融合。治疗师们被鼓励再通过临床案例中的另一场角色扮演来谈论最初的僵局:"说出任何现在出现在你脑子里的东西。"治疗师也可能被要求和来访者互换位置,以更充分地感受到新的治疗位置或方向带来的不同影响。

罗斯和蔡辛总结说，由于治疗师们很少能一字不差地重复他们在咨询小组中重演过的场景，他们能带走的肯定是针对案例的更加灵活和开放的解决方案。

而对于那些不太习惯心理剧治疗方案的咨询者和求询者，罗斯(Roth, Chasin, 1989)提出一种她称之为家族图像模型(genographic)的口述版。首先，治疗师会描述所遭遇的临床僵局，然后会具体谈论这一僵局，好让咨询师对与难点相关的独特语言和情感有所了解。接着，治疗师会被要求去查看他自己的家谱图，在过去的关系或发生的事件里寻找出类似的僵局。这名督导会和治疗师有一次谈话，"用精心的语言来激发情感，在充满情感的画面和隐喻中谈论过去"(p.3)。然后该治疗师会被要求讲述一个故事，这个故事能修复家谱表里表现出的困难模式。在故事讲述结束后，治疗师会重新回到最初的临床僵局中。罗斯改写后的故事，能够散发出焕然一新之感和自主性，从而使这一临床僵局重新恢复生机。

心理剧疗法和家族图像疗法的起源一个是叙事流派理论，另一个是对于故事转变成情感能带来的变化力量的信念。正如前面所提到过的鲍温理论(Bowenian)，治疗师的治疗僵局被解读为和他自己原生家庭里的纠结模式直接相关。然而，与回归个人的原生家庭并找出病理性的三角化模型里的新位置不同，罗斯和蔡辛提倡改变重写历史的这些模式。更进一步的是，他们似乎暗示了在通过重写的方式治愈个人自己的故事中所体验到的自由感，会给治疗师的临床工作提供更加富有创造性的和自发性的解决方案。

我对鲍温理论和叙事的主要批判是，它们将临床僵局同原生家庭的素材结合起来的方法，都太耗费时间并且需要有自我揭露的意愿，而这种意愿是训练环境下可能无法实现的。在忙碌的私人实践或者高压的医院环境下，所有的这些督导方法似乎都显得有些奢侈，甚至是浪费。我自己对此做了一些改进，好让蕴含在这些方案里的其中一些点子能适应我在有时间压力的医疗环境下的督导情境。举个例子，我留意到史梯尔林的三种反移情效应，然后我会询问治疗师，他们更加倾向于站在青少年这边，还是青少年的父母那边。接着，我可能会问他们，在他们看来家庭需要冒什么风险去维系这样一个位置；还有对他们来说，想培养一种对青少年及青少年父母的双重忠诚，他们认为需要做出什么努力。我经常会让我的受训生们给我讲一些他们自己的青少年时代的故事，然后让他们反思这些故事和他们现有的有关青少年和中年父母的观念之间的联系。最后，当某个受训生陷入一个并不仅仅和他的技能水平或者知识基础有关的僵局，我会这样问："你认为这个家庭的小孩需要的是什么？你认为这个家庭的父母需要的是什么？还有，假设你是一个处在相似的为难处境的青春期小孩，你需要的是什么？"

我承认这些治疗手段是如此地简化，以至于它们看起来跟贡献丰富且复杂的治疗技术的罗斯、蔡辛、鲍温以及其他人等没有丝毫关系。我主要向我的受训生们介绍这些想法，让他们知道自己青少年时期的经历也许能继续影响他们以后的临床工作。有时候，当一个被督导者被困在反复出现的僵局中，而直接建议对改善僵局没有任何助益，我会帮助受督者从模糊不清的灰烬中一层层澄清。一层是整理他们对青春期所持的坚定信念，来源于他们自己青少年时的亲身经验以及有共鸣的文化信息。另外一层涉及的是他们当下的发展阶段，尤其是他们正处于从父母身边分离的过程。这一过程或者通过即将到来的婚姻或者通过正在进行的心理分析，又或是通过身为青少年的父母来实现。同受训生们分享讲述的这些关于青春期的文化和科学的故事同样也有益处。每次进行这些区分都会有助于给临床治疗工作带来更富有层次的、灵活的以及创造性的治疗途径。

第九章 有关青春期的文化和科学故事

提到青春期,每个人都会有自己的见解或者一段故事。在我们的文化中,这一富有力量的观点在所有年龄层的人群中都有表现——从年幼的孩童带着敬畏仰望他们的兄弟姐妹和青少年明星,到中年父母铭记并且重新创造他们自己的青春期,再到年长者渴望他们年轻时的活力和永远青春不老。长大成人(coming of age),这是一个在电影和小说中也许比其他任何主题都更频繁提及的话题。无论面向的读者或观众处在什么年纪,关于成长的故事的诱惑力是全球性的。如果我们所指的青少年意味着长大成为某个人的过程的话,可以说我们每个人的内心都还留存着些微青少年的影子。

青春期是一系列生物学变化开始的时期,它既是我们的文化中一个举足轻重的元素,是一个历史性的建构,也是近些年来高产的科学研究的主题。这里要强调的是对青春期的文化性话语和科学发现的对比。前文所说的文化性话语的内容主要从三种渠道去收集:首先,从把青春期看作是历史建构来研究的社会历史学家那里;其次,从以青少年为主角的小说里,这类主角往往是遍布学校的青少年人群,或是几十年来都对青少年吸引力非凡的人物;以及第三种渠道,广受欢迎的把青少年刻画成英雄人物的电影,包括从19世纪40年代开始一直到今天的电影。这种文化素材通常伴随着以下几个问题:

"我们关于青春期的信念,如同流行文化中所揭示的,有没有在过去的五十年里随着时间流逝而有所改变?"

"有没有任何关于青少年的一些说法,没有被历史和经济的变迁所影响,仍能从一个时代传到下个时代,持续地见诸于小说和电影中?"

"假如专攻精神卫生的科学家和公共卫生的研究者都来研究青少年,他们看待青少年的视角和公众视角会有何异同?"

对青春期文化性话语的探索展现了以下方面,作为一种文化,我们有许多与青春期有关的引人注目的故事,其中一些故事更多的是阐述青少年父母们的幻想和渴望,而不是关于青少年他们自身。关于青春期的观点和故事极大地影响着参与治疗的家庭成员以及聆听的治疗师们。

作为历史性建构的青春期

斯坦利·霍尔(Stanley Hall),一个在世纪之交赢得儿童研究运动胜利的美国心理学家,他在1905年出版了一本大部头书,书名为《青春期:青春期的心理以及其同生理学、人类学、社会学、性、犯罪、宗教和教育的联系》(Adolescence: Its Psychology and Its Relations to Physiology, Anthoropology, Sociology, Sex, Crime, Religion and Education)。如果说"创造"意味着正式地给青春期贴上标签,并将其描述为一个全球性的发展阶段的话,随着该书的出版,青春期一词的创造被公认为是霍尔的功劳(Demo & Demos, 1969),他的著作是如此的浩大以至于鲜少有概括性的东西,他的书强调青春期作为所有人都会经历的一个阶段,不仅以"强大的对立性冲动"(antithetical impulses)为显著标志,同时也是一个充满混乱和骚动的时期。事实上,正如德莫塞斯(Demoses, 1969)指出的那样,18世纪20年代的时候有一些关于"青年时期"(youth)的著作和杂志里发表的文章预见到了霍尔的著述,并且表明了他的著作并不具有开创性,只不过是建立在他那个时代的流行观点上(Beecher, 1844)。

霍尔的论述不仅和稍晚时期的精神分析的观点十分类似,而且和现今把青春期看作是一个不可避免的暴风骤雨期的观点也非常相像,以至于有人会忍不住赞誉霍尔发现了一个真实的、全球性的、与历史无关的现象。然而,社会历史学家构建了一种不一样的看待青春期的方式:不同于将青春期视作一种全球性的心理性阶段的视角,他们把青春期看作是一个特殊的历史时期的创造。他们指出,从农业时代到工业时代的这种转变是将青春期变为一个发展阶段的原动力。这种转变开始于19世纪初,对家庭生活有广泛的影响。在农业家庭中,孩子和父母倾向于一起完成同样的任务、有相同的闲暇追求、相同的朋友和目标。作为年轻的农业工作者,孩子们的角色有点像成年人的缩影,他们在很年轻时就担负了为他们家庭的经济状况作贡献的期望。和同龄人隔绝这一点强调了他们作为儿童所缺乏的独立的身份。在家庭向城市迁徙时,孩子们不再像他们的父母一样共同承担相同的工作角色,而是开始和同龄人亲密接触。这种工业化的经济不能像农业经济那样吸收这么多的工人,于是青春期作为一个延迟参加工作的时期的观点逐渐得到广泛的认同。

文化性话语中的青春期

青春期的文化性话语由社会机构所塑造,比如说精神卫生领域、青少年法庭、学校,还有在家庭和媒体、小说、电影中使用的语言。迈克尔·文图拉(Michael Ventura),在《乌托内读者》(Utne Reader)(编者注:美国双月刊杂志,收集和政治、文化和环境有关的文章,一般来源包括期刊、简报、周报、音乐和DVD等媒体)上提供了关于围绕青春期的语言的思考:

> 青春期是一个残酷的词。它的残酷隐藏在它含糊的诊断性风气的背后。说某个人是"青少年"或者"正处于青春期",或者更严重一点,用"像个青少年",都是在忽略他们的感受,把他们的烦恼小而化之,而且(如果你是他们父母的话)也是在应对他们绝不妥协的愤怒。青少年(teenager)和少年(teen)这两个词更加糟糕。它们散发着一种可爱的气场。但是我们都知道成为一个"少年"(teen)一点都不可爱。(p. 63)

当某一特定的话题可用的语言有些尴尬或者缺乏时(比如说,围绕婚外情话题的秘密性语言),就语言的创造者而言,它通常表达了一种不适感,在本案例中是父母、老师和治疗师。当青少年提到他们自己的时候,他们的描述往往更加丰富和能引起人共鸣:嬉皮士、雅皮士、言行怪癖的人、朋克、呆子、说唱乐手、帮派成员,以及怪人,这些都是过去的四十年里青少年们创造的称谓(Ventura, 1994)。

对于为什么成年人要给他们的少年时代创造这样尴尬的语言,文图拉(Ventura)提供了一种解释,这种解释将青春期的驱动力作为成人的一种投射:

> 我们的秘密、我们的妥协、我们的需要、我们的劣势、我们的失败,以及我们因为担心自己会再次失败而感到的恐惧——当年轻的一代无畏地看进我们这些成年人的眼睛里,所有这些交织在一起,开始在我们的内心深处撕吼。这就好像,他们用某种阴暗的手段知晓了我们的秘密,甚至知晓了我们自己都不了解的东西,甚至当他们只是瞥过我们身体中的那些部分,噢,我们曾有的恐慌就复活了那些恶魔,那些我们以为我们已经克服的、已经因成长而丢弃了的、已经超越了的、已经逃离了的——它仅仅通过这个该死的小孩,就让这些野兽得以苏醒。作为父母,你也许可以用你和那个孩子的距离来衡量你内心的恐惧。

由于众多与成长有关的电影和小说都是从父母的角度去讲述,而且鲜少是由青少年来书写或者导演,因而电影和小说提供了一种将青春期作为一种中年投射来深入探究的视角。

有关青春期的小说

过去的四年中,我在闲暇时间里除了阅读和成长有关的小说外,几乎没读过别的东西。即便如此,我也只是粗略地浏览了这类文学体裁。我做的选择由想重温自己在年少时爱看的那些书籍这一愿望来指引,也来自于高中英文老师、图书管理员、同事,以及我的青少年来访者和朋友所给的建议。总体上来说,这些书籍似乎可以分成四个不同的亚类。比起去讨论每一个亚类里列出的所有书目,我选择的是强调用一本书来作为每种类型里一个说明性的例证。正如后来事实所表明的,这些大部分样本都是我用双重视觉去阅读的书籍:第一次读它们是在我年少的时候,然后是二十五年后,以一个成年人的身份去阅读。

迄今为止最大的亚类都是青少年主角由于有精神问题或者做出反社会行为,活在社会边缘。通常来说,虽然并不总是这样,这些小说中的女主角都是通过对内心的探索来找到自己的声音,而对应的男主角往往通过外部的冒险经历来找到自己。最大胆的表达方式就是女主角往往会变成疯子,而男主角更倾向于做出反社会行为。以心理反常的女性青少年为主角的体裁有这样一些例子:无名氏的《去问爱丽丝》(Go Ask Alice);乔安·格林博格(Joanne Greeeberg)的《我从没向你允诺过一座玫瑰花园》(I Never Promised You a Rose Garden);苏珊娜·凯撒(Susanna Kaysan)的《移魂女郎》(Girl, Interrupted),以及瑞贝卡·斯托(Rebecca Stowe)的《并非世界末日》(Not the End of the Road)。而以用行动表达叛逆的男性青少年为主角的小说有以下这些:罗伯特·博斯维尔(Robert Boswell)的《神秘旅程》(Mystery Ride),金顿(S E Hinton)的《局外人》(outsiders),以及马克·吐温的《费恩·哈克贝瑞历险记》(Adventures of Huckleberry Finn)。还有两本以主角经历内省以及复杂的心理性反叛为特征的小说:詹姆斯·乔伊斯(James Joyce)的《一个青年艺术家的肖像》(Portrait of the Artist as a Young Man),以及杰罗姆·大卫·塞林格(J. D. Salinger)的《麦田里的守望者》(The Catcher in the Rye)。

《麦田里的守望者》是这一小说亚类中的经典例子,青少年主角在他身处的世界里是一个反叛、无畏且真诚的观察者。或许正因为《麦田里的守望者》讲述的不仅是关于一个男孩用酗酒和被学校开除的方式来展现他的叛逆的故事,同时这个男孩也具备了女性主角的精神状态不稳定的特征,这本书自从1954年出版以来同时吸引了年轻的男女读者。随着时代变迁,这部小说在成人权威群体得到的评价也褒贬不一,表现在这部小说曾经被禁过一段时间,而在某个时期又成了高中英语课上的必读书目。这部小说采用第一人称,也许是从一家精神病医院的机构开始,讲述了继第四次被预备学校开除后霍尔顿·考菲尔德(Holden Caufield)返家的旅程。

作为一个成人再次阅读这本书,我震惊于这本书对美国中上层所期望的男性青少年的形象的批判。欧嘉·希尔福斯坦(Olga Silverstein)(Silverstein and Rashbaum,1994),一个临床社会工作者,这样写道:"在传统男性气概上,霍尔顿是一个凄凉的失败者。"(p.114)如果说男性气概是以把他开除不久的私立潘西预科学校的价值观来定义的话,在这样一所全男性寄宿高中,霍尔顿一概抗拒的传统价值观就是取得好成绩、赚钱、泡妞、在运动会上赢得比赛。和继承他父亲所希望的进入常青藤联盟高校,然后赚大钱的计划截然相反,他设想的未来是做"一个麦田里的守望者",一个特立独行的和企业无关的工作:他的梦想就是成为站在孩子们玩耍的悬崖边缘,随时准备抓住那个跑到边沿的孩子的人。他同样排斥预备学校里放任自己和不同的女孩发生关系的观念。相反,他想做的不过是和某妓女聊聊天,坦诚他爱慕女孩们,而且在她们对性交说"不"时也会信任她们。他和他的妹妹菲比、他死去的弟弟以及他的母亲关系最亲密。通常很少能在这类独立的男性主角身上见到这样亲密的家庭纽带关系。

抵抗社会秩序和找到自己适合的位置,这双重任务历来都是抓住作者们想象力的主题。帕特里夏·斯帕克斯(Patricia Spacks,1981)在《青少年的思想》(*the Adolescent Idea*)中表示,由于这种双重主题小说式治疗(novelistic treatment),有关青少年的文学作品有独特的压倒性优势。还有什么其他能解释为什么这么多书描写的都是人生中的一个外部世界成就很少的阶段吗?巧合的是,这也是父母们期望而又担忧他们的青少年孩子去执行的双重任务。这一亚类的体裁提醒成人去拷问现有的社会秩序——有关性别、阶层的规则以及幸福的意义。与此同时,这类小说鼓励青少年去扮演成人所期望的角色,以及他们所期望的小说家的角色——站在成人世界之外,为我们高举起一面明镜好让我们看清自己,询问自己是否已经做到最好。

另一大量出现的亚类是青少年学徒期小说,这类小说的特征是一个青少年从一个舒适的环境搬到一个艰难的环境里,而这个主角正是在这个搬迁的阶段,成长为一个大人。这组例子里包括以下小说:《安妮日记》(*The Diary of Anne Frank*),牙买加·琴凯德(Jamaica Kincaid)的《露西》(*Lucy*),伏尔泰(Voltaire)的《老实人》(*Candide*)。《安妮日记》是其中最具标志性的有关青少年的作品,该书第一版于1947年在阿姆斯特丹出版,不久后在1952年于美国出版,自那以后该书被翻译成至少30种语言,并且卖出了数百万册。这本小说是一个15岁的女孩仅有的作品,写于二战时这名女孩四处躲避纳粹的追捕的两年中。

约翰·贝瑞曼(John Berryman,1976)对于《安妮日记》的重要意义诠释得很机敏:"《安妮日记》表达的主题比圣·奥古斯汀更加基本和神秘……讲述的是一个孩子成长为大人的过程。"(p.93)安妮运用她自身敏锐的智慧、犀利的洞察力和丰富的想象力,想方设法从她的家庭中分离出来,达到了性意识和精神上的双重觉醒,还陷入了爱河。她努力完成了布罗斯(Blos)和埃里克森列出的青春期的所有任务,且中途并没有暂停。作为一个成人读者,最让我感到震惊的是安妮强大的想象力,这种想象力极容易让我联想起青春期。至于她对皮特——一个和她被关在同一个监狱里的17岁的年轻人——的爱,尽管在很多方面皮特身为男友都不够格(比如说,他表现得对她不够忠诚,而且不能给她安全感),安妮依然设法把他转变成一个值得她尊敬与爱慕的人。同时,她明显区别于她母亲的地方在于她放弃了把自己的父亲当作灵魂伴侣的幻想。安妮利用她自己的资源发展出了一种和她妈妈给予的建议截然不同的人生信条:当她不开心的时候,她妈妈会劝安妮去想想世界上发生的所有悲惨事情,感激自己不用置身其中。与此相反,安妮学会了遵循自己给出的建议:"去外面走走,去到田野,享受自然和阳光,走出去尝试重新找回藏在你心中的快乐和上帝给予的快乐。想想你身上和你身边还留存的美好,努力活得开心!"(p. 171)

《安妮日记》中所蕴含的其中一个引人注目的主题,同样也在其他成长小说里出现过,表述了青少年比成人更加具有创造性、感情更加强烈、适应能力也更强。此外,他们也明显具备以勇气和幽默面对不可能的挑战的能力。这一文化故事表明了青少年当得起成人的赞誉。

另一亚类的体裁是校园小说,这类小说可以进一步分为亲校园和反校园两种类型(Taliaferro, 1981)。这类校园小说的例子有:安东尼·伯吉斯(Anthony Burgess)的《发条橙》(*A Clockwork Orange*),威廉·戈尔丁(William Golding)的《蝇王》(*Lord of Flies*),詹姆斯·希尔顿(James Hilton)的《再见,琦普先生(万世师表)》(*Goodbye Mr. Chips*),诺拉·约翰逊(Nora Johnson)的《亨利·奥利恩特的世界》(*The World of Henry Orient*),贝尔·考夫曼(Bel Kaufman)的《桃李满门》(*Up the Down Staircase*),约翰·楼氏(John Knowles)的《独自和解》(*A Separate Peace*)以及墨里尔·斯波克(Muriel Spark)的《春风不化雨》(*The Prime of Miss Jean Brodie*)。书里的校园通常是家庭的一种替代,在学校里教师的权威替代了家里父母的权威。这类校园小说努力尝试解决一种无休止的冲突:"在秩序与混乱间顽强斗争。"(Taliaferro, 1981, p. 89)在亲校园小说里,"学校代表着秩序和文明,代表着干净、明亮的可以学习规则和接受价值观的地方"。与此形成对照的是,"反校园小说认定学校是一个让我们学习到压迫和伪善的陋习的地方"(p. 89)。在校园小说的每种类型中,青少年都有一个特殊的角色——要么学会在社会上立足,要么质疑社会的规则。

威廉·戈尔丁的《蝇王》是一部经典的反校园小说。这个英国人写的故事描写了一架满载男学生的飞机失事后坠落在一个荒岛上,男孩们通过选举领袖的方式试图去建立一个民主社会,并且制定了保证每个人都有发言权的规则。没多久他们就建立起了一项公正的制度,然而,在制度实行之前,这些男孩起了内讧,两个男孩被杀害了。虽然这本书看起来讲述的是关于青少年男孩的故事,然而它真正想传达的是,想依赖任何制度去控制个人的贪婪,不过是一条谬论。在小说的结尾,这群男孩被一个参与某场毫不相关的追捕的海军军官所救。谈到这名军官时戈尔丁问:"那么谁来拯救这个成人和他的巡洋舰呢?"这里没有更高的权威。这群最初代表着自然和纯真的孩子,表现出来的言行举止和成人一样恶劣。同样的,成人也不能作为秩序和理性的象征。这类反校园小说颠倒了儿童和成人、混乱和秩序、本性和理性,使他们间的分化更加极端。戈尔丁呈现的儿童视角完全没有任何浪漫性可言——他们并没有引导成人去到一条限制更少、更加正确的道路,而是回到了我们最恶劣的、最具毁灭性的自我。

另一亚类都是以一个中年讲述者回忆在青春期某个特定的时间发生的事开始,通常是某个具有转变意义的夏天。这个被牢牢铭记的夏天往往和主角有着重要的联系,代表着纯真年代的逝去。只有在回忆中人们才能对过去形成深刻的认识。为了理解过去与现在的意义,这个讲述者的青春期得以重新创造,或者至少是重新得到了诠释。记忆具有事后诸葛亮的特质。当青春期发生的事件和人物关系在中年时重现,它们发生了转化。如果再次经历那些事件,这些中年讲述者对于该事件在未来的进展将会抱有伤感的预测。这类题材的例子有:盖尔·戈德温(Gail Godwin)的《女子精修学校》(*The Finishing School*),约瑟夫·汉弗瑞(Josephine Humphries)的《朱门情仇》(*Rich in Love*),罗瑞·摩尔(Lorrie Moore)的《谁来打理弗洛格医院?》。(*Who Will Run the Frog Hospital?*)

在《谁来打理弗洛格医院?》中,这个中年讲述者,伯尼·卡尔(Bernie Carr),讲述了在她15岁那年的夏天和她的好朋友西尔斯(Sils)在一家娱乐公园工作的故事。她记得她为西尔斯所做的那些牺牲,西尔斯比伯尼更热衷于和男孩交际,并且也比她更加受男孩们欢迎。在西尔斯怀孕后,伯尼偷钱帮她打胎。

在这一事实发生的许多年后,伯尼才感受到她的青春年华早已经逝去。由于参加同学聚会,伯尼回到她童年时成长的小镇,当她听说各种围绕西尔斯订婚后是怎样开心的消息时,突然感到一种莫名的伤感。她发现这种伤感是源于对那段时光的渴望,当时她们的未来有无限可能。她若有所思地说,她渴望的"是再次经历一种感觉,一种特别的感觉:走近一扇门但却还没有走进门去的那种感觉"(p. 134),这种感觉是"在少女时期的那个客厅里,满溢着似乎与全世界订婚了的欢声笑语,胸口中涌动的期待,如同一支试音完后开始暖场的管弦乐队,在演奏无关婚礼的、奇妙且疯狂的音符——我想要它们回来!——开头的那些声响,比起平静本身更加有趣"(p. 134)。只有当她作为成人再听到管弦乐队演奏时,她才开始向往那些包含无限可能性的敞开的酒吧。回忆让她年少时拥有却不自知的自由变得更加珍贵。

记忆也同样使她年少时的智慧变得弥足珍贵。伯尼记得在她还是个孩子的时候,她曾尝试过把自己发出的声音分离成两半,好让其中的一半传到地平线上,另一半传到天空中。她还清楚地记得高中时,所有女孩们一起朝着天空放声歌唱的场景。"我们所有人都听得到歌声,那是一场向我们的童年时代告别的大合唱。从那以后我们再也没听到那样美妙的声音了。"(p.148)她在中年时曾思考过那些和谐的、铃声一样清脆的声音传到了怎样遥远的所在。作为一个成人,她同样向那些亚洲僧侣们学习,他们可以将自己的声音分离成"破碎、悲痛的共鸣"(p.8)。事后回顾时,她才意识到那正是她年幼时开始努力尝试发出的声音。当她能够去欣赏记忆中年少的自己时,她已然付出诸多代价——在她获得去牢牢抓住某些东西的能力之前,她就意识到自己已经失去了太多。

这里有两个平行的故事。第一个故事讲述的是少年时的友谊让伯尼疏远了她的家人。第二个故事讲述的是一个中年口述者,试图去弄明白她曾经失去和放弃的,以及在她年幼时拥有的,却在当时并没有察觉到的聪明才智。如果说青春期是一个我们重新塑造自己的时期,那么为了使其具有回顾意义,这个中年讲述者在追忆她自己的青春期时也重塑了那一时期。这种追忆过往的感觉是苦乐参半的:它以欣赏的目光看待青少年时的自己,又深切地哀悼了在成长中失去的那些东西——尤其是,蕴藏着无限可能的生活道路在你面前展开的那种感觉。尽管这个成人观察者能欣赏青少年所拥有的,但是那也已经太晚了。因为中年生活的图景是可以看得到地平线的,再也不像年轻时那样宽敞开阔。

根据这些小说家的见解,青春期是这样一个时期:青少年们被寄予期望,在他们的世界里为成人高举起一面明镜,并要求他们的言行更符合道德、更富创造性。由于它所具有的适应力和创造力,青春期向来是一个广受赞誉的时期。相反的,由于青春期是一个野性的、不可控的、爆发冲动时具有毁灭性的时期,它同样令人畏惧。这些放浪形骸的青少年们会这样问成人们:"你们在我们身上看到的可怖的冲动也属于你们吗?还是说当你们把我们当作怪物看时就能远离它们?"最终,青春期被刻画成一个满载智慧和自由的容器,而这种智慧和自由在年少时并不被欣赏,只有当人们在中年时回顾年轻时的往事,当巨大的失落感被回忆唤起时,它们的价值才得以浮现。

电影

有关青春期的电影呈现了一个十分广阔的历史观,这一历史观使得人们能够清楚地了解对待青少年的哪些态度发生了改变,以及哪些态度在过去的五十年里始终未曾改变。在不同的历史时期都频繁出现这样一项特征,在某一特殊时期青少年所关心的事物和有关他们的电影之间往往缺乏直接的相关性。在过去的五十年里如此多的青少年涌入电影院看电影,电影导演、制片人和编剧制作的电影却通常很少反映青少年们真实的经历,这一事实格外令人费解。自二战结束后,青少年们是电影观众的中坚力量(Izod, 1988)。尽管青少年观影的基数十分庞大,但在历史上任何时期,当时上映的电影内容,和青少年所关注的社会问题和经济问题并没有很强的联系。比如说,1937年到1946年间,当青少年们面临大萧条以及接踵而来的战争时,米高梅电影公司制作了一系列安迪·哈迪电影,刻画了一个美国中层阶级的白日梦。同样,在20世纪40年代,女孩们上大学的人数虽然创下历史新高,然而电影描绘的仍然是对于纯洁少女的致敬,而对聪慧过人的女学生们却视而不见。20世纪60年代,在越战、人权运动、女权运动等热点事件上,尽管青少年们直言不讳,口才激昂,但那个年代却鲜少有电影反映出观赏者的复杂性。在青少年非常关心的越战问题上,曾经出产了个别电影,像是《草莓宣言》(*Strawberry Statement*)等(1970),然而所有这些电影都成了票房毒药。虽说青少年在票房支持上对好莱坞有不容置疑的影响力,好莱坞也在同时塑造了青少年是如何看待他们自己以及父母怎样看待他们。

每个年代的电影都将青少年刻画成脱离父母权威或是和父母权威抗争的角色。无论是在哪个时代的青少年电影里,对立的亲子关系,或者其中一方对另一方的漠视都是频繁出现的背景。在不同的年代,电影对青少年的刻画时有更迭,他们轮流呈现了这样一幅景象:青少年或者在和年长一代冲突,或者隔绝双亲的影响,最终用自己的规则等定义一种亚文化。

在20世纪40年代的电影中,尽管人们并不把青少年电影归类为一个迥异的亚类别,但青春期这个词最早出现是用来描述一个截然不同的人生阶段。根据戴维·康斯丁(David Considine, 1985),一个电影历史学家的看法,青春期这个词首先在屏幕上出现是在1949年的一部叫《父亲是一名后卫》(*Father Was a Fullback*)的电影里,在这部电影里一个失意的父亲(由Fred MacMurray导演)试图去为自己性格羞怯的女儿安排一场约会。女孩的母亲努力想向她的丈夫解释女儿这种低落的情绪,她说:"这就是青春期,亲爱的,她会度过去的。"康斯丁认为,战争期间男人离家参战,女人也离家去工厂工作,青少年群体成了剩下的未受影响的社会领域。好莱坞似乎忽略了这个时期青少年们面临的艰难处境,反而呈现了一个泡沫一样脆弱的,仅仅围绕着可以解决的青少年困境来展开的电影世界。

在20世纪40年代,最受欢迎的青少年电影是哈代(Hardy)系列电影,该电影刻画了在宁静平稳的郊区生活中,一个身心健康、受到父母密切关注的小伙子米其·鲁尼(Mickey Rooney)是如何从男孩转变成男人的过程。这一时代的其他电影还包括：《假小子》(Tomboy, 1940)，《和朱迪的约会》(Date With Judy, 1949)，《珍妮》(Janie, 1944)，《丑闻》(Kiss and Tell, 1945)。这里的每部电影，家庭都是由青少年们来定义的，而青少年们遇到的问题都是可以战胜的，并且富有幽默性。青春期从来没像这样轻松过。

到了20世纪50年代，虽然大部分青少年们依然向他们的父母倾诉疑问并寻求帮助，但电影里的家庭开始出现裂痕。他们的问题不再是像40年代那样，烦恼穿什么衣服去参加毕业舞会，或是和谁约会。青少年们现在遇到了更大的问题，尤其是违法问题。50年代出现了第一部真实的青春电影，詹姆斯·迪安(James Dean)作为电影主角。他饰演的角色与成人社会势不两立，是一个桀骜乖戾却又性感迷人的少年。自从詹姆斯·迪安出现在荧幕上后，理想的电影里的青少年再也不是乖乖效仿父母的合群的孩子。青少年的角色永远地发生了转变。

50年代和詹姆斯·迪安所扮演的青少年形象不可避免地联系在一起，詹姆斯·迪安饰演的角色在对孱弱的父亲屡次感到失望后，转而投奔了一帮同龄的不良少年。战争结束后，很多美国男性在对许多目标的认同方面感到不知所措。《无因的反叛》(Rebel Without a Cause, 1955)里的父亲就是这类彷徨犹豫的男性的经典范例。在这部电影中，詹姆斯·迪安饰演的角色吉姆·斯塔克(Jim Stark)问他的父亲："当你不得不成长为一个男人时，你能做什么？"他的父亲回答说："当你十年后回顾今天时，你会发笑的。所有男孩都会这样。"这个打发式的回答使斯塔克去寻找他自己的答案，他寻找到的答案最终导致了另一个男孩的死亡。在这部电影里，吉姆·斯塔克经历了几个阶段——从渴望得到他父亲的建议，到放弃寄希望于父亲，再到依赖同龄人群体，最后到和父亲短暂地和解，当他的父亲在一个男孩被枪击身亡后安慰他时，保证道："我会努力变得跟你希望的一样强。"这里传达了一条这样的信息，只有当父母们面临青少年孑然一身导致的悲惨境地时，父母才能学会照顾他们的青少年孩子。

在60年代，青少年最常观看的电影，像是《雌雄大盗》(Bonnie and Clyde, 1967)以及《逍遥骑士》(Easy Rider, 1969)，都并不直接涉及他们，而是表达了只有对通过实干和负责才能出人头地的传统价值观的抨击。父母们对这些电影退避三舍，而且很多这类电影都和不切实际的幻想有关，比如学院奖最佳影片包括《音乐之声》(Sound of Music, 1965)和《窈窕淑女》(My Fair Lady, 1964)，这种趋势被康斯丁解释这是对涉及50年代沉重的家庭话题的一种回避。但是也有一些广受欢迎的电影比如《西区故事》(West Side Story, 1961)和《毕业生》(The Graduate, 1967)都涉及代际差距，而这一影响深远的误解和猜疑突出反映在60年代父母和孩子两代人之间。

70年代的流行电影中讲述邪恶主角的题材大量增加,像是《驱魔人》(The Exorcist,1973)、《魔女嘉莉》(Carrie,1977),以及《愤怒》(The Fury,1978),这些电影有力地刻画了那些足以给他们的家庭带来浩劫的恶魔一样的小孩。其时也出现了一些怀旧电影,表明好莱坞已经从60年代的冲突里全身而退。这些怀旧电影包括《往日情怀》(The Way We Are,1973)、《1942年夏》(Summer of '42,1972)、《美国风情画》(American Graffiti,1973)。《美国风情画》站在人类学的角度去研究一个井然有序的没有成人参与的青少年社会。故事发生在两个男孩第一次要离家去上大学前的二十四个小时里。青少年文化被描绘成一个舒适的、可预见的世界,在这个世界里每个人都清楚自己的位置。是留下还是离开家乡,这个问题在电影里被重塑——不是指该不该离开家庭的两难境地,这里更多的是关于离开舒适的界限清晰的同龄群体。虽然父母的角色在这部电影中并没有出席,但是同龄人社会有它自己制定的一套道德准则和规章制度来管理。

80年代的家庭以出现在许多成功的青少年题材的影片里的方式回归大众视野,像是《凡夫俗子》(Ordinary People,1980)、《霹雳上校》(The Great Santini,1979),以及《油腔滑调》(Smooth Talk,1985)。然而,以上所述的每部电影里,父母的婚姻都有严重裂痕,并且,身为父母,他们对子女漠不关心,碌碌无为。电影里的青少年往往在艰难的背景下成长(《凡夫俗子》里一个兄弟的死亡;《霹雳上校》里父亲的酗酒和虐待;《油腔滑调》里女孩遭受强暴),他们的父母由于太以自我为中心、太不成熟,以至于无法引导他们度过人世的艰难。

到了90年代,有一些影响很大的有关青少年题材的电影描绘了一种隔绝了父母影响的独立的亚文化,但是这种亚文化和诸如《美国风情画》或《西区故事》类的电影不同,他并没有自己的秩序和一系列道德标准来引导。这种同龄亚文化和父母切断了联系,推崇彻底的无政府主义和冷酷无情。《锁不住的天空》(Pump Up the Volume,1990)、《欢迎来到玩具屋》(Welcome to the Dollhouse,1995),以及《半熟少年》(Kids,1995)都是这类新变体的范例。

《半熟少年》展现了一种令人十分震惊的以局外人去看待青少年的新的视角。《半熟少年》里的少年并没有反叛年长的一代或是找寻新的意义。正如一个评论家所说的,"与其说是被刻画成受隔离的怪人,他们本身就是怪物"(Pareles,1995,p.23)。这部电影里的少年就像生活在他们自己的丛林里的野兽。这部影片采用纪录片的风格去记录一群城市少年一整天的生活。电影的主角叫泰利(Telly),他存在的唯一意义就是哄骗毫无防备的处女和他发生关系。其间,其中一名受害的女孩发现泰利传染了艾滋病给她,于是疯狂地四处寻找泰利。观众永远不知道泰利是否能意识到他这种对性快感的追逐有致命的一面。在这部聚焦青少年问题的电影里,父母的角色仅由一个配角演绎。当泰利从他妈妈那里偷钱的时候,他妈妈正坐着照顾一个小婴儿,语气温柔地哄那婴儿开心,和他用甜言蜜语哄骗那些处女的场景正好相似。这部电影可谓是惊世骇俗。它似乎昭示了这样一个道理,青少年是如此的古怪,以至于成人根本没必要费心帮助他们,或者和他们沟通。

在以行为古怪的青少年或是漠不关心的父母为主要背景模式的电影类型中,有一部电影作为特例脱颖而出:《突破》(Breaking Away, 1979)。电影讲述的是关于生长在中西部小镇的四个好朋友刚刚高中毕业后的故事。这部影片把焦点放在其中一个叫戴夫(Dave)的男孩身上,戴夫是个富有激情的自行车手,因为当时最优秀的自行车手是个意大利人,所以戴夫很向往意大利文化。最开始,他的父亲,一个花岗岩切割工人,对于他儿子拒绝整个家庭的工人阶层的价值观感到很厌恶。在影片开始没多久,这个父亲就对他儿子拒绝工作的行为表示了悲愤:"他是个没用的人,那小子——就是个吃白食的懒鬼。我告诉你,每次看到他我都羞愧得想死。"然而在影片的结尾,父亲对待儿子的态度发生了转变,并且,在这个过程中同样转变了的还有这位父亲的婚姻。父亲不仅在儿子参加自行车比赛的时候去现场助威,而且在儿子的激情和叛逆的催化下,这位父亲在他的妻子面前变得更加的成熟和浪漫。在电影结束时,这位父亲骑着一辆自行车,正满心期待着一个小宝贝的降生。戴夫得以变得成熟并且长大成人,并不是通过惯有的转折桥段,比如离家或者不得不接受双亲的逝去又或是其他的悲剧,而是在正常家庭架构内部完成的。影片里处于青春期的儿子正面地影响了他的父亲以及他的父母的婚姻。他们互相改变了对方,并且能够重新建立起和对方的联结。可以说再没有比这更好的青春期。

科学性话语

有些观念是如此有力而令人信服,以至于对用科学证据来支撑的修正也不屑一顾。奥夫和他的同事(Offer et al., 1992)指出,一直到20世纪70年代,精神健康专业人员对于青少年的了解都仅仅来源于临床人群。只有在近些年对普通青少年群体和他们的家庭进行实证性的研究中得出的结果才系统性地打破了这些观念的神话。

第一个被这类研究打破的青春期神话是:通往成人世界的道路总是动荡和纷乱的。这一观点,根植于霍尔的作品中,并且得到了布洛斯(Blos, 1962),埃里克森(Erickson, 1968),以及弗洛伊德(Freud, 1958)三人的支持。该观点认为青少年想方设法地绕开他们动荡的少年时代,他们冒着成长的风险去成为整天烦恼的成人。

"动荡的"这个词普遍用来简短地形容父母和他们的孩子之间所起的激烈冲突。奥夫根据非临床性人群的几项调查结果(Csikszentmihalyi & Larson, 1984; Douvan & Adelson, 1966; Offer & Offer, 1975)总结说,动荡并不是青少年群体中普遍的特性。相反,他指出最近有证据显示大部分青少年对他们的父母都抱有积极的情感(Douvan & Adelson, 1966; Offer et al., 1981, 1984)。此外,大多数青少年所持的信念和价值观和他们的父母所持的也有相似之处(Steinberg 1990, Youniss & Smollar 1985)。

"骚动(Tumult)"一词也许同样可以看作是精神出现问题的委婉表达。尽管可以这样解释,然而青春期并没有表现得比成人期的任何一个阶段更加混乱。有关成人中普遍盛行的精神问题的研究以及在青少年群体中的相关研究的结果都在相似的数据上徘徊——大概占群体人口的百分之二十。

把青春期看作是一个充满动荡和纷乱的时期这一迷思和第二个迷思密不可分:青春期作为一个感性增长的时期,比起儿童期或者成人期会发生更多激烈的情感波动。这种强化了的情绪大部分归因于青春期激增的荷尔蒙。在拉森(Larson)和兰普曼·派楚提斯(Lampman-Petratis, 1989)所做的一项调查中,增长的青春期情绪这一假设直接面临科学研究的对峙。该调查采用经验取样法(experience sampling method,译者注:一种研究方法,通常让被试在日常生活中某几个时间点停下来记录自己的真实体验,包括想法、情绪等),每次电子呼叫器随机鸣响时,实验对象都要给出自我报告。该实验对青少年和前青春期的少年的情绪状态都做了研究。研究者发现前青春期的儿童情绪和青少年的情绪并没有很大的不同。换句话说,并没有研究发现青少年的情绪与比他们年幼的儿童更加不稳定。

在另外一项涉及 75 名乡村高中学生的调查中(Csikszentmihalyi & Larson, 1984),同样采用了经验取样法,一种新的对于青少年情绪的诠释从调查结果里显露出来。研究者发现那些情绪起伏强烈的青少年和他们性格更加稳健的同龄人活得一样开心,也一样能克制自己。用其他手段测量他们同样表现出良好的适应能力。笔者总结,这种情绪变化并不能被看作是一个弱势年纪的象征,或者是病态的情绪障碍,比如说循环性情感障碍(cyclothymia)。反而,他们将这种在一些主题上的强烈感情理解为:一种可预见的、对青少年迅速而频繁地在不同的场景中转变的回应——比如说学习、享乐、和家人共处、计划未来——都是大多数青少年日常生活的核心。这样来看的话,情绪的起伏和荷尔蒙的变化并没有关系,反而是和青少年对协调冲突性经验的反应密切相关,这种冲突性经验表现在"严肃地承担成人的责任,同时收获青春期值得欢庆的愉悦"(p.125)。

第三种流行的迷思认为青春期的性发育是个消极事件,并且性发育荷尔蒙会产生喜怒无常和情绪性。这一神话观念并非不能被科学研究所驳倒。对性发育期的文化期待使它会持续地有一些影响,因此比他们的同龄人遭遇初潮更早或更晚的青少年(Simmons & Blyth, 1987)相比更准时的同龄人会经历更多的消极情绪。在另一项研究中(Paikoff et al., 1991),女儿的初潮和母亲的更年期的撞车与母女间增长的冲突相关,并且也强化了青少年对于饮食和体重的关注。此外,无论母亲们处在什么样的荷尔蒙状态下,正常的伴随着初潮而来的体重增长往往让女儿们十分不满(Blyth et al., 1985)。然而,在一系列的采访中,很少有女孩认为初潮带给她们的影响是全然负面的(Ruble & Brooks-Gunn, 1982)。

比起对女孩的初潮现象的研究,与之对应的对男孩首次遗精的性发育经历的研究要远远少得多。在一项调查中(Gaddis & Brooks-Gunn, 1985),三分之二的男孩的反应都是积极的,不过也有一些人提到他们在第一次射精时感到惊恐。

另一个很流行的,同时也在近些年受到了科学证据挑战的观点认为青春期是一个冒险加剧的时期。一项研究发现(Csikszentmihalyi & Larson, 1984),男性和女性青少年被要求列出最让他们享受的闲暇爱好,具有冒险性的任务并没有在他们列出的名单的首位。做运动、和朋友相处、弹奏音乐,这些列在首位的休闲活动无一例外不具有冒险性,而性交、吸毒只在名单中偶尔提到,并且从没有排在首位。

在另一项调查中(Quadrel et al., 1993),研究者断言青少年"在一个相当高的比例上经历一些冒险行为导致的消极后果"(p.102),但他们挑战了对于青少年中高发的性传播疾病、酗酒、抽烟、车祸的公认性的解释。他们反对流行的"青少年的无敌假说",这一观点认为,青少年往往忽略或是低估不好的结果的可能性,并且把他们自己看作是无敌的。

这一"青少年的无敌假说"在很多领域都有高涨之势(比如,Blum & Resnick, 1982; Kegeles, Adler & Irwin, 1988; Whitley & Hern, 1991),但是这些讨论遗漏了与成人冒险的对比。在对成人"无懈可击感知"的研究中,结果并没有发现成人和青少年间的清晰区别。例如,在一项调查中(Weinstein, 1987),成人被要求去评估几件他们难以掌控或者根本不能掌控的消极事件的风险性。总体来说,他们认为,比起和他们同样年纪的其他人面临的风险,自己面临的风险更低;在面对一项可控的事件时,他们多少会觉得自己更不容易受伤害,但如果他们对某个遭遇负面事件的人很了解的话,他们则多少会觉得自己更加脆弱。

在夸卓(Quadrel)及其同事的调查中(1993),研究者直接把青少年和成人作对比,以验证青少年的无敌假说。他们研究了三组对象:低风险的青少年(从公立学校里的组织团体中甄选),他们的父母,以及高风险青少年(从青少年遭遇法律问题以及药品滥用问题的家庭中甄选)。调查发现这三组对象都认为自己面临的风险比其他认识的人稍低。这项调查的结果既没有站在成人这边,也没有为青少年说话。虽然这些作者承认,似乎经历风险行为对青少年的负面影响程度更高,但他们依然对这项数据的常规解释提出了质疑。他们认为与其将这些消极的影响归因于青少年表现出的风险更高的行为,还不如说这些影响是因为青少年没有成人技巧娴熟及知识渊博,或者说因为他们的轻率更加引人注目,或者因为他们有更多的冒险的机会。

与青春期是一个风险增长的时期这一迷思有关的另一观点是,青春期是一个自杀风险增长的时期。奥弗(Offer)认为与成人的自杀率相比,青少年自杀的发生率要远远低得多。奥弗是依据人口学的论据来反驳这一神话观念的(Hollinger & Offer, 1992)。他发现,从 1956 年到 1976 年间,青少年自杀率戏剧性地增长与青少年人口相应地增长形成一致。在 70 年代晚期出现的婴儿潮结束时,伴随而来的是青少年自杀率的不断下降,一直到 1983 年。从那以后,奥弗表示,青少年自杀率就一直保持稳定,并且也没有回到 1978 年的高水平线。奥弗针对这种趋势提出了一种经济学的解释。那就是,当青少年在总人口中占的比重更小时,青少年的自我形象会更加良好,正如在 20 世纪 60 年代到 80 年代所体现的那样。或许当青少年在总人口中占的部分较大时,他们在找工作和申请好大学的时候会面临更多的困难。在一个资源更加稀有,并且围绕着这些有限的资源的竞争更加激烈的环境下,自杀率随之上升。我们现在正在经历另一轮年轻人口的爆炸式增长。在美国,12 岁到 17 岁之间的年轻人口达到了 220 万,这个数据比以往的婴儿潮期间的任何一年里统计的数据都要庞大(Stepp & Morin, 1995)。

这一见解将青少年自杀现象解释为人口统计学的原因,而不是青少年固有的某些特性。尽管这一观点十分有说服力,但依然受到了公共卫生研究部门的调查数据的无情挑战。例如,根据马萨诸塞州公共健康部门学龄与青少年健康分部的主任(Division for School Age and Adolescent Health in the Massachusetts Department of Publich Health, Gilligan et al., 1991; Robinson, 1991)——克里斯蒂·鲁滨孙(Christie Robinson)报告的一项全国性数据,平均每隔 78 秒就有一个青少年试图自杀,而平均每隔 90 分钟,就有一个青少年的完成自杀。除此之外,她陈述道,在过去的三十年里,由于车祸、吸毒、艾滋以及妊娠引起的死亡率的增长,青少年是这个国家中唯一死亡率上升的年龄层群体。虽然这些致死的因素也许并不能被看作是自杀,他们依然可以被归类为一个更广的青少年自我毁灭性的行为分类下,或者至少,没有自我保护性。

另外一个悲观的数据来自于由卡内基青少年发展委员会(Carnegie Council on Adolescent Development, 1989)发起的一项为期十年的对青少年的研究。在这份研究报告中，作者总结，如果将青少年吸毒、酗酒、无保护措施的性行为、违法犯罪、抑郁、暴力以及饮食障碍这些现象的急剧上升率都纳入考虑的话，那么美国几乎有一半的青少年都处在毁灭他们自身未来的巨大风险中。

这项显示这些消极事件的数据的增长足以引人警醒。比如说，从1950年开始，饮用酒精的青少年人数的增长超过了百分之三十，其中三分之二的青少年表示他们在九年级的时候就开始饮酒（教育研究和发展办公室，Office of Educational Research and Improvement, 1988; Takanishi, 1993）。儿童保护基金会（the Children's Defense Fund, 1990）的报导认为，性传染疾病的感染率在青少年群体中比其他任何年龄群体的都更高，其中有百分之二十五的青少年在高中毕业前就携带了性传播疾病。尽管不缺乏有效的避孕方法，从1983年到1987年间，年龄段介于10到14岁的女孩的意外怀孕率依然上升了23%，而那一时期相同年龄群体的淋病病发率增长了四倍。

文化性和科学性话语的整合

从迷思和科学证据中浮现出一幅双重的青少年图景。一方面，诸如奥弗之类的研究人员宣告了一种有关青少年和他们的家庭的乐观论调——认为青春期并不是一个风险增长的时期，或者是一个孩子们自发地切断和父母的联结的时期。然而从另一个科学领域研究得出的数据，却表明了青春期比其他任何时期都更为危机四伏。

电影和小说里传达的信息在很大程度上也反映出公共卫生的数据。在叙述性体裁里占据主导的故事中，青少年以这样或那样的方式在成长中和父母疏离，他们的父母往往误解、拒绝、忽略他们或者仅仅是因为过于无知而不能给他们任何帮助。在小说和电影的渲染下，只能依赖自己的青少年们有时会表现得十分具有创造力和适应力，同样在其他一些时候，也会表现出惊人的失控，参与到一系列自我毁灭的行为中，从身体穿孔到鲁莽的性行为，再到自杀、饮食障碍。在电影界，这一青少年必然和家人冲突的观点在过去的五十年里没有改变。相反，很少有例外。主导性电影故事里，青少年或者是处在和他们的父母的白热化冲突中，或者是对成人不抱希望，转而创造他们自己独立的同龄文化。

这幅青春期的双重图景给家庭治疗师呈现了一项挑战。我们不能忽略在历史的这个时期青少年们面临的真正危险：暴力和毒品的大肆蔓延，威胁生命的性经验，以及一系列自我毁灭性的行为的增长。然而占主导地位的文化性叙述——青少年应该忽略他们的家庭，并只能转向同龄人彼此寻求帮助——必须受到治疗师们的挑战。当青少年置身于危险行为中时，家庭治疗师必须清楚怎么帮助整个家庭拯救他们的小孩。家庭治疗师必须提出一些富有创造性的,说服力强的策略和观点来与青春期强大的文化性观点竞争。家庭治疗师必须能够容忍并且鼓励这种同时渴求自主和联结的愿想。治疗师同样也必须清楚当家庭治疗效果不佳时,在能够保证可行性的情况下也可以推荐夫妻治疗、个人治疗或是住院治疗。

如果说这本书里展示的观点质疑了有关青少年的文化性话语,它也同样建立了另外一套叙事疗法,这套贯穿全书的叙事疗法包括评估和治疗。一些新兴的叙事提倡这样一种观念,认为分离和联结可以串联出现,亲子之间的不和也可以看作是一个想要更好地被对方了解的标志,并且,当父母和他们的青春期小孩在面临一些相似的发展困难时,能互相从对方身上学到怎样成长为某个人。

为致力于服务青少年及其家庭的治疗师准备的问题

1. 你在青春期中最生动的经历和记忆是什么？请讲述几个勾起你对生命中这一阶段的回忆的故事。

2. 为什么你会被这一与年轻群体打交道的工作所吸引？那时是在你事业的早期，还是过了几年后？又或者是过了很多年之后？对于现在和青少年群体共事有什么感受？

3. 在你的青春期有没有过这样的故事，你现在能回忆起或者在现在看起来很重要，而当你踏进这个领域或者在你二十来岁的时候并没有引起你的注意的？

4. 随着你的年龄渐长，经验更加丰富，在你与这个群体打交道时你的治疗工作随之发生了怎样的变化？

5. 你发现自己作为一名治疗师在青少年面前或者跟他们的家庭在一起时，比起在其他来访者面前，有什么不同的地方吗？

6. 从事青少年和/或者他们的家庭的治疗工作，最艰难的什么？这些困难随着时间会有所改变吗？

参考文献

Andersen, T. (1995). Reflecting processes: acts of informing and forming: you can borrow my eyes, but you must not take them away from me! In *The Reflecting Team in Action*, ed. S. Friedman, pp. 11-38. New York: Guilford.

——, ed. (1991). *The Reflecting Team: Dialogues and Dialogues about the Dialogues*. New York: Norton.

Anderson, H., and Goolishian, H. (1988). Human systems as linguistic systems: preliminary and evolving ideas about the implications of clinical theory. *Family Process* 27:371-393.

Anderson, H., Goolishian, H., and Winderman, L. (1986). Problemdetermined systems: toward transformation in family therapy. *Journal of Strategic and Systemic Therapies* 5:1-14.

Andreas, S. (1989). The true genius of Virginia Satir. *The Family Therapy Networker*, vol. 13, no. 1 (Jan.-Feb.): 50-80.

Anonymous (1971). *A Real Diary: Go Ask Alice*. New York: Prentice Hall.

——(1972). Toward the differentiation of self in one's own family. In *Family Interaction: A Dialogue between Family Researchers and Family Therapists*, ed. J. L. Framo. New York: Springer.

Apter, T. (1990). *Altered Loves: Mothers and Daughters during Adolescence*. New York: Ballantine.

Bandura, A., and Walters, R. H. (1963). *Social Learning and Personality Development*. New York: Holt, Rinehart & Winston.

Beecher, H. W. (1844). *Lectures to Young Men*. Boston: J. P. Jewett.

Berg, E. (1996). *The Pull of the Moon*. New York: Random House.

Berryman, J. (1976). *The Freedom of the Poet*. New York: Farrar, Straus and Giroux.

Blos, P. (1962). *On Adolescence*. New York: Free Press.

——(1967). The second individuation of adolescence. *Psychoanalytic Study of the Child* 22:162-186. New York: International Universities Press.

——(1979). *The Adolescent Passage*. New York: International Universities Press.

Blum, R., and Resnick, M. (1982). Adolescent sexual decision-making: contraception, pregnancy, abortion and motherhood. *Pediatric Annals* 11:797-805.

Blyth, D., Simmons, R. G., and Zakin, D. (1985). Satisfaction with body image for early adolescent females: the impact of pubertal timing within different school environments. *Journal of Youth and Adolescence* 14:207-225.

Boswell, R. (1992). *Mystery Ride*. New York: Harper Perennial.

Boszormenyi-Nagy, I., and Sparks, G. (1973). *Invisible Loyalties*. New York: Harper & Row.

Bowen, M. (1978). *Family Therapy in Clinical Practice*. New York: Jason Aronson.

Brim, O. G. (1968). Adult socialization. In *Socialization and Society*, ed. J. A. Clausen, pp. 182-226. Boston: Little, Brown.

Bruner, J. (1990). *Acts of Meanin*. Cambridge, MA: Harvard University Press.

Burgess, A. (1962). *A Clockwork Orange*. New York: Norton.

Burnam, M. A., Hough R. L., and Escobar, J. I., et. al. (1987). Six-month prevalence of specific psychiatric disorders among Mexican-Americans and non-Hispanic whites in Los

Angeles. *Archives of General Psychiatry* 44:687-694.

Campbell, E., Adams, G. R., and Dobson, W. R. (1984). Familial correlates of identity formation in late adolescence: a study of the predictive utility of connectedness and individuality in family relationships. *Journal of Youth and Adolescence* 13:509-525.

Carnegie Council on Adolescent Development (1989). *Turning Points: Preparing American Youth for the 21st Century.* New York: Carnegie Corporation.

Carter, B. C., and McGoldrick, M., eds. (1989). *The Changing Family Life Cycle: A Framework for Family Therapy,* second edition. Needham, MA: Allyn & Bacon.

Carter, E. A. (1978). Transgenerational scripts in nuclear family stress: theory and clinical implications. *Georgetown Family Symposium,* vol. III (1975-76), ed. R. R. Sager. Washington, DC: Georgetown University Press.

Chasin, R., and Roth, S. A. (1989). *Changing the therapist's history: psychodramatic and gengraphic approach.* Unpublished paper.

——(1991). *Genodramatic Consultation: a therapist-centered consulting method.* Paper presented at the Family Institute of Cambridge, Cambridge, MA, May.

Children's Defense Fund (1990). *S. O. S. America: A Children's Defense Budget.* Washington, DC: Author.

Chodorow, N. (1978). *The Reproduction of Mothering: Psychoanalysis and the Sociology of Gender.* Berkeley: University of California Press.

Considine, D. M. (1985). *The Cinema of Adolescence.* Jefferson, NC: McFarland.

Coopersmith, E. I. (1981). Development reframing. *Journal of Strategic and Systemic Therapies* 1:1-9.

Cromie, W. J. (1997). Midlife crisis disappears. *Harvard Gazette,* March 20, vol. 93, no. 24, pp. 1,4.

Csikszentmihalyi, M., and Larson, R. (1984). *Being Adolescent.* New York: Basic Books.

Darling, N., and Steinberg, L. (1993). Parenting style as context: an integrative model. *Psychological Bulletin* 113:487-496.

Davis, J. (1988). Mazel tov: the bar mitzvah as a multigenerational ritual of change and continuity. In *Rituals in Families and Family Therapy,* ed. E. Imber-Black and J. Roberts, pp. 177-208. New York: Norton.

Demos, J., and Demos, V. (1969). Adolescence in historical perspective. *Journal of Marriage and the Family* 31:632-638.

De Shazer, S. (1994). *Words Were Originally Magic.* New York: Norton.

Deutscher, I. (1964). The quality of postparental life. *Journal of Marriage and the Family* 26:52-59.

Dickerson, V., and Zimmerman, J. (1992). Families with adolescents: escaping problem lifestyles. *Family Process* 31:341-352.

Douvan, E., and Adelson, J. (1966). *The Adolescent Experience.* New York: Wiley.

Duncan, B. L., and Moynihan, D. W. (1994). Applying outcome research: intentional utilization of the client's frame of reference. *Psychotherapy* 31(2):294-302.

Ehrenreich, B. (1983). *The Hearts of Men: American Dreams and the Flight from Commitment.* New York: Anchor.

Elkin, M. (1984). *Families Under the Influence: Changing Alcoholic Patterns.* New

York: Norton.

Emery, E. (1982). Intraparental conflict and the children of discord and divorce. *Psychological Bulletin* 92:310-330.

Emery, E., and O'Leary, D. (1982). Children's perceptions of marital discord and behavior problems of boys and girls. *Journal of Abnormal Child Psychology* 10:11-24.

Erickson, M. H., and Rossi, E. L. (1981). *Experiencing Hypnosis: Therapeutic Approaches to Altered States*. New York: Irvington.

Erikson, E. (1950). *Childhood and Society*. New York: Norton.

——(1965). *The Challenge of Youth*. Garden City, New York: Doubleday.

——(1968). *Identity: Youth and Crisis*. New York: Norton.

Falloon, I. R., and Liberman, R. P. (1983). Behavioral therapy for families with child management problems. In *Helping Families with Special Problems*, ed. M. R. Textor, pp. 121-147. New York: Jason Aronson.

Farrell, M. P., and Rosenberg, S. D. (1981). Parent-child relations in middle-age. In *Understanding the Family Stress and Change in American Life*, ed. C. Getty and W. Humphreys. New York: Appleton-Century-Crofts.

Fishel, A., and Gordon, C. (1994). Treating the family in the emergency department. In *Manual of Psychiatric Emergencies*, third edition, ed. S. Hyman and G. Tesar, pp. 45-52. Boston: Little, Brown.

Fishman, C. (1988). *Treating Troubled Adolescents: A Family Therapy Approach*. New York: Basic Books.

Foucault, M. (1980). *Power/Knowledge: Selected Interviews and Other Writings*. New York: Pantheon.

Framo, J. (1976). Family of origin as therapeutic resource for adults in marital and family therapy. *Family Process* 15:193-210.

Frank, A. (1967). *The Diary of a Young Girl*. New York: Doubleday.

Freud, A. (1958). Adolescence. *Psychoanalytic Study of the Child* 13:253-278. New York: International Universities Press.

Fuligni, A. J., and Eccles, J. S. (1993). Perceived parent-child relationships and early adolescents' orientation toward peers. *Developmental Psychology* 29:622-632.

Fullinwider-Bush, N., and Jacobvitz, D. (1993). The transition to young adulthood: generational boundary dissolution and female identity development. *Family Process* 32:87-103.

Gaddis, A., and Brooks-Gunn, J. (1985). The male experience of pubertal change. *Journal of Youth and Adolescence* 14:61-69.

Galambos, N. L., and Dixon, R. A. (1984). Adolescent abuse and the development of personal sense of control. *Child Abuse & Neglect* 8:285-293.

Gardner, R. (1971). *Therapeutic Communication with Children: The Mutual Storytelling Technique*. New York: Jason Aronson.

Gergen, K. (1985). The social constructivist movement in modern psychology. *American Psychologist* 40:266-275.

Gilligan, C. (1982). *In a Different Voice: Psychological Theories and Women's Development*. Cambridge, MA: Harvard University Press.

———(1992). Adolescent development reconsidered. In *New Directions for Child Development: Adolescent Social Behavior and Health*, vol. 37, ed. C. E. Irwin, pp. 63–92. San Francisco: Jossey-Bass.

Gilligan, C., Rogers, A., and Tolman, D., eds. (1991). *Women, Girls and Psychotherapy: Reframing Resistance.* New York: Haworth.

Glenn, N. (1975). Psychological well-being in the postparental stage: some evidence from national surveys. *Journal of Marriage and the Family* 37:105–110.

Godwin, G. (1984). *The Finishing School.* New York: Viking Penguin.

Golding, W. (1954). *Lord of the Flies.* New York: Berkeley.

Goldner, V., Penn, P., Sheinberg, M., and Walker, G. (1990). Love and violence: gender paradoxes in volatile attachments. *Family Process* 29(4):343–364.

Goldstein, R. (1990). *Fortysomething.* Los Angeles: Jeremy Tarcher.

Greenberg, J. (1964). *I Never Promised You a Rose Garden.* New York: Holt, Rinehart and Winston.

Griffith, J. C., and Griffith, M. E. (1994). *The Body Speaks: Therapeutic Dialogues for Mind/Body Problems.* New York: Basic Books.

Guerin, P., and Fogarty, T. (1972). The family therapist's own family. *International Journal of Psychiatry* 10:6–50.

Haber, R. (1987). Friends in family therapy: use of a neglected resource. *Family Process* 26(2):269–283.

Haley, J. (1973). *Uncommon Therapy: The Psychiatric Techniques of Milton Erikson, M. D.* New York: Norton.

———(1980). *Leaving Home.* New York: McGraw Hill.

Haley, J., and Hoffman, L., eds. (1967). *Techniques of Family Therapy.* New York: Basic Books.

Hall, G. S. (1882). The moral and religious training of children. *Princeton Review* Jan: 26–48.

———(1905). *Adolescence: Its Psychology and its Relations to Physiology, Anthropology, Sociology, Sex, Crime, Religion and Education.* New York: Arno Press, 1969.

Hare-Mustin, R. (1994). Discourses in the mirrored room: a postmodernist analysis of therapy. *Family Process* 33:19–35.

Harkins, E. B. (1978). Effects of empty nest transition on self report of psychological and physical well-being. *Journal of Marriage and the Family* (August): 549–556.

Hauser, S., Powers, S., and Noam, G. (1991). *Adolescents and Their Families: Paths of Ego Development.* New York: Free Press.

Hilton, J. (1934). *Good-bye, Mr. Chips.* Boston: Little, Brown.

Hinton, S. E. (1967). *The Outsiders.* New York: Viking.

Hoffman, L. (1981). *Foundations of Family Therapy.* New York: Basic Books.

Hollinger, P. C., and Offer, D. (1992). *Adolescent Suicide.* New York: Guilford.

Humphreys, J. (1987). *Rich in Love.* New York: Viking Penguin.

Hylund, D., and Thomas, J. (1994). The economics of narrative. *The Family Networker* (Nov/Dec.): 38–39.

Imber-Black, E., and Roberts, J. (1992). *Rituals for Our Times: Celebrating, Healing and Changing Our Lives and Our Relationships.* New York: HarperCollins.

Izod, J. (1988). *Hollywood and the Box Office 1895 – 1986*. New York: Columbia University Press.

Jacques, E. (1965). Death and the midlife crisis. *International Journal of Psycho-analysis* 46:502 – 514.

Johnson, N. (1958). *The World of Henry Orient*. Boston: Little, Brown.

Jolly, W. M., From, J., and Rosen, M. G. (1980). The genogram. *Journal of Family Process* 10(2):251 – 255.

Joyce, J. (1916). *A Portrait of the Artist as a Young Man*. New York: Viking.

Kaufman, B. (1965). *Up the Down Staircase*. Englewood Cliffs, NJ: Prentice Hall.

Kaufman, E., and Kaufmann, P., eds. (1979). *The Family Therapy of Drug and Alcohol Abuse*. New York: Gardner.

Kaysen, S. (1993). *Girl, Interrupted*. New York: Random House.

Keeney, B. (1983). *The Aesthetics of Change*. New York: Guilford.

Kegeles, S. M., Adler, N. E., and Irwin, C. E. (1988). *Adolescents and condoms: associations of beliefs and intentions to use*. Paper presented at the 96th Annual Convention of the American Psychological Association, Atlanta, GA, August.

Keshet, J. K., and Mirkin, M. P. (1985). Troubled adolescents in divorced and remarried families. In *Handbook of Adolescent and Family Therapy*, ed. M. P. Mirkin and S. L. Koman, pp. 273 – 293. New York: Gardner.

Kincaid, J. (1991). *Lucy*. New York: Penguin.

Klerman, G. L., and Weissman, M. M. (1984). An epidemiological view of mental illness, mental health and normality. In *Normality and the Life Cycle: A Critical Integration*, ed. D. Offer and M. Sabshin, pp. 315 – 344. New York: Basic Books.

Knowles, J. (1959). *A Separate Peace*. New York: Doubleday.

Lackie, B. (1983). The families of origins of social workers. *Clinical Social Work Journal* (Winter): 309 – 322.

Lamborn, S. D., Mounts, N. S., Steinberg, L., and Dornbusch, S. M. (1991). Patterns of competence and adjustment among adolescents from authoritative, authoritarian, indulgent and neglectful families. *Child Development* 62:1049 – 1065.

Landau-Stanton, J., and Stanton, M. D. (1985). Treating suicidal adolescents and their families. In *Handbook of Adolescent and Family Therapy*, ed. M. P. Mirkin and S. L. Koman, pp. 309 – 328. New York: Gardner.

Larsen, R., and Lampman-Petraitis, C. (1989). Daily emotional states as reported by children and adolescents. *Child Development* 60:1250 – 1260.

Lax, W. D., and Lussardi, D. J. (1988). The use of rituals in families with an adolescent. In *Rituals in Families and Family Therapy*, ed. E. Imber-Black and J. Roberts, pp. 158 – 177. New York: Norton.

Levinson, D. (1978). *The Seasons of a Man's Life*. New York: Ballantine.

Lowenstein, S. F. (1980). Book review of *Freud and Sein Vater* by Marrianne Krull. *Family Process* 9:307 – 313.

Lowenthal, M. J., and Chirboga, D. (1972). Transition to the empty nest: Crisis, challenge or relief? *Archives of General Psychiatry* 26:8 – 14.

Lussardi, D. J., and Miller, D. M. (1991). Reflecting team approach to adolescent substance abuse. In *Family Therapy Approaches with Adolescent Substance Abusers*, ed. T. C. Todd and M. D. Selekman, pp. 227 - 240. Needham, MA: Allyn & Bacon.

Maccoby, E. , and Martin, J. (1983). Socialization in the context of the family: parent-child interaction. In *Handbook of Child Psychology: vol. 4: Socialization, Personality, and Social Development*, ed. E. M. Hetherington and P. H. Mussen, pp. 1 - 101. New York: Wiley.

Madanes, C. (1981). *Strategic Family Therapy*. San Francisco: Jossey-Bass.

Marcia, J. E. (1966). Development and validation of ego-identity states. *Journal of Personality and Social Psychology* 3:551 - 558.

Masters, W. H. , and Johnson, V. E. (1966). *Human Sexual Response*. Boston: Little, Brown.

McCullough, P. , and Rutenberg, S. (1989). Launching children and moving on. In *The Changing Family Life Cycle*, second edition, ed. B. Carter and M. McGoldrick, pp. 285 - 309. Needham Heights, MA: Allyn & Bacon.

McGoldrick, M. (1995). *You Can Go Home Again: Reconnecting with Your Family*. New York: Norton.

McGoldrick, M. , and Gerson, R. (1985). *Genograms in Family Assessment*. New York: Norton.

Meichenbaum, D. (1977). *Cognitive Behavior Modification: An Integrative Approach*. New York: Plenum.

Meire, R. F. , Burkett, S. R. , and Hickman, C. A. (1984). Sanctions, peers, and deviance. *The Sociological Quarterly* 25:67 - 82.

Miller, D. , and Lax, W. D. (1988). Interrupting deadly struggles: a reflecting team model for working with couples. *Journal of Strategic and Systemic Therapies* 7(3):1 6 - 22.

Miller, S. , Hubble, M. , and Duncan, B. (1995). No more bells and whistles. *The Family Networker* (March/April): 53 - 63.

Minuchin, S. (1974). *Families and Family Therapy*. Cambridge, MA: Harvard University Press.

Minuchin, S. , Bernice, R. , and Baker, L. (1978). *Psychosomatic Families: Anorexia in Context*. Cambridge. MA: Harvard University Press.

Mirkin, M. P. , and Koman, S. (1985). *Handbook of Adolescent and Family Therapy*. New York: Gardner.

Moore, L. (1994). *Who Will Run the Frog Hospital?* New York: Knopf.

Morris, R. J. , and Kratochwill, T. R. (1983). *Treating Children's Fears and Phobias: A Behavioral Approach*. New York: Pergamon.

Neugarten, B. , ed. (1968). *Middle Age and Aging*. Chicago: University of Chicago Press.

Neugarten, B. , and Guttmann, D. (1968). Age-sex roles and personality in middle age: a thematic apperception study. In *Middle Age and Aging*, ed. B. Neugarten, pp. 44 - 89. Chicago: University of Chicago Press.

Offer, D. , and Offer, J. B. (1975). *From Teenage to Young Manhood: A Psychological Study*. New York: Basic Books.

Offer, D. , Ostrov, E. , and Howard, K. I. (1981). The mental health professional's concept of the normal adolescent. *Archives of General Psychiatry* 38:149-152.

——(1984). *Patterns of Adolescent Self-Image*. San Francisco: Jossey-Bass.

Offer, D., and Schonert-Reichl, K. (1992). Debunking the myths of adolescence: findings from recent research. *Journal of the American Academy of Child and Adolescent Psychiatry* 31:1003-1014.

Office of Educational Research and Improvement (1988). *Youth Indicators 1988*. Washington, DC: US Government Printing Office.

Paikoff, R. L., Brooks-Gunn, J., and Carlton-Ford, S. (1991). Effects of reproductive status changes on family functioning and wellbeing of mothers and daughters. *Journal of Early Adolescence* 11:201-220.

Papini, D. R., and Roggman, L. A. (1993). Parental attachment to early adolescents and parents' emotional and marital adjustment: a longitudinal study. *Journal of Early Adolescence* 13:311-328.

Papp, P. (1983). *The Process of Change*. New York: Guilford.

Pareles, J. (1995). They're rebels without a cause and couldn't care less. *The New York Times*, July 16, Section 2, pp. 1,23.

Patterson, G. (1982). *A Social Learning Approach to Family Intervention: Coercive Family Processes*, vol. 3. Eugene, OR: Castalia.

Patterson, G., and Forgatch, M. (1987). *Parents and Adolescents Living Together: vol. 1, The Basics*. Eugene, OR: Castalia.

——(1989). *Parents and Adolescents Living Together: vol. 2, Family Problem Solving*. Eugene, OR: Castalia.

Paul, N. (1969). The role of mourning and empathy in conjoint marital therapy. In *Family Therapy and Disturbed Families*, ed. G. Zuk and I. Boszormenyi-Nagy. Palo Alto, CA: Science and Behavior Books.

Paul, N., and Paul, B. (1975). *A Marital Puzzle*. New York: Norton.

Penn, P. (1982). Circular questioning. *Family Process* 21(3):267-280.

——(1985). Feed-forward: future questions, future maps. *Family Process* 24(3):299-310.

Person, E. S. (1990). *Dreams of Love and Fateful Encounters*. New York: Norton.

Pittman, F. (1987). *Turning Points: Treating Families in Transition and Crisis*. New York: Norton.

Preto, N. (1989). Transformation of the family system in adolescence. In *The Changing Family Life Cycle: A Framework for Family Therapy*, second ed., ed. B. C. Carter and M. McGoldrick, pp. 255-282. Needham, MA: Allyn & Bacon.

Preto, N., and Trevis, N. (1985). The adolescent phase of the life cycle. In *Handbook of Adolescent and Family Therapy*, ed. M. P. Mirkin and S. Koman, pp. 21-37. New York: Gardner.

Prosen, H., Toews, J., and Martin, R. (1981). The life cycle of the family: parental midlife crisis and adolescent rebellion. In *Adolescent Psychiatry, Vol. IX*, ed. S. Feinstein, J. Looney, A. Schwartzberg, and S. Sorosky, pp. 170-180. Chicago: University of Chicago Press.

Quadrel, M. J., Fischoff, B., and Davis, W. (1993). Adolescent (in) vulnerability.

American Psychologist 48:102-116.

Quinn, W., Newfield, A., and Protinsky, H. (1985). Rites of passage in families with adolescents. *Family Process* 24:101-111.

Roberts, J. (1994). *Tales and Transformations: Stories in Families and Family Therapy*. New York: Nortton.

Robinson, C. R. (1991). Working with adolescent girls: strategies to address health status. In *Women, Girls and Psychotherapy: Reframing Resistance*, ed. C. Gilligan, A. Rogers, and D. Tolman, pp. 241-252. New York: Haworth.

Roth, S. A., and Chasin, R. (1991). *An exercise to stimulate variety and versatility when the therapist feels stuck*. Paper presented at the Family Networker Conference, Washington, DC, March.

Ruble, D. N., and Brooks-Gunn, J. (1982). The experience of menarche. *Child Development* 53:1557-1566.

Rutter, M., Graham, P., Chadwick, D. F. D., and Yule, W. (1976). Adolescent turmoil: fact or fiction. *Journal of Child Psychology and Psychiatry* 17:35-56.

Salinger, J. D. (1945). *The Catcher in the Rye*. Boston: Little, Brown.

Satir, V. (1964). *Conjoint Family Therapy*. Palo Alto, CA: Science and Behavior Books.

Scarf, M. (1987). *Intimate Partners: Patterns in Love and Marriage*. New York: Random House.

Selekman, M. (1995). Rap music with wisdom: peer reflecting teams with tough adolescents. In *Reflecting Team in Action*, ed. S. Friedman, pp. 205-222. New York: Guilford.

Selvini Palazzoli, M. (1974). *Self-Starvation: Fron the Intrapsychic to the Transpersonal Approach to Anorexia Nervosa*. London: Chaucer.

Selvini Palazzoli, M., Boscolo, L., Ceccin, G., and Prata G. (1978a). *Paradox and Counterparadox*. New York: Jason Aronson.

——(1978b). A ritualized prescription in family therapy: odd days and even days. *Journal of Marriage and Family Counseling* 4(3):3-9.

——(1980a). Hypothesizing-circularity-neutrality: three guidelines for the conductor of the session. *Family Process* 19(1):3-12.

——(1980b). The problem of the referring person. *Journal of Marital and Family Therapy* 6(1):3-9.

Sheehy, G. (1974). *Passages: Predictable Crises of Adult Life*. New York: Dutton.

——(1995). *New Passages: Mapping Your Life Across Time*. New York: Random House.

Silverberg, S., and Steinberg, L. (1987). Adolescent autonomy, parent-adolescent conflict and parental well-being. *Journal of Youth and Adolescence* 16(3):292-312.

——(1990). Psychological well-being of parents with early adolescent children. *Developmental Psychology* 26:658-666.

Silverstein, O., and Rashbaum, B. (1994). *The Courage to Raise Good Men*. New York: Viking.

Simmons, R. G., and Blyth, D. A. (1987). *Moving into Adolescence*. Hawthorne, NY: Aldine.

Small, S. A. , Cornelius, S. , and Eastman, G. (1983). *Parenting adolescent children: A period of adult storm and stress?* Paper presented at the Ninety-First Annual Convention of the American Psychological Association, Anaheim, CA, August.

Smilansky, E. M. (1994). Glossary. In *Crisis at Adolscence*, ed. S. Box, pp. 247 – 262. Northvale, NJ: Jason Aronson.

Spacks, P. M. (1981). *The Adolescent Idea*. New York: Basic Books.

Spark, M. (1961). *The Prime of Miss Jean Brodie*. New York: Dell.

Stanton, D. , and Todd, T. (1982). *Family Therapy of Drug Abuse and Addiction*. New York: Guilford.

Stanton, M. D. , Todd, T. C. , Heard, D. B. , et al. (1978). Heroin addiction as a family phenomenon: a new conceptual model. *American Journal of Drug and Alcohol Abuse* 5:125 – 150.

Steinberg, L. (1990). Autonomy, conflict, and harmony in the family. In *At the Threshold: The Developing Adolescent*, ed. S. S. Feldman and G. R. Elliott, pp. 255 – 276. Cambridge, MA: Harvard University Press.

Steinberg, L. , and Silverberg, S. (1987). Influences of marital satisfaction during the middle stages of the family life cycle. *Journal of Marriage and the Family* 49: 751 – 760.

Stepp, L. S. , and Morin, R. (1995). The teen age. *The Washington Post*, Dec. 10, pp. 1, 22,23.

Stierlin, H. (1974). *Separating Parents and Adolescents: A Perspective on Running Away, Schizophrenia, and Waywardness*. New York: Quadrangle.

―――(1977). *Psychoanalysis and Family Therapy*. New York: Jason Aronson.

Stowe, R. (1991). *Not the End of the World*. New York: Random House.

Straus, M. (1994). *Violence in the Lives of Adolescents*. New York: Norton.

Swenson, C. , Eskew, R. , and Kohlhepp, K. (1981). Stage of family life cycle, ego development, and the marriage relationship. *Journal of Marriage and the Family* 43 (4):841 – 853.

Takanishi, R. (1993). The opportunities of adolescence—research, interventions, and policy. *American Psychologist* 48(2):85 – 87.

Taliaferro, F. (1981). Blackboard art: the novel goes to school. *Harper's* (October): 89 – 92.

Titelman, P. , ed. (1987). *The Therapist's Own Family: Toward the Differentiation of Self*. Northvale, NJ: Jason Aronson.

Tomm, K. (1984a). One perspective on the Milan systemic approach: Part I. Overview of development, theory and practice. *Journal of Marital and Family Therapy* 10(2):113 – 125.

―――(1984b). One perspective on the Milan systemic approach: Part II. Description of session format, interviewing style and interventions. *Journal of Marital and Family Therapy* 10(3):253 – 271.

―――(1988). Interventive interviewing: Part III. Intending to ask lineal, circular, strategic or reflexive questions? *Family Process* 27(1):1 – 15.

Twain, M. (1885). *Adventures of Huckleberry Finn*. New York: Harper, 1951.

Tyler, A. (1995). *Ladder of Years*. New York: Knopf.

Vaillant, G. E. (1977). *Adaptation to Life*. Boston: Little, Brown.

Ventura, M. (1994). The age of endarkenment. *The Utne Reader* (July/August): 63–64.

Voltaire (1759). *Candide*. New York: Modern Library, 1992.

Wachtel, E. F. (1982). The family psyche over three generations: the genogram revisited. *Journal of Marital and Family Therapy* 8(3):335–343.

Walker, G. (1987). AIDS and family therapy. *Family Therapy Today* 2(4):1–7.

——(1988). An AIDS journal. *Family Networker* (Jan./Feb.): 20–32.

Wallerstein, J., and Blakeslee, S. (1995). *The Good Marriage: How and Why Love Lasts*. Boston: Houghton Mifflin.

Wallerstein, J., and Kelly, J. B. (1980). *Surviving the Breakup: How Children and Parents Cope with Divorce*. New York: Basic Books.

Waterman, A. S. (1982). Identity development from adolescence to adulthood: an extension of theory and a review of research. *Developmental Psychology* 18:341–358.

Weathers, L., and Liberman, R. L. (1975). Contingency contracting with families of delinquent adolescents. *Behavior Therapy* 6:356–66.

——(1978). Modification of family behavior. In *Child Behavior Therapy*, ed. D. Margolin, pp. 150–180. New York: Gardner.

Weingarten, K. (1988). *On being stirred up: the marriages of midlife couples*. Paper presented at the Treating Couples Conference, Cambridge Hospital, Cambridge, MA, November.

——(1994). *The Mother's Voice: Strengthening Intimacy in Families*. New York: Harcourt Brace.

Weinstein, N. D. (1987). Unrealistic optimism about susceptibility to health problems: conclusions from a community-wide sample. *Journal of Behavioral Medicine* 19:481–500.

Whitaker, A., Johnson, J., Shaffer, D., et al. (1990). Uncommon troubles in young people. *Archives of General Psychiatry* 47:487–496.

Whitaker, C. (1975). Psychotherapy of the absurd. *Family Process* 14:1–16.

White, M., and Epston, D. (1990). *Narrative Means to Therapeutic Ends*. New York: Norton.

Whiting, R. (1988). Guidelines to designing therapeutic rituals. In *Rituals in Families and Family Therapy*, ed. E. Imber-Black and J. Roberts, pp. 84–109. New York: Norton.

Whitley, B., and Hern, A. (1991). Perceptions of vulnerability to pregnancy and the use of effective contraception. *Personality and Social Psychology Bulletin* 17:104–110.

Woolf, V. (1925). *Mrs. Dalloway*. New York: Harcourt, Brace and World.

Youniss, J., and Smollar, J. (1985). *Adolescents' Relations with Mothers, Fathers and Friends*. Chicago: University of Chicago Press.

Zinner, J., and Shapiro, S. (1972). Projective identification as a mode of perception and behavior in families of adolescents. *International Journal of Psycho-Analysis* 53:523–530.

——(1974). The family group as a single psychic entity: implications for acting out in adolescence. *International Review of Psycho-Analysis* 1:179–186.

图书在版编目(CIP)数据

青少年家庭治疗：发展与叙事的方法/(美)安妮·费舍尔著；姚玉红，魏珊丽译.—上海：华东师范大学出版社，2016
 ISBN 978-7-5675-5562-4

Ⅰ.①青… Ⅱ.①安…②姚…③魏… Ⅲ.①青少年－精神疗法 Ⅳ.①R749.055

中国版本图书馆 CIP 数据核字(2016)第 179139 号

青少年家庭治疗：发展与叙事的方法

著　　者	[美]安妮·费舍尔
译　　者	姚玉红　魏珊丽
译　　校	刘翠莲
译　　审	赖杞丰
策划组稿	张俊玲
项目编辑	王国红
特约审读	叶　枝　顾国军
责任校对	邱红穗
装帧设计	高　山

出版发行	华东师范大学出版社
社　　址	上海市中山北路 3663 号　邮编 200062
网　　址	www.ecnupress.com.cn
电　　话	021-60821666　行政传真 021-62572105
客服电话	021-62865537　门市(邮购)电话 021-62869887
地　　址	上海市中山北路 3663 号华东师范大学校内先锋路口
网　　店	http://hdsdcbs.tmall.com

印 刷 者	常熟高专印刷有限公司
开　　本	787 毫米×1092 毫米　1/16
印　　张	13
字　　数	222 千字
版　　次	2017 年 3 月第 1 版
印　　次	2024 年 4 月第 8 次
书　　号	ISBN 978-7-5675-5562-4/B·1036
定　　价	58.00 元

出 版 人　王　焰

(如发现本版图书有印订质量问题，请寄回本社客服中心调换或电话 021-62865537 联系)